W0259017

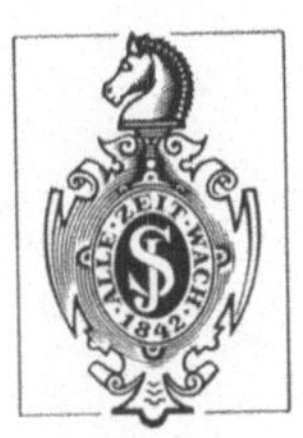
ALLE ZEIT WACH
1842

Die deutschen Chirurgenkongresse seit der 50. Tagung

aus der Sicht ihrer Vorsitzenden

Herausgegeben von

K. H. Bauer und G. Carstensen

Mit 55 Abbildungen

Springer-Verlag Berlin Heidelberg GmbH
1983

Aus Anlaß der 75. Tagung
herausgegeben von
KARL HEINRICH BAUER
Vorsitzender
der Deutschen Gesellschaft für Chirurgie
für die Jahre 1952 und 1958

Aus Anlaß des 100. Kongresses
fortgesetzt von
GERT CARSTENSEN
Präsident
der Deutschen Gesellschaft für Chirurgie
für das Jahr 1975

ISBN 978-3-540-12265-4 ISBN 978-3-662-01578-0 (eBook)
DOI 10.1007/978-3-662-01578-0

VORWORT ZUR 75. TAGUNG

Die *Deutsche Gesellschaft für Chirurgie* darf für sich in Anspruch nehmen, mit ihrer Gründung im Jahre 1872 für Deutschland den Reigen der späterhin zahlreichen fachwissenschaftlichen Gesellschaften eröffnet zu haben.

Die *Geschichte der ersten 25 Jahre* schrieb FRIEDRICH TRENDELENBURG*, ein Mitbegründer und Mitgestalter unserer Gesellschaft. „*50 Jahre Chirurgie*" lautet der Titel eines Festvortrages, den das Ehrenmitglied unserer Gesellschaft NIKOLAI GULEKE** am 23. Juli 1954 auf der Bayerischen Chirurgentagung in München hielt.

Die *Geschichte der letzten 25 Chirurgenkongresse* jetzt schon schreiben zu wollen, wäre verfrüht. Historie verlangt Abstand. Darüber, was wirklich Bestand hat, entscheidet immer erst die fernere Zukunft.

Eines aber darf vielleicht heute schon als Beitrag für die spätere Geschichtsschreibung vorweggenommen werden, das sind die zwar stets subjektiv gefärbten, gerade deshalb aber besonders aufschlußreichen *Eröffnungsreden* der jeweiligen Vorsitzenden und ihre bislang ungedruckten *Abschlußberichte*. Die Ansprachen zu Beginn einer Tagung spiegeln das wider, was der Betreffende zum Zeitpunkt „seines" Kongresses hinsichtlich Themen und bezüglich aktueller Fragen unseres Faches offen auszusprechen für nötig fand. Die Abschlußberichte — nebenbei als echte manu scripta auch graphologisch interessant! — sind, als eine Art von „geheimer Dienstsache", Epikrisen an die Adresse des Nachfolgers.

Nun braucht man aber nicht zu befürchten, daß an den Verstorbenen pietätlos gehandelt oder gar Geheimnisse preisgegeben würden. Sensationen oder Beichten enthalten diese Abschlußberichte nicht. Sie sind aber als persönliche Auslassungen aufschlußreich, und beides, Eröffnungsansprachen und Schlußberichte, zusammen ergeben „aus der Sicht ihrer Vorsitzenden" ein anderes Bild der Kongresse, als die nüchternen „Verhandlungen" selbst.

Natürlich wurde das Einverständnis der noch lebenden Vorsitzenden eingeholt, und selbstverständlich mußte manches weggelassen werden,

---

* TRENDELENBURG, FRIEDRICH: Die ersten 25 Jahre der Deutschen Gesellschaft für Chirurgie. Ein Beitrag zur Geschichte der Chirurgie. Berlin: Springer 1923.

** GULEKE, N.: 50 Jahre Chirurgie. Festvortrag auf der Bayerischen Chirurgentagung in München am 23. Juli 1954 [Langenbecks Arch. u. Dtsch. Z. Chir. **280**, 1 (1954)].

sollten vor allem unnötige Wiederholungen vermieden werden. Auch wird wohl jedermann Verständnis dafür haben, daß die leidige Politik beiseite blieb. Wir sind ja alle froh, daß das überwunden und vergessen ist.

Zur Abrundung des Ganzen wurde einiges über die Gründung der Gesellschaft sowie über die 1., 25. und 50. Tagung gebracht.

Zum Schluß ein Wort besonderen Dankes an Herrn Dr. Dr. h. c. FERDINAND SPRINGER. Seit unserer 47. Tagung (1923) ist er der Verleger unserer Kongreßverhandlungen. Immer sind sie mustergültig, zugleich aber von Band zu Band immer reichhaltiger ausgestattet. Der 1. Band enthielt seinerzeit 5 Holzschnitte und 1 Bildtafel, der letzte Band war mit 433 Abbildungen überreich bedacht. Auch dieses Festheft verdanken wir seiner großzügigen Hilfe.

Möchte das anspruchslose, der 75. Tagung zugedachte Heftchen für den Nachwuchs als Ansporn wirken, denn

„Das Beste, was wir von der Geschichte haben,
ist der Enthusiasmus, den sie erregt"

(GOETHE)*.

Heidelberg, den 25. März 1958

K. H. BAUER

*GOETHE, J. W. v.: Maximen und Reflexionen (M. 495).

VORWORT ZUM 100. KONGRESS

Das „anspruchslose Heftchen", das K. H. BAUER verfaßte und 1958 der Deutschen Gesellschaft für Chirurgie anläßlich ihrer 75. Tagung als Geschenk des Springer-Verlages übergab, wollte einer Geschichtsschreibung unserer Gesellschaft nicht vorgreifen, hat sich dennoch als historische Quelle von hohem Rang erwiesen. Die Deutsche Gesellschaft für Chirurgie hat allen Grund, K. H. BAUER, dem in seltener Weise das Wort mühelos zu Gebote stand, dankbar zu sein.

Die wohlwollende Aufnahme, die der Festschrift seinerzeit zuteil wurde, legt den Versuch nahe, die Darstellung der Tagungen im Sinne K. H. BAUERs fortzusetzen und mit dem ersten Kongreß-Säkulum abzuschließen.

Dem Vorwort von 1958 ist nichts hinzuzufügen, es gilt unverändert auch für den Abschnitt der 75.—99. Tagung.

Die Ausführungen der Vorsitzenden lassen die Evolution der Chirurgie erkennen, deren ungeahntes Ausmaß hohe Anforderungen an ihre Bewältigung gestellt hat. Für eine historische Würdigung ist der zeitliche Abstand noch zu kurz, für eine Bewertung dessen, was als chirurgischer Bestand bleibt, ist es noch zu früh.

Die neue Auflage der Festschrift von 1958 samt Ergänzung bis 1982 verdanken wir der Großzügigkeit von Herrn Dr. Dres. h. c. HEINZ GÖTZE. Der Springer-Verlag hat das Heft wiederum vorzüglich ausgestattet.

Hatte damals Goethe das letzte Wort, soll dies Privileg heute unserem Arzt-Kollegen FRIEDRICH VON SCHILLER zugestanden sein:

„Die Quelle aller Geschichte ist Tradition,
und das Organ der Tradition ist die Sprache." *

Mülheim (Ruhr), im März 1983

G. CARSTENSEN

* Schiller, F. v.: Was heißt und zu welchem Ende studiert man Universalgeschichte? (1789)

INHALTSÜBERSICHT

I. VON DER GRÜNDUNG DER DEUTSCHEN GESELLSCHAFT FÜR CHIRURGIE UND VOM ERSTEN KONGRESS (1872) IN BERLIN

Die *Geschichte der Chirurgie* hat eine Reihe von Bearbeitern gefunden. Hervorgehoben seien C. BRUNNER (1926)[1], W. v. BRUNN (1940[2] und 1948[3]) und speziell für die Anfänge der deutschen Chirurgie des 18. und für die Ära ihres Aufstiegs im 19. Jahrhundert H. KILLIAN und G. KRÄMER (1951)[4]. Letzteres Buch befaßt sich vor allem mit den Chirurgenschulen im deutschsprachigen Raum (Deutschland, Österreich, Schweiz).

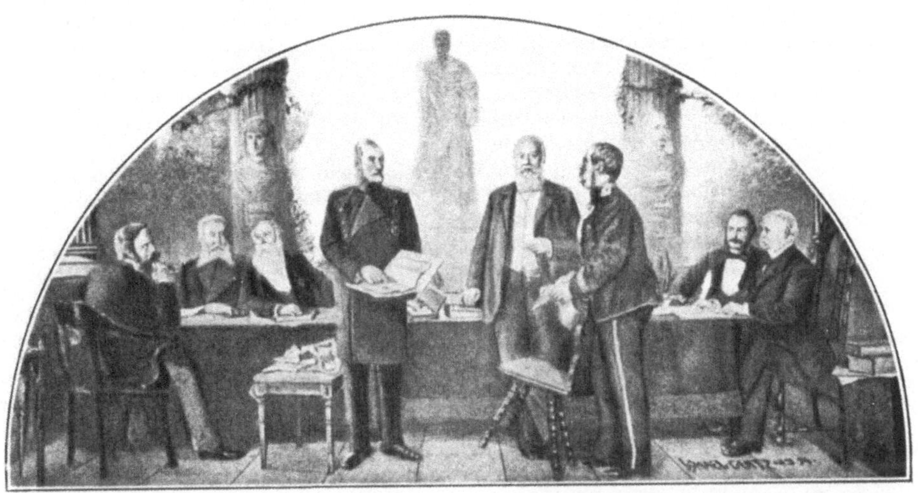

Abb. 1. Die Gründer der Deutschen Gesellschaft für Chirurgie (Reproduktion eines Gemäldes aus dem Langenbeck-Virchow-Haus Berlin). Von links nach rechts: v. VOLKMANN, v. ESMARCH, v. BARDELEBEN, v. LANGENBECK, BILLROTH, P. v. BRUNS, SIMON, GURLT

Die *Gründung unserer Gesellschaft* fand bislang dreimal ihre Würdigung, zuerst durch v. BERGMANN (Festansprache, 25. Tagung 1896), sodann 1923 durch das im Vorwort bereits erwähnte Buch von F. TRENDELENBURG „Die ersten 25 Jahre der Deutschen Gesellschaft für Chir-

[1] Neue Deutsche Chirurgie, Berlin 1926.

[2] Geschichtliche Einführung in die Chirurgie. In M. KIRSCHNER u. O. NORDMANN: Die Chirurgie, 2. Aufl., Bd. I, Teil 1. Berlin 1940.

[3] Kurze Geschichte der Chirurgie. Bonn 1948.

[4] Meister der Chirurgie und die deutschen Chirurgenschulen im deutschen Raum. Stuttgart 1951.

urgie", und dann in der Eröffnungsansprache von E. Borchers auf der 70. Tagung 1953.

Zur Gründung der Gesellschaft war folgendes „an eine große Zahl von Adressen versandte *Circular-Schreiben*" verschickt worden:

In Übereinkunft mit einer grossen Anzahl deutscher Chirurgen haben wir beschlossen, eine *Gesellschaft für Chirurgie* in Verbindung mit einem jährlich wiederkehrenden 3- bis 4-tägigen *Congress* an einem ständigen Versammlungsorte zu gründen.

Dieser Entschluß ist hervorgegangen aus dem lebhaft gefühlten Bedürfniss, bei dem stets wachsenden Umfang unserer Wissenschaft die chirurgischen Arbeitskräfte zu einigen, uns durch persönlichen Verkehr den Austausch der Ideen zu erleichtern und gemeinsame Arbeiten zu fördern.

Als ständiger Versammlungsort ist bis auf Weiteres Berlin und als Zeit des ersten Congresses die Osterferien und zwar speciell für dieses Jahr die *Tage vom* **10.** *bis* **13.** *April* in Aussicht genommen.

Der mitunterzeichnete von Langenbeck hat sich bereit erklärt, bei der ersten Versammlung bis zur erfolgten Wahl des Vorstandes den Vorsitz zu übernehmen.

In der ersten Zusammenkunft wird es die Aufgabe der Gesellschaft sein, ausser der Wahl des Vorstandes, eine Commission zu ernennen, welche die Organisation der Gesellschaft und die Entwerfung ihrer Statuten in die Hand zu nehmen und ihre bezüglichen Vorschläge den Mitgliedern zur Entscheidung noch vor Schluss des ersten Congresses vorzulegen hat.

Nach erfolgter Constituirung der Gesellschaft wird die Aufnahme neuer Mitglieder nur auf Vorschlag durch ein Mitglied und auf Beschluss durch einen für die Prüfung derartiger Anträge niedergesetzten Ausschuss stattfinden können.

Wir bitten und hoffen, dass auch Sie gern unseren Plan unterstützen und der Gesellschaft als Mitglied beitreten werden.

Ihre Bereitwilligkeit zum Beitritt wollen Sie bald gefälligst dem unterzeichneten B. von Langenbeck kundgeben, damit ein Verzeichniss der Mitglieder bereits in der ersten Sitzung vorgelegt werden kann. Zur Aufstellung der Tagesordnung würde die Anmeldung von Vorträgen sehr erwünscht sein.

Der Vereinigungsort und das Sitzungslocal in Berlin wird demnächst in der Deutschen Klinik, der Berliner medicinischen Wochenschrift, dem Bayerischen medicinischen Intelligenzblatt, dem Medicinischen Correspondenzblatt des Württembergischen ärztlichen Vereins, der Wiener medicinischen Wochenschrift und der Wiener medicinischen Presse zur Kenntniss der Mitglieder gebracht werden.

B. v. Langenbeck	Simon	R. Volkmann
Professor in Berlin.	Professor in Heidelberg.	Professor in Halle.

Das erste Mitgliederverzeichnis umfaßt 130 Mitglieder, von denen 81 auf dem 1. Kongreß anwesend waren.

Die Gründungsstatuten

§ 1. Die Deutsche Gesellschaft für Chirurgie hat den Zweck, bei dem stets wachsenden Umfange der Wissenschaft, die chirurgischen Arbeitskräfte zu einigen, durch persönlichen Verkehr den Austausch der Ideen zu erleichtern und gemeinsame Arbeiten zu fördern.

§ 2. Die Versammlungen der Gesellschaft finden jährlich, bei Gelegenheit eines in der Zeit vom 10 bis incl. 13. April abzuhaltenden *Congresses* statt, mit der Maassgabe, dass es dem Vorsitzenden anheimgestellt wird, den Termin entsprechend zu verschieben, wenn ein Sonntag dazwischenfällt. Die Verhandlungen in den Sitzungen des Congresses werden durch die anliegende Geschäftsordnung geregelt.

§ 3. *Mitglied* der Gesellschaft kann Jeder werden, der sich mit Chirurgie beschäftigt, unter den in § 8 bezeichneten Bedingungen.

§ 4. *Theilnehmer* an den Sitzungen können durch Mitglieder eingeführt werden; dieselben dürfen jedoch nur mit Genehmigung des Vorsitzenden Vorträge halten, oder an der Debatte Theil nehmen.

§ 5. In der ersten jedesmaligen Sitzung des Congresses wählt die Versammlung durch einfache Stimmenmehrheit für die Dauer des nächsten Jahres einen *Ausschuss*, bestehend aus

einem Vorsitzenden,
einem stellvertretenden Vorsitzenden
zwei Schriftführern,
einem Cassenführer,
vier anderen Mitgliedern.

die fünf zuerst genannten Personen bilden das *Bureau* des Congresses.

§ 6. Der Ausschuss leitet die Angelegenheiten der Gesellschaft für die Dauer des Jahres, namentlich:

a) beräth etwaige Abänderungen der Statuten und der Geschäftsordnung,
b) entscheidet über die Aufnahme neuer Mitglieder,
c) besorgt die Publication der Verhandlungen,
d) sorgt für Verwahrung der Archive und Gelder der Gesellschaft.

Ist der Ausschuss versammelt, so finden seine Verhandlungen mündlich, im anderen Falle schriftlich statt.

§ 7. Der Beitrag der Mitglieder ist für das Kalenderjahr auf 20 Mark festgesetzt.

§ 8. Die Aufnahme *neuer Mitglieder* erfolgt, abgesehen von der Zeit des Congresses, zu Neujahr. Der neu Aufzunehmende muß durch drei Mitglieder vorgeschlagen werden; der Ausschuß entscheidet über die Wahl durch Stimmenmehrheit.

§ 9. Die Verhandlungen des Congresses werden veröffentlicht; der Abdruck der Vorträge erfolgt, wenn irgend möglich, nach dem vom Vortragenden einzureichenden Manuscripte, andernfalls nach den stenographischen Aufzeichnungen. Jedes Mitglied erhält unentgeltlich ein Exemplar.

§ 10. Etwaige Abänderungen der vorliegenden Statuten können, nach vorgängiger Berathung im Ausschuß, nur durch eine Majorität von zwei Dritteln der in einer Sitzung anwesenden Mitglieder des Congresses beschlossen werden.

Geschäftsordnung

§ 1. Der Vorsitzende setzt die *Tagesordnung* fest und bestimmt die Reihenfolge der Vorträge. In der Sitzung gehen die *Demonstrationen* in der Regel den Vorträgen voran.

§ 2. Die *Vorträge* dürfen bis zu 30 Minuten dauern. Der Vorsitzende hat das Recht, ohne Befragung der Versammlung, denselben eine weitere Ausdehnung um 10 Minuten, also in Summa bis auf 40 Minuten, zu gewähren. Nach Ablauf dieser Zeit ist durch Abstimmung der Wille der Versammlung einzuholen.

§ 3. Die Reden in der *Discussion* dürfen 5 Minuten oder, auf Zulassung des Vorsitzenden, 10 Minuten dauern, es sei denn, daß die Versammlung durch Abstimmung eine andere Willensmeinung kundgiebt.

Die erste Sitzung fand am Mittwoch, dem 10. April 1872, 12 Uhr mittags, im Hotel de Rome zu Berlin statt.

Eröffnungsansprache des Vorsitzenden v. LANGENBECK:

„Hochgeehrte Herren! Bei dem immensen Aufschwung, welchen die medicinischen Naturwissenschaften in den letzten Decennien genommen haben, konnte es nicht ausbleiben, daß die practische Heilkunde davon mächtig berührt werden mußte. In der That haben die Forschungen auf dem Gebiete der inneren wie der äußeren Krankheitslehre mehr und mehr den naturwissenschaftlichen Character angenommen. Die als unerläßlich angesehene anatomisch-physiologische Basis für alle Forschungen auf diesen Gebieten, die stets sich mehrenden Thierversuche zur Erschließung krankhafter Vorgänge im menschlichen Körper, die Vervollkommnung der Mittel und Werkzeuge für die Diagnostik, die eifrige Verwerthung der Statistik endlich, um die Erfolge der verschiedenen Heilmethoden klarer zu stellen — alle die zahlreichen in diesem Sinne geführten Arbeiten zeugen von dem Bestreben, auch für die pathologische Forschung exactere Methoden als die bisherigen zu finden.

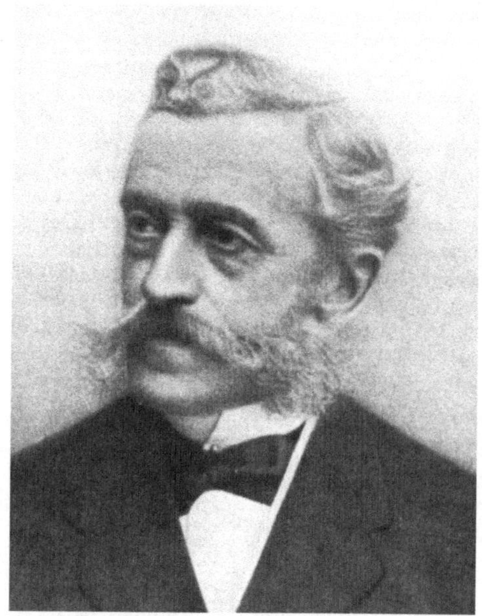

Abb. 2. BERNHARD V. LANGENBECK. Vorsitzender der 1.—14. Tagung (1872—1885). Wahl zum Ehrenvorsitzenden 1886

Was die moderne Chirurgie insbesondere anbetrifft, so ist sie weit mehr bestrebt, zu erhalten als zu zerstören. Man hat eingesehen, daß es weniger wichtig ist, neue Operationen und Operationsmethoden zu erfinden, als die Mittel und Wege aufzusuchen, um Operationen zu vermeiden, oder, wo sie unvermeidbar sind, ihre Erfolge zu sichern. Sehen wir auf die neuere chirurgische Literatur, so stoßen wir, bei einer erfreulichen Vermehrung der chirurgischen Arbeitskräfte, auf ein unbefangenes und sittlich ernstes Streben, die Wahrheit zu finden, und auf ein rapides Wachsen der in diesem Sinne durchgeführten wichtigen chirurgischen Arbeiten.

Diesem unverkennbaren Aufschwung in unserer Wissenschaft verdanken wir es, dass unsere noch junge deutsche Chirurgie kaum älter als unser Jahrhundert, der fremdländischen zum mindesten ebenbürtig geworden ist.

Aber schon wird es schwer, das mit jedem Tage wachsende Forschungsmaterial vollständig zu übersehen und zu bewältigen!

Mein unvergeßlicher Freund Albrecht von Graefe sagte mir einst in den Tagen seiner vollsten Thätigkeit, es fange an, ihn zu beunruhigen, daß er das Gebiet seiner Wissenschaft nicht mehr ganz zu beherrschen vermöge: man werde erdrückt durch die Masse des schnell wachsenden Materials. Ich glaube, meine Herren, daß wir diese Klage mit noch größerem Recht uns aneignen dürfen, und daß nur Wenige von uns sich rühmen können, daß sie das ganze Gebiet der Chirurgie übersehen und beherrschen.

Bei persönlichem Verkehr der Fachgenossen miteinander, wird es am ehesten möglich, die Lücken unseres Wissens auszufüllen und das Fehlende zu ergänzen.

Sodann ist die mündliche Verhandlung weit mehr geeignet, in schwierigen Fragen eine Einigung der Ansichten herbeizuführen, neue Ideen anzuregen und die Arbeitskräfte auf ein bestimmtes Ziel zu concentriren.

Diese Betrachtungen sind es, welche bei Vielen unter uns den Wunsch rege gemacht haben, in einer lediglich für chirurgische Arbeiten bestimmten Vereinigung, mit vereinten Kräften an der Förderung unserer herrlichen Wissenschaft zu arbeiten.

Wenn dieser Wunsch gerade jetzt lebhafter hervorgetreten ist, so verdanken wir es wohl zumeist den großen Ereignissen der jüngst vergangenen Zeit und den gesteigerten Anforderungen, welche dadurch an die chirurgischen Kräfte unseres Vaterlandes gestellt wurden.

Es ist mir das Bedenken ausgesprochen worden, daß unser Congreß dem schönen Institut der Naturforscher-Gesellschaft Abbruch thun könnte. Ich glaube, dass diese Besorgniss fern liegt, weil beide Zusammenkünfte ganz verschiedene Zielpunkte haben.

Die Gesellschaft der deutschen Naturforscher entstand in einer Zeit, wo die jetzige Erleichterung des Verkehrs kaum geahnt werden konnte. Ihr Hauptzweck war, die naturforschenden und die ärztlichen Kräfte miteinander in persönlichen Verkehr zu bringen.

Der Kreis, in welchem unsere Gesellschaft sich bewegen soll, ist ein viel engerer. Wir wollen unter uns einen regelmäßigen Ideenaustausch anbahnen, um der Lösung wichtiger chirurgischer Fragen näher zu treten.

Bei dieser Auffassung haben wir uns die vollste Selbständigkeit und die vollste Freiheit nach Innen wie nach Aussen wahren zu müssen geglaubt. Wir haben deshalb geglaubt, eine Subvention von Seiten des Staates nicht beanspruchen zu dürfen. Freilich befinden wir uns dadurch auch in der Lage, für Ihre anderweitige Unterhaltung gar nichts thun zu können und Ihnen dennoch Geldopfer auferlegen zu müssen. Zur inneren Organisation der Gesellschaft wird Ihnen ein Entwurf der Statuten zur Beschlußnahme vorgelegt werden.

Somit erkläre ich den ersten Chirurgen-Congreß für eröffnet. Gebe Gott seinen Segen zu unserem Beginnen, auf daß unsere Arbeiten Früchte tragen zum Wohl der Menschen und zur Ehre unserer Wissenschaft!"

Es ist für die heute lebenden Chirurgen nicht leicht, sich in die Zeit der Gründung unserer Gesellschaft zurückzuversetzen. Es sei daher aus dem ersten Vortrag sowie aus einem Vortrag über Bluttransfusion einiges auszugsweise gebracht.

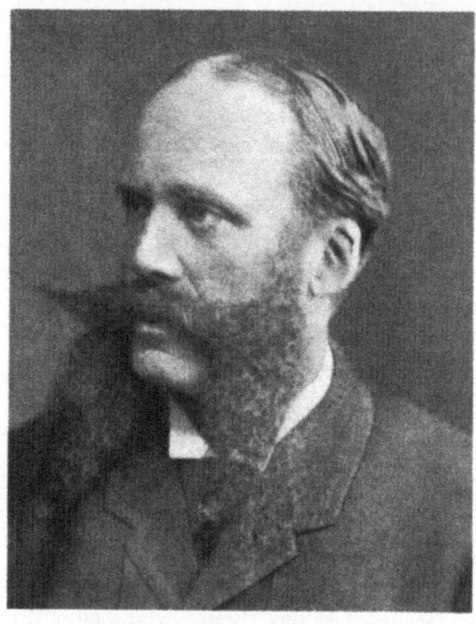

Abb. 3. Richard v. Volkmann*. Vorsitzender der 15. und 16. Tagung (1886, 1887)

Den ersten Vortrag hielt Volkmann-Halle: „*Zur vergleichenden Mortalitäts-Statistik analoger Kriegs- und Friedensverletzungen.*" Der Vortrag befaßt sich vornehmlich mit den Schußfrakturen, „die ein so großes Contingent zu den Toten stellen". Volkmann hatte in Trautenau „von ziemlich genau 1000 Schußverletzten die sehr große Zahl von 451 Schußfracturen zu behandeln Gelegenheit" gehabt, „davon allein 104 Oberschenkel- und 109 Unterschenkelschußfracturen."

Die Mortalität der Schußfrakturen des Unterschenkels betrug „nach neuesten Ermittlungen Billroths" eine Sterblichkeit von 23,6%, „gleichgültig auf welche Weise sie behandelt wurden, mit oder ohne Amputation". Volkmann selbst hatte 22,9% Mortalität. Eine Sammelstatistik ergab eine Mortalität von $38^1/_2$%.

Die „Civilspitäler" brachten es nicht unter 40% Verlust. Dagegen war die „Mortalitätsciffer der rein conservativ behandelten Schussfrakturen des Unterschenkels eine äußerst niedrige". Bei Volkmann $17^1/_2$%. Bei den in „Civilspitälern" rein konservativ behandelten Fällen betrug die Sterblichkeit $32^1/_2$%.

Von den komplizierten Oberschenkelfrakturen sagt Volkmann, daß sie „im bürgerlichen Leben bekanntlich äußerst selten" vorkommen. Von Volkmanns 104 komplizierten Oberschenkelfrakturen starben 53.

Von „33 secundären Oberschenkelamputationen", die „fast ausschließlich wegen diffuser Kniegelenksvereiterungen, unstillbarer Blu-

* Würdigung durch W. Anschütz 1930 (s. S. 48).

tung, Pyämie unternommen wurden, verliefen 9 glücklich: Mortalität 72,7%".

Zu der von SOCIN erwartungsvoll begrüßten ,,regelrechten Durchführung der Carbolbehandlung" sagte VOLKMANN: ,,THIERSCH und ich konnten nach Sedan keinen Einfluß derselben constatieren, aber wir hatten keine Gelegenheit das LISTERsche Verfahren auch nur einigermaßen streng anzuwenden".

Die niedrigere Mortalität der Schußfrakturen gegenüber den Friedensverletzungen erklärte V. wie folgt: ,,Ich glaube, daß trotz aller entgegenstehenden Ansichten die Feld- und Kriegs-Spitäler oft auch hygienisch bessere Verhältnisse darbieten, als viele unserer Hospitäler und Kliniken. Fast immer, und mindestens nach großen Schlachten, die ja auch wieder für die Statistik die großen Zahlen liefern, werden die Frischverletzten in Räumen untergebracht, die noch nie zu Hospitalzwecken gedient haben und zunächst wenigstens noch frei von Infections-Stoffen sind. Und fortwährend haben wir Gelegenheit, zu sehen, wie erst nach längerer Belegung oder sub finem des Krieges in diesen Localitäten accidentelle Wundkrankheiten in gesteigerter Zahl auftreten.

In den Civilspitälern ist dies leider oft anders, und gewiß enthalten die oben mitgetheilten Zahlen für uns, die wir an solchen Spitälern functioniren, die Aufforderung, die Erforschung und Behandlung der accidentellen Wundkrankheiten mit allen Waffen der Wissenschaft in Angriff zu nehmen."

An den Vortrag schließt sich eine Diskussion an, an der sich einschließlich VOLKMANNs Antworten 24 Redner beteiligten. Die Zahl der Vorträge an 4 Verhandlungstagen betrug 11. Die Diskussionen zu diesen Vorträgen wurde stets von einer großen Zahl von Rednern bestritten.

Am 13.4. morgens 10 Uhr fand eine ,,Versammlung im Auditorium der Chirurgischen Universitäts-Klinik" unter dem Vorsitz von BARDELEBEN, eine Art Demonstrationsvormittag statt. — VOLKMANN zeigte ein für den Unterricht bestimmtes Beckenphantom zur Demonstration der Mechanik der coxalgischen Beckenverschiebungen. SIMON demonstrierte einen Kranken mit erfolgreich operierter Blasen-Mastdarmfistel, LANGENBECK einen Patienten mit Resektion des Fußgelenkes wegen Schußverletzung, SIMON einen Kranken mit operierter Schußverletzung der Darmbeinschaufel und Coecumverletzung sowie ein Lagerungsbett für Oberschenkelschußfrakturen.

Interessant ist vielleicht auch eine Mitteilung von UHDE-Braunschweig über die *Bluttransfusion.* Sie wurde ausgeführt bei einem durch Kohlenoxydgas Vergifteten, bei einer doppelten Oberschenkelamputation nach Verletzung, bei einem Kranken mit Variola haemorrhagica, bei 2 Pyämischen und ,,bei einer Frau, welche nach Berstung eines inneren Abscesses erschöpft war". Alle Kranken starben in der Zeit zwischen 1 Std und 4 Tagen nach der Transfusion.

II. ZUR VORGESCHICHTE DER ABSCHLUSSBERICHTE DER JEWEILIGEN VORSITZENDEN

Ein Buch, das Jahr für Jahr nur einen Leser findet, hat wohl seinen Zweck verfehlt. Tatsächlich war das aber bislang das Schicksal der drei kleinen Bände, in denen die von den jeweiligen Vorsitzenden der Deutschen Gesellschaft für Chirurgie verfaßten Abschlußberichte niedergelegt worden sind. Sie werden alljährlich — als Symbol des Wechsels im Amt — vom letztjährigen dem neuen Vorsitzenden übergeben. Dieser liest die Berichte begreiflicherweise mit größtem Interesse, versenkt sie dann aber in seines Schreibtischs tiefste Tiefe. Die Mitglieder der Gesellschaft erfuhren nie etwas vom Inhalt dieser Berichte. Die meisten wissen nicht einmal, daß sie existieren.

Wie kam das eigentlich? Nun, die erwähnten Abschlußberichte sind nicht eine erst- und einmalige Gründung, sondern das Endprodukt einer langen *Entwicklung.* Sie wird verständlich, wenn man sich die Liste der Vorsitzenden in den ersten 25 Jahren seit der Gründung der Gesellschaft (1872) näher betrachtet:

Vorsitzende der Deutschen Gesellschaft für Chirurgie von der 1.—24. Tagung

1.—14. Tagung	1872—1885	BERNHARD V. LANGENBECK (Berlin) † 29. 9. 1887
15. u. 16. Tagung	1886, 1887	RICHARD V. VOLKMANN (Halle)* † 28. 11. 1889
17. 18. 19. Tagung	1888, 1889, 1890	ERNST V. BERGMANN (Berlin) † 25. 3. 1907
20. Tagung	1891	KARL THIERSCH (Leipzig) † 28. 4. 1895
21. Tagung	1892	ADOLF V. BARDELEBEN (Berlin) † 24. 9. 1895
22. Tagung	1893	FRANZ KÖNIG (Göttingen) † 12. 12. 1910
23. Tagung	1894	FRIEDRICH V. ESMARCH (Kiel) † 23. 2. 1908
24. Tagung	1895	CARL GUSSENBAUER (Wien) † 19. 6. 1903

In den ersten 14 Jahren nach der Gründung der Gesellschaft (1872) war BERNHARD V. LANGENBECK von 1872—1885 Jahr für Jahr Kongreß-

---

* Eingehende Würdigung von Persönlichkeit und Werk aus Anlaß seines 100. Geburtstages durch seinen Neffen W. ANSCHÜTZ (s. S. 48).

vorsitzender. Darin allein schon drückt sich seine, wie man in diesem Falle sagen darf, einmalige Stellung unter den deutschen Chirurgen aus. Er hatte darüber hinaus aber sowohl für seine Person, als auch für seine Familie* eine besondere Stellung am Hofe des Kaisers und bei der Kaiserlichen Armee. Auf den Chirurgenkongressen ging alles nach seiner Weisung und nach seinen eigenen Gepflogenheiten. Dies änderte sich jedoch, als der 1885 geadelte RICHARD v. VOLKMANN erst 1886 und dann gleich nochmals 1887 Vorsitzender wurde. v. VOLKMANN wirkte in Halle und daraus erklärt es sich, daß 1887, wie das Faksimile des Titelblattes des I. Bändchens erkennen läßt, für den Fall, daß der erste Vorsitzende „nicht in Berlin ansässig sein sollte“, vertrauliche Weisungen zu Papier gebracht wurden.

Vertrauliche Mittheilungen

für

den ersten Vorsitzenden der
deutschen Gesellschaft für Chirurgie,
besonders für den Fall, daß derselbe
nicht in Berlin ansässig sein sollte.

Es handelte sich also anfänglich — 1887! — nur um eine Art von vertraulicher Dienstanweisung an den neuen Vorsitzenden, wie er sich mit Ihren Majestäten, Hofmarschällen, Kabinettssekretären usw. in Verbindung zu setzen habe.

Der 1. Satz lautet: „Etwa 10 Tage vor Beginn des Kongresses werden von dem ersten Vorsitzenden drei identische *Briefe an Se. Majestät den Kaiser, die Kaiserin und den Kronprinzen* abgesandt, in welchen Allerhöchstdenselben angezeigt wird, daß

* v. LANGENBECK selbst war Generalstabsarzt der Kgl. Preuß. Armee, sein Sohn und einer seiner Schwiegersöhne (PLESSEN) waren Generale. Anläßlich des 100. Geburtstages von v. LANGENBECK fand auf der 40. Tagung eine Festsitzung zu dessen Ehrung statt. Es sang der Berliner Domchor. Die Festrede hielt der Kongreßvorsitzende L. REHN [s. Arch. klin. Chir. **95**, 743 (1911)].

der so und so vielte Chirurgen-Congress an den und den Tagen in Berlin zusammentreten werde."

Es folgen dann für die entsprechenden Briefe „Concepte" — ausdrücklich heißt es: sie „rühren im Wesentlichen noch von B. von Langenbeck her" — nach denen den Majestäten die

„allerunterthänigste Meldung zu Füßen" gelegt wird, „daß der ...te Congress vom ...ten bis ...ten in Berlin stattfinden wird und daß die wissenschaftlichen Sitzungen in der Aula der Königlichen Universität abgehalten werden".

Nichts kennzeichnet die strenge Formelwelt jener Zeit vielleicht mehr, als die im Concept anempfohlene Unterschrift:

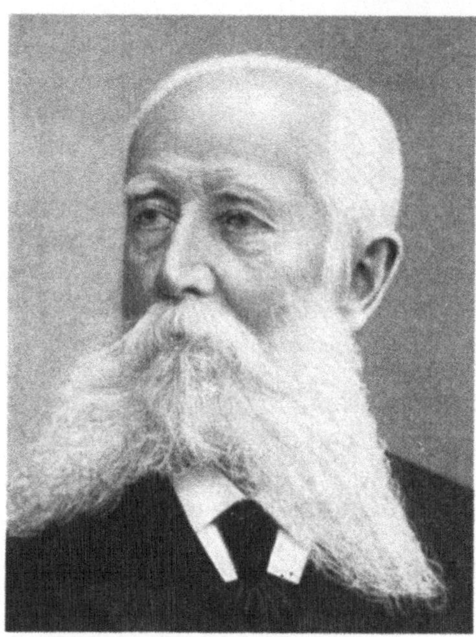

Abb. 4. Friedrich v. Esmarch. Vorsitzender der 23. Tagung (1894)

„Der ich ersterbe
Ew. Majestät
allerunterthänigster
und treugehorsamster
Prof. Dr. N. N.,
d. Z. erster Vorsitzender der
deutschen Gesellschaft
für Chirurgie."

Erstaunlicherweise war der bedeutendste Chirurg der damaligen Zeit und wohl erfolgreichste Chirurg in der bisherigen Geschichte der Chirurgie Theodor Billroth (geb. in Bergen auf Rügen am 26. 4. 1829, gest. in Abbazia am 6. 2. 1894) niemals Vorsitzender der Deutschen Gesellschaft für Chirurgie. Seinem Andenken huldigte auf der 25. Tagung A. Wölfler in seinem Festvortrag „über Magen-Darm-Chirurgie", den er mit den Worten schloß: „In ehrfurchtsvoller Bewunderung reichen wir ihm den Lorbeer und rufen ihm zu: *Du hast viel Gutes für die Menschen und Grosses für die ärztliche Kunst gethan!*". Eine ausführliche Würdigung brachte E. Payr auf der 53. Tagung aus Anlaß des 100. Geburtstages Billroths (s. S. 39). Auch der hochverdiente Johannes v. Mikulicz war nie Vorsitzender. Vielleicht lag es mit daran, daß er bereits mit 54 Jahren an einem Magencarcinom verstarb. Ehrende Gedenkworte widmeten ihm, gleichfalls aus Anlaß seines 100. Geburtstages, seine

Schüler F. SAUERBRUCH und Sir GORDON GORDON TAYLER-London auf der 67. Tagung 1950 (Langenbecks Arch. **267**, 16ff. (1950).

Vorsitzende der Deutschen Gesellschaft für Chirurgie von der 25.—49. Tagung

25. Tagung	1896	ERNST V. BERGMANN (Berlin) (s. oben)
26. Tagung	1897	PAUL V. BRUNS (Tübingen) † 2. 6. 1916
27. Tagung	1898	FRIEDRICH TRENDELENBURG (Leipzig) † 16. 12. 1924
28. Tagung	1899	EUGEN HAHN (Berlin) † 1. 11. 1902
29. Tagung	1900	ERNST V. BERGMANN (Berlin) (s. oben)
30. Tagung	1901	VINCENZ V. CZERNY (Heidelberg) † 3. 10. 1916
31. Tagung	1902	THEODOR KOCHER (Bern) † 27. 7. 1917
32. Tagung	1903	ERNST KÜSTER (Marburg) † 19. 4. 1930
33. Tagung	1904	HEINRICH BRAUN (Göttingen) † 10. 5. 1911
34. Tagung	1905	RUDOLF U. KRÖNLEIN (Zürich) † 27. 10. 1910
35. Tagung	1906	WERNER KÖRTE (Berlin) † 3. 12. 1937
36. Tagung	1907	BERNHARD RIEDEL (Jena) † 13. 9. 1916
37. Tagung	1908	ANTON V. EISELSBERG (Wien) † 10. 1939
38. Tagung	1909	HERMANN KÜMMELL (Hamburg) † 19. 2. 1937
39. Tagung	1910	AUGUST BIER (Berlin) † 14. 3. 1949
40. Tagung	1911	LUDWIG REHN (Frankfurt) † 29. 5. 1930
41. Tagung	1912	CARL GARRÉ (Bonn) † 9. 3. 1928
42. Tagung	1913	OTTMAR V. ANGERER (München) † 12. 1. 1918
43. Tagung	1914	WILHELM MÜLLER (Rostock) † 28. 6. 1937
	1915—1919 keine Tagung	
	1914 gewählt, jedoch 1915 verstorben	
		OTTO SPRENGEL (Braunschweig) † 9. 1. 1915
44. Tagung	1920	AUGUST BIER (Berlin) (s. oben)
45. Tagung	1921	FERDINAND SAUERBRUCH (Berlin) † 2. 7. 1951
46. Tagung	1922	OTTO HILDEBRAND (Berlin) † 7. 10. 1927
47. Tagung	1923	ERICH LEXER (München) † 4. 12. 1937
48. Tagung	1924	HEINRICH BRAUN (Zwickau) † 26. 4. 1934
49. Tagung	1925	EUGEN ENDERLEN (Heidelberg) † 17. 6. 1940

Tatsächlich enthält das erste Bändchen von 1887 bis einschließlich 1899 praktisch nichts anderes, als Mitteilungen über die Besuche der Vorsitzenden bei Cabinettsräthen, im Oberhofmarschallamt, im „Ministerium der geistlichen Angelegenheiten" usw. und über einige Audienzen, vor allem bei der Kaiserin. 1893 schrieb FRANZ KÖNIG:

„Ich habe Besuche gemacht
1. Sr. Exzellenz v. LUCANUS
2. dem Geheimen Cabinettsrath Herrn v. d. KNESEBECK
3. Sr. Exzellenz dem Herrn Kultusminister.

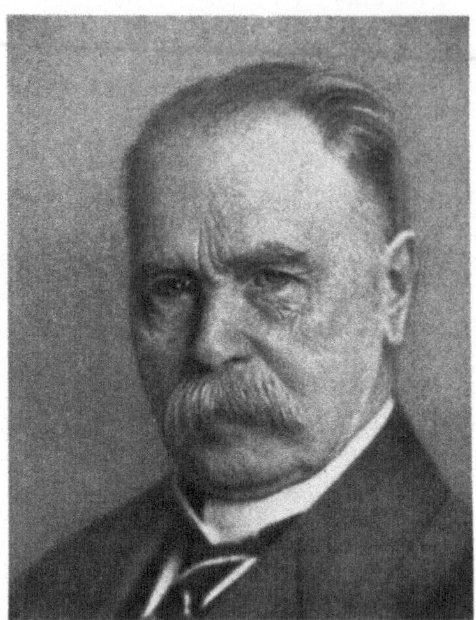

Abb. 5. FRIEDRICH TRENDELENBURG. Vorsitzender der 27. Tagung 1898. Verfasser des Buches „Die ersten 25 Jahre der Deutschen Gesellschaft für Chirurgie"

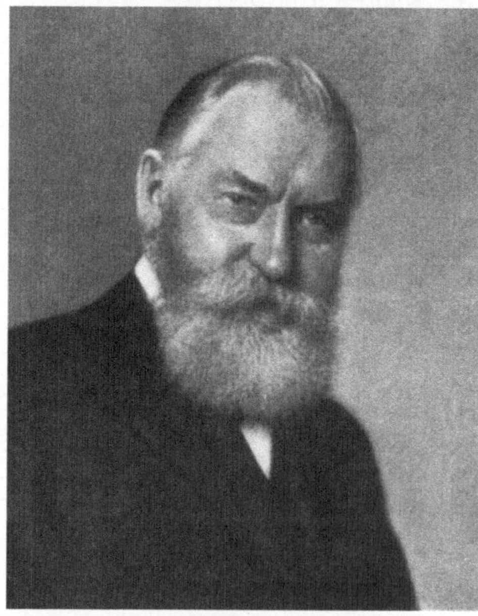

Abb. 6. VINCENZ V. CZERNY. Vorsitzender der 30. Tagung (1901)

Ich habe nicht den Eindruck, daß es nötig wäre diese Formalitäten noch mehr auszudehnen. Mit dem Tod der hochseligen Kaiserin haben wohl zunächst die persönlichen Berührungen mit dem Kaiserhaus ein Ende gefunden."

Darunter steht: „Wie Herr College König.

Kiel, d. 31. 12. 94.

v. ESMARCH

Es fanden aber doch noch mehrfache Empfänge am Hofe statt, beim Kaiser und der Kaiserin — soweit ersichtlich — letztmals 1910, bei der Kaiserin in den Jahren 1896, 1897, 1899 und letztmals 1913. 1914 war eine Abordnung in Vertretung der in Korfu befindlichen Kaiserin von der Kronprinzessin Cecilie empfangen worden.

Von Einladungen an den Oberbürgermeister der Stadt Berlin und an den Präsidenten des Reichstages ist nur einmal aus Anlaß des 25. Kongresses (1896) die Rede.

Wer die immer wiederkehrenden Mitteilungen über Besuche* des Vorsit-

* Die Besuche des Vorsitzenden wurden sehr wichtig genommen. Kaum je, daß nicht darüber berichtet wird. Ja, sogar die Äußerlichkeiten werden erwähnt: „Besuche ... mittels eleganten Zweispänners mit Diener (Fuhrgeschäft von N. N., Strasse, Nr. !)" (1907). Auch die erstmalige Benutzung eines Automobils ist eigens vermerkt.

zenden bei den vielen Exzellenzen, Ministern, Cabinettsräthen liest, wird es immerhin bemerkenswert finden, daß es ein Schweizer (KRÖNLEIN 1905) war, der als Vorsitzender in seinem Bericht die „Anregung“ machte,

„daß der Vorsitzende unserer Gesellschaft auch dem Reichskanzler Anzeige von der Tagung des Congresses resp. demselben seinen Besuch mache“.

Tatsächlich hat dann KÜMMELL 1908 am Dienstag vor Ostern „dem Reichskanzler Fürsten BÜLOW“ einen Besuch abgestattet. Aber schon 1913 vermerkt W. MÜLLER-Rostock ausdrücklich: „Beim Reichskanzler eine Karte abzugeben, habe ich unterlassen, weil seitens desselben auf die Anzeige des Congresses hin nicht reagiert worden war...“

Der Erste, der mit dieser, wenn man so sagen darf, höfischen Tradition der „vertraulichen Mittheilungen“ brach und erstmals eine Art von Abschlußbericht niederschrieb, war E. v. BERGMANN im Jahre 1900. Zwar enthalten die späteren Berichte immer wieder Ausführungen über die bei den verschiedensten Persönlichkeiten des Hofes gemachten Besuche, doch

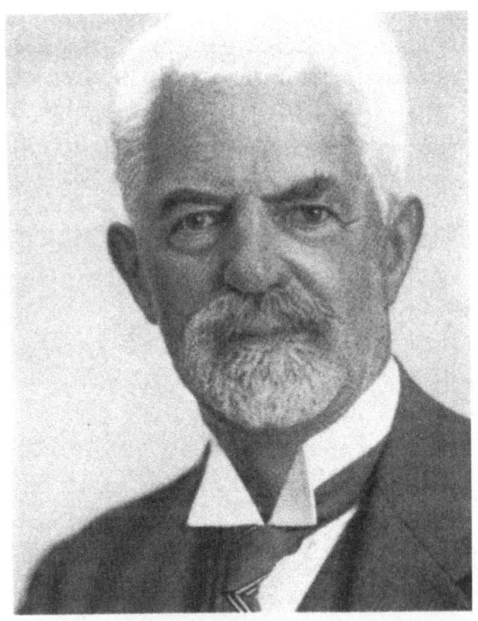

Abb. 7. ANTON FREIHERR V. EISELSBERG. Vorsitzender der 37. Tagung (1908)

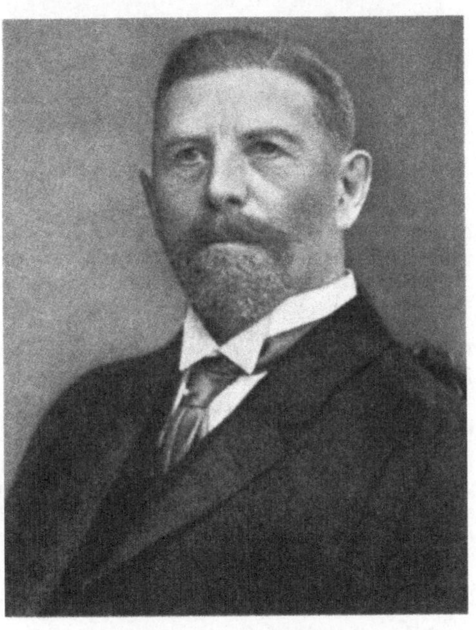

Abb. 8. LUDWIG REHN*. Vorsitzender der 40. Tagung (1911)

* Würdigung durch V. SCHMIEDEN 1931 (s. S. 50).

fangen die handschriftlichen Berichte der Vorsitzenden über den jeweils von ihnen geleiteten Kongreß 1910 an, einen Beitrag zur Geschichte der Gesellschaft und der der Deutschen Chirurgie überhaupt abzugeben.

Vor allem wird ersichtlich, was für *Nöte und Sorgen* mit dem immer wieder gewechselten *Tagungssaal* für die Kongresse verknüpft waren. Ursprünglich tagte man in der Aula der Berliner Universität, dann im alten Langenbeckhaus. Über weitere schmerzliche Erfahrungen berichtet zunächst C. GARRÈ (1912):

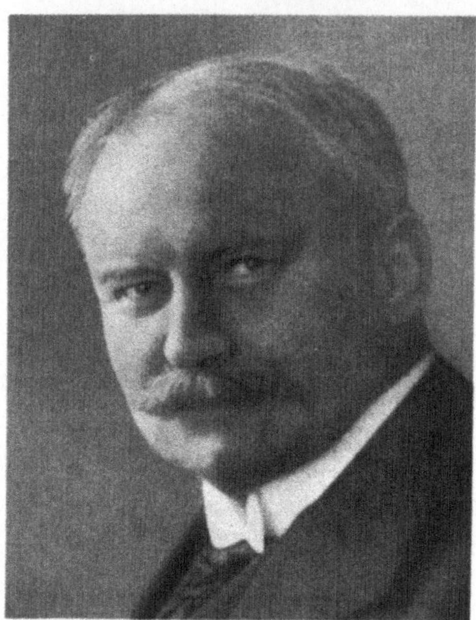

Abb. 9. AUGUST BIER.
Vorsitzender der 39. (1910) und 44. Tagung (1920)

„Da das Langenbeckhaus die Zahl der Congress Theilnehmer nicht mehr zu fassen imstande ist, wurde der Congress im Beethovensaal der Philharmonie abgehalten. Für die Organisation und die Leitung ergeben sich hieraus mancherlei Schwierigkeiten... Viele Redner waren in dem großen Saal schwer zu verstehen — das lag aber an den Vortragenden."

Der nächstjährige Vorsitzende (v. ANGERER 1913) ist aber anderer Ansicht:

„Die 42. Versammlung ... wurde im Beethoven-Saal der Philharmonie abgehalten. Wenn auch bei der diesjährigen Tagung weniger laute Klagen als im Vorjahre über die schlechte Accustik im Saal — dank einiger Verbesserungen im Saal selbst — geäußert wurden, so wurde doch die Mittheilung, daß der naechste Congress im großen Saale der Hochschule für Musik abgehalten werden soll, allseitig freudig begrüsst."

1920 tagte die Gesellschaft erstmals in dem in der ersten Nachkriegszeit unter sehr großen Schwierigkeiten neuerbauten *Langenbeck-Virchow-Haus**. Der Vorsitzende A. BIER berichtet darüber:

„Das Hauptereignis dieser Tagung war, daß wir zum ersten Male im Langenbeck-Virchow-Haus tagten. Dies hat sich außerordentlich bewährt und ist allen Ansprüchen, die man an ein ärztliches Versammlungshaus stellen kann, glänzend gerecht geworden. Vor allem war die Akustik im Sitzungssaal ausgezeichnet, besser als in irgend einem Raum, einschließlich des alten Langenbeckhauses, in dem wir bisher getagt hatten. Es gab deshalb nur eine Stimme des Lobes über das Haus."

In den langen 86 Jahren seit der Gründung unserer Gesellschaft konnte der gewählte Vorsitzende stets sein Amt auch antreten und die

* Einen gewissen Eindruck vom Großen Sitzungssaal vermitteln die Abb. 14 und 15 S. 27 und S. 28.

Tagung durchführen. Über die einzige Ausnahme — zwischen Wahl und Kongreß lagen 6 Jahre — berichtet A. BIER (1920):

„Zum ersten Male kam es in diesem Jahr vor, daß der gewählte Vorsitzende starb. Ich trat deshalb, weil ich stellvertretender Vorsitzender war, anstelle unseres leider zu früh verstorbenen Kollegen SPRENGEL, der im Jahre 1914 gewählt war."

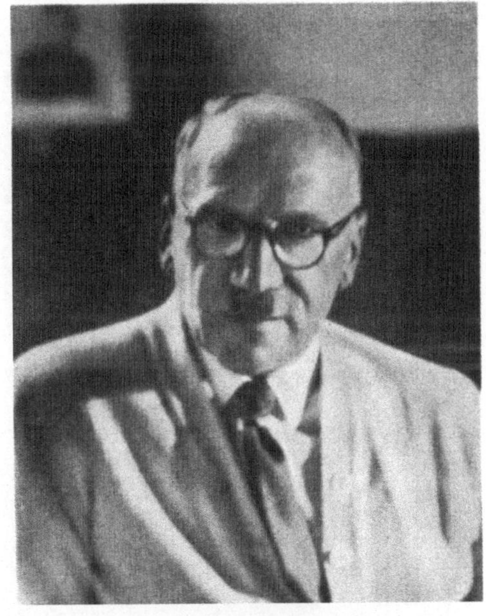

Abb. 10. FERDINAND SAUERBRUCH. Vorsitzender der 45. Tagung (1921)

Nach dem Kriege 1914 bis 1918 spiegeln einige Berichte die *Not der Zeit nach 1918* wider. So schreibt A. BIER (1920):

„Die 44. Versammlung ... fand in Berlin im neuen Langenbeck-Virchow-Hause ... statt und zwar unter außerordentlich erschwerenden äußeren Verhältnissen. Unmittelbar vor der Tagung war der Generalstreik beendet. An den verschiedensten Stellen Deutschlands gärte es noch stark oder waren noch Unruhen im Gange. Der Vorsitzende wurde von vielen Seiten bestürmt, die Tagung aufzuschieben. Ich konnte mich nicht dazu entschließen, da man unter den heutigen Verhältnissen nicht wissen konnte, ob es zu Pfingsten oder noch später besser sein würde. Vor allem aber erschien es mir wichtig, unter allen Umständen einmal wieder eine Tagung der D.G.f.Ch. zustande zu bringen und unsere seit dem Jahre 1914 ruhende Arbeit wieder aufzunehmen."

Im darauffolgenden Jahre (1921) berichtet SAUERBRUCH folgendes:

„Genau wie im vorigen Jahre waren die äußeren und inneren politischen Zustände der Tagung ungünstig. Insbesondere wurden viele Mitglieder der Gesellschaft durch einen ausgedehnten Streik in Mitteldeutschland an der Teilnahme verhindert."

Besonders heftig war E. LEXERs Anklage 2 Jahre später (1923):

„Die ganze Tagung stand unter dem Gefühl des fortgesetzten Kriegszustandes, hervorgerufen durch den vor kurzem erfolgten Einbruch der Franzosen in deutsche Lande ... Trotz der Teuerung und der schwierigen Reiseverhältnisse war die Tagung stark besucht."

Einen breiten Raum, sowohl in den Eröffnungsansprachen, wie in den Abschlußberichten der Vorsitzenden, nahmen nach 1918 die *Auseinandersetzungen mit der Société Internationale de Chirurgie* wegen des Ausschlusses der deutschen Chirurgen aus derselben ein. Am ausführlichsten hat sich H. KÜTTNER 1927 in seiner Eröffnungsansprache mit der ganzen Angelegenheit auseinandergesetzt. Es sind ihr nicht weniger als fast 5 Druckseiten dort eingeräumt. Die Gelegenheit soll also dazu benutzt werden, um die hervorragende Rolle der Schweizer Mitglieder unserer Gesellschaft hervorzuheben. Schon 1921 sagt SAUERBRUCH:

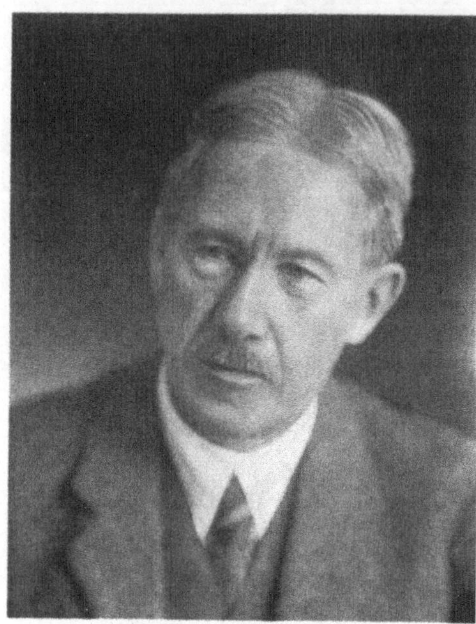

Abb. 11. HEINRICH BRAUN*. Vorsitzender der 48. Tagung (1924)

„Erfreulicherweise gelang es durch offene Aussprache zwischen uns und den Schweizern eine Verständigung herbeizuführen, die auch die Vollversammlung warm begrüßte."

Die endgültige ehrenvolle Wiederaufnahme fand erst im Jahre 1931 statt.

Ehrwürdig alt ist die immer wiederkehrende *Forderung nach freier Aussprache*. So betont TH. KOCHER schon 1902:

das „sehr gerechtfertigte Verlangen nach ‚mehr Diskussion'" ... Er machte den Vorschlag, „alle ‚einleitenden Vorträge' ..., die meistens unnütz lang sind'", wegzulassen.

Seitdem könnten Dutzende von weiteren solchen Forderungen wiederholt werden.

Immer wieder wird auch gefordert der *Diskussion* wegen die Zahl der *Vorträge auf 70*, wie es ja auch die Statuten fordern, zu *beschränken*.

LEXER (1923) z. B. schreibt: „Der Aussprache über wichtige Themen muß genügend Zeit eingeräumt werden, auch wenn einige Vorträge zu kurz kommen sollten. Denn sie fördert meist mehr, als die rasche Aufeinanderfolge von Vorträgen der verschiedensten Gegenstände. Man sollte deshalb an 70 Vorträgen einschließlich des Lichtbilderabends festhalten, zumal die 2. Generalversammlung immer mehr Zeit in Anspruch nimmt."

Auch der nächstjährige Vorsitzende H. BRAUN (1924) schreibt:

„In unseren Statuten ist gesagt, daß in der Regel nicht mehr als 70 Vorträge und Demonstrationen auf die Tagesordnung zu setzen sind (ausschließlich der davon unabhängigen Lichtbildersitzung). Diese Festsetzung hat stattgefunden, bevor es üblich wurde, über wichtige Gegenstände Referate halten zu lassen."

So viel an kurzen Auszügen und Belegen aus den „Vertraulichen Mittheilungen" der Vorsitzenden, die in der Tat — auch aus der Sicht der damaligen Zeit — nichts eigentlich Vertrauliches, andererseits aber manchen Beitrag zur Geschichte unserer Gesellschaft enthalten.

* Würdigung durch G. MAGNUS 1935 (s. S. 65).

III. DIE 25. TAGUNG (1896)

Die 25. Tagung, im „Einladungs-Circular" ausdrücklich als „Jubiläums-Feier" angekündigt, fand vom 27.—30. Mai 1896 in Berlin unter dem Vorsitz von E. v. BERGMANN statt. Die Begrüßung geschah am Vorabend im Gebäude des Deutschen Reichstages. Dort fand im Kuppelbau und in der Wandelhalle ein „Promenaden-Concert" statt. Die Eröffnung des Kongresses und die Festsitzung erfolgte am Mittwoch, 27. Mai um 12 Uhr im (alten) Langenbeck-Haus. An den folgenden Tagen dauerten die Sitzungen von 10—4 Uhr nachmittags „wie gewöhnlich".

Die *Festvorträge* hielten:

F. v. ESMARCH, Kiel: Über künstliche Blutleere.

KÖNIG, Berlin: Die Entwicklung der Tuberkulose mit besonderer Berücksichtigung der äußeren (Lokal-) Tuberkulose und der Tuberkulose der Gelenke.

P. BRUNS, Tübingen: Die Entwicklung der modernen Behandlungen des Kropfes.

WÖLFFLER, Prag: Die Operationen am Magen- und Darmkanal.

Weitere größere *Einzelvorträge* waren u. a.:

E. SONNENBURG, Berlin: Über Operationen am Processus vermiformis.

C. LANGENBUCH, Berlin: Ein Rückblick auf die Entwicklung der Chirurgie des Gallensystems.

E. LEXER: Experimente über Osteomyelitis.

H. KÜMMELL und GEISSLER: DieDiagnose der Knochenherde durch RÖNTGENsche Strahlen (1 Jahr nach ihrer Entdeckung!).

LORENZ: Heilung der angeborenen Hüftluxation durch unblutige Einrenkung und funktionelle Belastung.

Die Zahl der Vorträge betrug 52.

Auf der 25. Tagung wurde ERNST GURLT, seit der Gründung ständiger Schriftführer der Gesellschaft und Herausgeber der Kongreßverhandlungen und F. v. ESMARCH zu Ehrenmitgliedern gewählt. Außerdem erhält das (alte) Langenbeck-Haus Bilder der bisherigen Ehrenmitglieder (v. LANGENBECK, OLLIER, PAGET, SPENCER WELLS, LISTER, BILLROTH und THIERSCH) und die Bilder der Vorsitzenden in den ersten 25 Jahren (v. VOLKMANN, v. ESMARCH, v. BERGMANN, v. BARDELEBEN, FRANZ KÖNIG und GUSSENBAUER).

1. Festrede v. BERGMANNS:

Hochgeehrte Festversammlung! Als vor 25 Jahren dem deutschen Volke die lange entbehrte politische Einheit geworden war und diese so fest gefügt, als groß und mächtig dastand, trat an jede seiner Körperschaften, ja an jedes seiner Glieder die Aufgabe, das, was nach außen so hoch emporgewachsen war, auch innen zu sichtbarem Gedeihen und fruchttragendem Werden zu bringen. Nicht nach äußerer Macht, so nothwendig sie auch war, hatte der Deutsche sich seit den Freiheitskriegen gesehnt und Opfer auf Opfer, Sieg auf Sieg gehäuft, sondern nach jener Freiheit der Selbstbestimmung, welche ihm die in der Zerstückelung vergeudeten und gebundenen Kräfte zu eigen gab und ihm gestattete, sie voll und ganz in den Dienst vor Allem der idealen Güter seiner Nation zu stellen. Gleich, ja größer noch als der Erfolg der Waffen auf der Wahlstatt, sollte der Erfolg in der Cultur und in der Gesittung, im Wissen und Können werden.

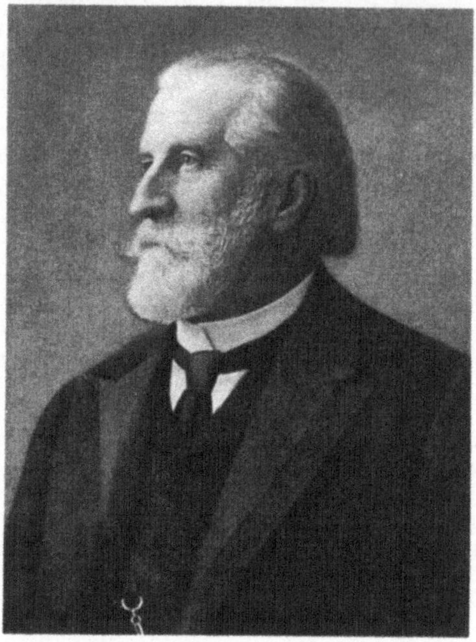

Das denkwürdige Jahr 1871 war in Deutschland die Zeit des Zusammenfassens und des Vereinigens aller Kräfte für ein Ziel. In der Empfindung dieser seiner Bedeutung erschien der von SIMON*, LANGENBECK und VOLKMANN* unterzeichnete Aufruf zur Gründung einer Gesellschaft für Chirurgie in Verbindung mit einem jährlich wiederkehrenden Congresse an einem ständigen Versammlungsorte. „Dieser Entschluß“, so schrieben sie, „ist hervorgegangen aus dem lebhaft gefühlten Bedürfnisse, bei dem stets wachsenden Umfange unserer Wissenschaft die chirurgischen Arbeitskräfte zu einigen und durch persönlichen Verkehr den Austausch der Ideen zu erleichtern und gemeinsame Arbeiten zu fördern“.

Abb. 12. ERNST V. BERGMANN. Vorsitzender der 17., 18., 19. Tagung (1888—1890) sowie der 25. Tagung (1896)

Niemand ist wärmer und kräftiger für die neue Schöpfung eingetreten als GUSTAV SIMON. In seiner Natur und seinem Lebensgange, welcher ihn aus den Reihen der praktischen Ärzte auf den Lehrstuhl einer altbewährten Universität geführt hatte, lag die Lust am Mittheilen des mühsam Errungenen. So war und handelte er im ärztlichen Vereine zu Darmstadt, wie in der Klinik zu Rostock und Heidelberg, wo er unermüdlich jeden ihn aufsuchenden Collegen in seine Werkstatt führte und mit ihm sich am Gelingen bisher nie gelungener Operationen freuen

* Bilder von G. SIMON und R. v. VOLKMANN finden sich auf Abb. 1, S. 1, von v. VOLKMANN ferner auf Abb. 3, S. 6.

ließ. Er verstand es, die Hand seiner Freunde zu führen und seine Erfolge zu den ihren zu machen. Es bedurfte nur einer Zusammenkunft mit Bernhard von Langenbeck, um die Gleichgesinnten schnell über ihr Wollen und Wünschen zu verständigen, hatte doch Langenbeck von der ersten Zeit seiner Lehrthätigkeit an, sogar mitten in der Unruhe des Krieges, 1848 in Rendsburg, wie 1871 in Orléans, die Collegen zu versammeln gesucht, zu gegenseitiger Förderung im mündlichen Austausche des Erlebten und Erfahrenen, zur Anspannung des wissenschaftlichen Eifers und zur Erhaltung des guten, collegialen Tones. Wohl mag dazu auch bei ihm die Erinnerung an die Naturforscher- und Aerzteversammlung von 1840 in Erlangen gekommen sein, wo er zuerst vor einem Kreise maßgebender Fachgenossen eine Operation ausführte und mit einem Schlage seinem operativen Talente die allgemeine Anerkennung schaffte. Daß sich zu diesen zwei Männern ein chirurgisches Dioskurenpaar, verschieden zwar in Anlage und Art, aber gleich reich an Geist und Leben, gesellte, Richard von Volkmann und Theodor Billroth, hat schon unseren ersten Versammlungen das Gepräge des Vollendeten und unserer Gesellschaft die gesicherte Stellung gegeben. Von ihren Geistesschätzen haben unsere Stifter verschwenderisch ausgetheilt und deswegen so anregend und befruchtend auf ihre Zeit und Arbeitsgenossen gewirkt.

Wo Volkmann lebhaft und ungestüm in die Discussion griff und mit einem Worte, oder einem kurzen Satze den Kern der Sache traf, da riß er die Versammelten mit und nach sich und hatte Die, denen an der Sache lag, auf seiner Seite. Wo Billroth in großen Zügen den Gang seiner Gedanken bei der Eroberung neuer Gebiete für die Kunst des Chirurgen entrollte, da hing nicht nur der Hörer mit lautloser Aufmerksamkeit an seinem klaren, ungeschminkten Vortrage, da fühlte er sich sogar mitten in die kühnen Pläne des großen Operateurs versetzt und erfüllt von Lust und Streben, ihm nachzueifern.

Und neben diesen Beiden, den damals Jungen in der Chirurgie, saßen im ersten Bureau der Gesellschaft Victor von Bruns und Wilhelm Baum. die Vertreter einer älteren Zeit, von denen Bruns durch einen Fleiß, wie ein solcher bis dahin unerhört gewesen war, ein Werk geschaffen hatte, welches eines der schwierigsten Capitel in der Chirurgie von Grund aus behandelte, und Baum, als ein Muster von Gelehrsamkeit und Kenntniss des Alten, das Erbe August Richters in Göttingen verwaltete.

Die sind Alle dahingegangen — sie Alle, welche die Saat ausstreuten, aus der der Baum der modernen Chirurgie, von dessen Früchten wir zehren, hervorsproß und zu stolzer Höhe erwuchs.

Der Tod hat reiche Ernte unter uns gehalten. Von 130 Chirurgen, bei welchen der Aufruf Anklang fand, leben als Mitglieder unserer Gesellschaft nur noch 50, deren Mehrzahl wir heute haben zu uns treten sehen.

(Es folgt der Nachruf auf THIERSCH, v. BARDELEBEN, GRAF und weitere 10 Mitglieder.)

Erlauchte Geister sind es, welche unsere Wissenschaft und Kunst auf eine höhere Stufe heben. Die Entdeckung, die unseren Blicken eine neue Welt und unserem Handeln eine neue Bahn erschließt, ist stets das Werk eines Einzelnen gewesen, eines Königs, der den Kärrnern Arbeit in Fülle gab, ob ihm nun die herrliche Frucht erst nach mühsamem, lebenlangem Ringen, oder in der Eingebung eines glücklichen Augenblickes zufiel. AMBROISE PARÉ und ANDREAS VESAL, JEAN LOUIS PETIT und JOHN HUNTER, LISTER und BILLROTH heißen die Marksteine in der Entwicklungsgeschichte der Chirurgie.

Wie dann da die Gründung einer Gesellschaft und ihre Tätigkeit anders als nur äußerlich wirken! Raum aber und Licht und Mittel zur chirurgischen Arbeit haben uns die deutschen Staaten, deren Bürger wir sind, auf das reichste und beste geboten.

(Anschließend würdigte v. B. den Um- und Neubau fast aller chirurgischen Kliniken seit 1870/71, die Erbauung zahlreicher „Krankenpaläste" in den verschiedensten Städten.)

Aber unsere Gesellschaft hat viel größere Aufgaben.

Sie ist die Hüterin der Geschichte deutscher Chirurgie. Zu keiner Zeit hat es in Deutschland eine Körperschaft gegeben, die, so wie unsere, ausnahmslos jeden deutschen chirurgischen Fachmann in sich schloß, — was in ihr geschehen ist, giebt das Gesehene in dem Gesammtgebiete deutscher Chirurgie wieder. Hier ist für sie der Brennpunkt und die Sammelstätte.

Die 24 Bände unserer Verhandlungen sind eine ebenso sichere als reiche und willkommene Quelle für jeden, der ein Kapitel oder das Gesamtgebiet der Chirurgie bearbeiten will, eine Quelle, die um so ergiebiger fließt, je mehr man aus ihr schöpft. Ohne sie kann weder diesseits noch jenseits des Oceans ein chirurgisches Werk geschrieben werden.

(Es folgt die Verleihung des „Diploms" als Ehrenmitglied an den seit Bestehen der Gesellschaft als „ständiger Schriftführer" fungierenden ERNST GURLT, der Dank für die Stiftung der Bilder der Ehrenmitglieder und der Vorsitzenden der ersten 25 Jahre.)

Wenn unsere Gesellschaft so glücklich gewesen ist, schon in dem ersten Vierteljahrhunderte ihres Bestehens auf weite und maßgebende Kreise unseres Volkes Einfluß zu gewinnen und sich versichert zu halten der tatkräftigen Unterstützung so hervorragender Chirurgen, als es ihre Ehrenmitglieder sind — so hat sie damit schon ihre Berechtigung und Bedeutung erwiesen. Daß sie aber viel mehr noch soll und kann — ist unser aller Überzeugung.

Die Reinheit unserer chirurgischen Lehre ist ihr anvertraut. Die Staatsinstitute besitzen dazu nicht die nöthige Unabhängigkeit, sie haben

Rücksichten zu nehmen, die wir nicht kennen und die an uns nicht zu treten vermögen. Trotz aller Lauterkeit und allem Ernst ihrer Sorgen um das Gedeihen und die Förderung der Chirurgie können sie nicht über diejenige Sachkenntnis verfügen, die wir, als eine Genossenschaft aller Sachverständigen des Reiches an und für sich schon besitzen.

Was Frankreich in seiner Academie der Medicin und Chirurgie nun schon anderthalb Jahrhunderte lang sein nennt, und was auf das chirurgische Wissen und Können der ganzen Welt einen so gewaltigen Einfluß geübt hat, das kann für die Chirurgie aus sich heraus unsere Gesellschaft dem Reiche schaffen. Hier wirken nebeneinander die schöpferische Kraft des Einen und das vorwiegend kritische Talent des Andern, das technische Geschick neben dem wissenschaftlichen Sinn und nichts Anderes ist Aller Triebfeder, als das Interesse für eine rein wissenschaftliche Chirurgie. Keine Schule wird hier gemacht, wie sie der einzelne Lehrer aus den ihm huldigenden Schülern bildet, denn die Vereinigung unabhängiger und gleichstehender Männer zu gleichem Zwecke und Ziele wirkt ganz anders, sie schafft, erhält und stärkt die Kritik. Wo die Verschiedenheit der Anschauungen, Meinungen und Überlegungen sich trifft, da wird die Kritik geboren, diejenige Kritik, welche die Form und Methode der fachwissenschaftlichen Forschung bestimmt, hegt und pflegt. Giebt man das zu, so wird man den chirurgischen Gesellschaften der fünf großen Nationen, die in ihren Vertretern heut sich hier die Hand reichen, auch zuerkennen, daß sie es sind, welche den Verfall unserer Wissenschaft unmöglich machen.

Die Neigung zu corporativen Verbänden, welche man für eine mittelalterliche und verwerfliche hielt, hat sich in unserer Zeit überall wieder geregt. Das ist begreiflich. Wo der Staat Alles, die einzelnen Bevölkerungsklassen aber so gut wie nichts für sich thun sollen, geht das Gefühl der Verantwortung für das eigene Gedeihen verloren. Keine Körperschaft bedarf eines solchen aber mehr als eine gelehrte. Schon deswegen ist eine selbst regierende und selbstständig für sich sorgende Gesellschaft, wie unsere, eine zeitgemäße. So mag es gekommen sein, daß das Beispiel des Royal College of Surgeons of England, das seit 1745 sein Selfgovernement in der Erteilung der chirurgischen Lizenz, in der Mitgliedschaft, in der Verwaltung seines Vermögens und seiner Institute ausübt, anfing, jenseits der Grenzen Großbritanniens wieder aufgesucht zu werden.

1872 ist unsere Gesellschaft in Deutschland gestiftet worden, die erste allgemeine deutsche wissenschaftliche Gesellschaft im deutschen Reiche, das seine Naturforscher und Aerzte bisher nur in der Academia Leopoldina Carolina und in den Wanderversammlungen der Okenschen Stiftung vereinigt gesehen hatte. 1883 bildete sich die amerikanische chirurgische Gesellschaft, 1885 die französische, und weiter die nach PIROGOFF benannte russische und die italienische chirurgische Gesellschaft. Alle diese Gesellschaften feiern mit uns den heutigen Tag, indem sie zu uns hervorragende Mitglieder als Deputirte delegirt haben.

(Die Delegierten werden einzeln begrüßt, desgleichen die Vertreter deutscher medizinischer Vereine, vor allem der Berliner Medizinischen Gesellschaft.)

Die Erwerbung der Stätte, auf welcher wir heute versammelt sind, wäre uns nicht möglich gewesen, wenn wir nicht mit der medizinischen Gesellschaft Berlins uns hätten über die Verwendung der Gelder einigen können, welche aus der von ihr inaugurierten Sammlung für ein Denkmal LANGENBECKs zusammengekommen waren. Dank ihrem Vorsitzenden RUDOLF VIRCHOW war es leicht, eine solche Vereinigung zustande zu bringen und das Gebiet der gemeinsamen Interessen an diesem Besitze zu gegenseitiger Zufriedenheit zu ordnen. Wir empfinden es als eine besondere Gunst, daß wir heute in dem Delegirten der Berliner medicinischen Gesellschaft den berühmtesten Pathologen der Welt unter uns sehen und ihm sagen dürfen, daß, was er gefunden, unsere Gesellschaft bemüht sein wird, so getreulich wie heute, auch in weitester Zukunft für unsere Kunst und unser Können festzuhalten und weiter zu entwickeln.

Im Anschluß an die Begrüßung VIRCHOWs widmet v. B. noch Worte an die Vertreter der Ministerien und sonstigen Behörden, an solche der Armee, des Roten Kreuzes, an den Oberbürgermeister von Berlin, den Rektor der Universität und andere Gönner der Gesellschaft.

Meine Herren Kollegen und Mitglieder der deutschen Gesellschaft für Chirurgie! Wir haben in den letzten 25 Jahren zwei große Schritte in unserer Organisation weiter getan, indem wir die Rechte einer Corporation 1889 erhielten und 1890—1891 uns das eigene Heim, das Langenbeck-Haus erbauten.

Aber nicht die Rechte, die jemand genießt und die Gaben, die er erhalten hat, sondern die Pflichten, die er sich auferlegt und die er ausübt, geben ihm seinen Wert. Gern würde ich unseren hoch und warm verehrten Gästen eine Übersicht dessen geben, woran wir unsere Kräfte gesetzt haben und darüber berichten, wie gerade das Zusammenarbeiten und der mündliche Austausch der Ideen die schnelle Verbreiterung des antiseptischen Verfahrens in unseren vaterländischen Hospitälern bewirkt hat, wie hier die ersten Mitteilungen über die Eroberung neuer Gebiete für die operative Chirurgie: die Esmarchsche Methode der Blutleere, die Exstirpation der Niere, die des Kehlkopfes, die Resektion des Magens, die zahlreichen neuen Operationen am Darm, an den Gallenwegen, die Erweiterungen der operativen Gynäkologie, die Kropfexstirpation, die Operationen an der Pleura, am Hirn, die Lehre von der Localtuberkulose und den Wundinfektionen zum Vortrage gekommen sind. Nur weniges von diesem, aber gerade das, worin ich glaube, daß deutsche Chirurgen vorangegangen sind, soll in den sechs Festvorträgen, zu denen noch einer von Herrn OLSHAUSEN und einer von Herrn JÜRGENS kommen, während der nächsten Sitzungen hier dargestellt, und von denen Ihnen vorgeführt werden, die selbst auf dem betreffenden Gebiete den Lorbeer sich geholt haben.

Mit dem Danke an diese Männer, unsere Festredner, schließend, möchte ich nur einen Wunsch noch Deutschlands Chirurgen mit auf den Weg in die Zukunft geben, daß immer kraftvoller sich der Trieb nach einer corporativen Gestaltung ihres Lebens äußere, und, wie LANGENBECK einst sagte, unermüdlich von ihr im Kampf gegen Krankheit und Leiden unserer Mitmenschen fortgefahren und gestritten werde, damit zu deren Heile Neues und Gutes sich häufe und bewähre. Dann bleiben auch wir stets Mehrer im Reiche der Menschlichkeit.

Meine Herren, wir treten jetzt in die Tagesordnung ein, die mit den Festvorträgen beginnt. Es haben mehrere unserer verehrten Gäste die Absicht gehabt, mit Glückwunschworten uns zu nahen. Wir haben diese Glückwünsche angenommen und fühlen sie in unserem Herzen nach. Ich spreche Ihnen, hochverehrte Gäste des Auslandes wie Inlandes, den Dank dafür aus, daß Sie hier erschienen sind. Durch Ihr Erscheinen haben Sie uns das beste Zeichen Ihrer Gesinnung gegen uns gegeben.

Von den Unterlagen der 25. Tagung ist nichts mehr erhalten als der handschriftliche Bericht, den v. BERGMANN in das Buch „Vertrauliche Mittheilungen für den ersten Vorsitzenden . . .“ (s. S. 9) eintrug. Da es der erste ausführliche *Abschlußbericht* eines Vorsitzenden ist, sei er, auch des Vergleichs wegen mit späteren Berichten, ohne Kürzung hier gebracht.

2. *Abschlußbericht* v. BERGMANNS:

„Die Original-Papiere, welche die Verleihung der Corporations-Rechte an die Deutsche Gesellschaft für Chirurgie enthalten, sind im Bücherschrank derselben, im Zimmer des Präsidenten aufbewahrt.

Der § 16 der Statuten bestimmt, daß gleichzeitig mit dem Congress der Vorsitzende zu einer General-Versammlung einzuladen hat. Es ist daher ausdrücklich in den während des Januar zu versendenden Einladungen hervorzuheben, daß der erste Nachmittag des dritten Sitzungstages als General-Versammlung gelte. Da die General-Versammlung über alle Vermögens-Verhältnisse zu entscheiden hat (§ 13) ist darauf zu achten, daß sie in den Einladungen hervorgehoben wird, sonst hat sie keine Gültigkeit (§ 16). Auch muß spätestens 4 Wochen vor dem Zusammentritt der General-Versammlung i.e. des Congresses den Mitgliedern Anzeigedrucke gemacht werden, daß Statutenveränderungen vorgeschlagen werden sollen und welche (§ 17).

Über die Feier des 25. Congresses vom 26.—30. Mai 1896 geben die in einer eigenen Mappe im Archiv der Gesellschaft aufbewahrten Schriftstücke und Drucksachen Nachricht.

Die Anzeige über den Zusammentritt des Chir.-Congresses machte ich Ihren Majestäten, Kaiser und Kaiserin,

der Kaiserin Friedrich,

dem Prinzen Friedrich Leopold, der bei der Einweihung des Langenbeck-Hauses den Kaiser vertreten hatte;

dem Kultusminister.

Die Einladungen ergingen: an die Majestät und an die in die Liste der Ehrengäste aufgeführten Personen. Außerdem waren eingeladen: Excellenz v. GEISSLER und Geheimrat VELTEN (Bonn). Beide hatten abgesagt, ebenso der Rector Magnificus, der Oberbürgermeister von Berlin ZELLE machte das Fest im Krollschen Etablissement mit. Die Einladungen an den Präsidenten des Reichstags und für das Krollsche Fest an den Direktor des Reichstagsgebäudes, Geheimrat KNAAK, ergingen auf Grund des von ihnen bewilligten Reichstagsgebäudes für den Empfang und die Begrüßung der Gäste. Wegen ihrer Mitwirkung an dem Feste bei Kroll waren an den Dichter WOLF und den Generalintendanten der Kgl. Schauspiele, Excellenz Graf HOCHBERG Einladungen ergangen. Die übrigen Einladungen geschahen auf Beschluß der Ausschuß-Sitzung, welche am 8. Mai im Langenbeck-Haus tagte.

Es ist bei dem großen Geschäftskreis der Gesellschaft, namentlich aber bei der ihr obliegenden Vermögens-Verwaltung notwendig, daß ein Mal im Jahr wenigstens der Ausschuß zu einer besonderen Sitzung zusammentritt, wie das ursprünglich schon von den Stiftern der Gesellschaft in Aussicht genommen war. Es empfiehlt sich, als Sitz der Verhandlungen das Langenbeck-Haus, weil dort das Archiv liegt, in dem jederzeit nachgeschlagen werden kann. Über die Verhandlungen der Ausschuß-Sitzungen muß ein Protokoll aufgenommen werden, da sonst vieles vergessen oder mißverstanden wird.

Die Kaiserin empfing am Donnertag den 28. Mai mittags in Potsdam die Herren:

HARRISON und LANGTON aus London,

OLLIER, GUYON und PICQUÉ aus Frankreich,

BOTTINI und D'ANTONA aus Italien, . . .

SKLIFOSSOWSKI aus St. Petersburg,

KÖNIG, V. ESMARCH, GUSSENHAUER, SCHEDE, CZERNY, ANGERER, BRUNS, WAGNER, KÜSTERER, HAHN,

CHROBAK, Vertreter der Gynäkologischen Gesellschaft aus Wien, V. COLER sowie den Präsidenten und ersten Schriftführer.

Eingeladen waren auch Sir SPENCER WELLS, HALSTED, SOCIN und SOLTMANN, welche theils schon fortgereist, theils durch Krankheit (HALSTED) sich entschuldigen ließen, theils durch Mißverständnisse die Einladung nicht erhalten hatten. Kammerherr V. D. KNESEBECK besorgte die Liste der Einzuladenden und stellte die Herren der Kaiserin vor."

IV. DIE 50. TAGUNG (1926)

Vorsitzender: WERNER KÖRTE *(Berlin)*

Als die Gesellschaft das 25jährige Jubiläum feierte, lebten von den 130 Gründern noch 30. TRENDELENBURG gehörte zu den vier Gründungsmitgliedern, die, wie er schreibt, „die Sonne über dem 50. Stiftungstage aufgehen sahen". Es war der 7. April 1926 gewesen. „Nicht wie vor 25 Jahren in Festesjubel wurde der Gedenktag gefeiert, sondern in stiller Rückerinnerung und unter dem Drucke ernster Sorgen um die Zukunft des Vaterlandes."

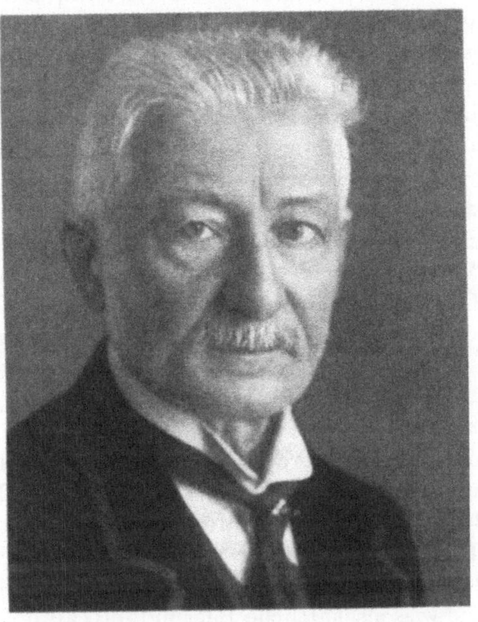

Abb. 13. WERNER KÖRTE. Als Nachfolger GURLTs ab 1899 1. (ständiger) Schriftführer bis 1930. Vorsitzender der 35. Tagung (1906) und der 50. Tagung (1926). 1911 Ehrenmitglied, 1930 nach v. LANGENBECK als erster und einziger deutscher Chirurg zum Ehrenvorsitzenden gewählt

*1. Aus der Festrede**

Die 50. Wiederkehr unserer Tagungen ist wohl dazu angetan, einen Blick auf die *Vergangenheit* zu richten, uns daran zu erinnern, wie unsere Vereinigung entstanden ist, und was in diesem Zeitraum in ihr und von ihr geleistet worden ist.

Schon die Tatsache allein, daß sie, ganz auf sich selbst gestellt, über 50 Jahre lang zusammengehalten hat durch alle Stürme, die in der Zeit über unser Vaterland hinweggebraust sind, daß sie aus kleinen Anfängen von 130 bis auf etwa 2500 Mitglieder stetig angewachsen ist und heute wohl alle umfaßt, die in deutschen und uns befreundeten Ländern Chirurgie treiben, das alles spricht wohl dafür, daß sie einem Bedürfnis entsprungen ist und reichen Anklang gefunden hat.

* Arch. klin. Chir. **142**, 3 (1926).

Auf Anregung von GUSTAV SIMON in Heidelberg wendeten sich mit ihm BERNHARD VON LANGENBECK und RICHARD VON VOLKMANN 1872 an die deutschen Chirurgen, um, wie es in deren Aufruf heißt:

„*Bei dem stets wachsenden Umfang unserer Wissenschaft eine Einigung der chirurgischen Arbeitskräfte anzubahnen, den Austausch von Ideen zu erleichtern und durch gemeinsame Arbeit die Wissenschaft zu fördern.*"

Diese trefflichen Worte haben gezündet und haben unser Leitziel gebildet bis jetzt.

Es war damals eine *große Zeit* für unser Vaterland. Unter der ruhmvollen Regierung Kaiser Wilhelms I. war durch hervorragende Staatsmänner und Führer sowie durch die Tüchtigkeit des von diesen geleiteten Volkes die lang ersehnte Einigung der deutschen Stämme zustande gekommen, ein frischer Aufschwung war danach auf allen Gebieten des Lebens eingetreten. Das Gedächtnis an diese Zeit wird allen, die sie miterlebten, unvergeßlich sein, und die Erinnerung daran stärkt uns in den jetzigen schweren Verhältnissen.

Gleichzeitig damit setzte auch für die Chirurgie ein *Heroenzeitalter* ein. Männer wie die genannten 3 Stifter, denen sich BILLROTH, der Begründer der modernen Chirurgie, THIERSCH und andere bedeutende Vertreter unseres Faches zugesellten, erhoben die noch junge deutsche Chirurgie zu einer geachteten, ja bald führenden Stellung in der Welt.

Durch ein glückliches Zusammentreffen drang im Anfange der siebziger Jahre LISTERs große Entdeckung durch, welche die Besiegung der Erbfeinde der Wundheilkunst, der Wundinfektionskrankheiten, uns bescherte und den Operationen eine bis dahin nicht erreichte Sicherheit des Erfolges verlieh. Von den Landsleuten LISTERS vielfach verkannt und angezweifelt, wurde sein Verfahren, die antiseptische Wundbehandlung, durch die tatkräftige Mitarbeit deutscher Ärzte, allen voran durch RICHARD V. VOLKMANN, mächtig gefördert und zu allgemeiner Anerkennung gebracht. Ein deutscher Forscher, ROBERT KOCH war es, der die wissenschaftliche Begründung gab und als einen weiteren Fortschritt die *Asepsis*, die keimfreie Wundbehandlung, anbahnte, mit der noch heute alle Chirurgen der Welt arbeiten.

Durch das Zusammenwirken der günstigen Zeitumstände mit den genannten Entdeckungen und durch die großen Männer, welche sie zu benutzen und weiter auszubauen verstanden, blühte die Chirurgie empor wie nie zuvor; sie wurde in den Stand gesetzt, helfend und heilend einzuwirken in bis dahin nicht bekannter Weise. Das *Arbeitsgebiet* wuchs, es gab bald kein Organ des menschlichen Körpers mehr, welches dem chirurgischen Eingriff sich entzog.

In das *zweite Vierteljahrhundert* traten wir 1897 ein mit fast 800 Mitgliedern und als Besitzer des älteren 1892 eingeweihten *Langenbeck-*

Hauses, welches wir gemeinsam mit der Berliner Medizinischen Gesellschaft benutzten.

Aus dem reichen Inhalt unserer Verhandlungen dieser Periode kann ich nur einen kurzen Überblick über das Wichtigste geben, was neu hinzugekommen ist.

Ich nenne die von L. REHN 1896 zuerst erfolgreich ausgeführte Naht einer *Herzwunde*, der sich dann 1907 die Operation zur Lösung von *Herzbeutelverwachsungen* und wichtige Anregungen für die Behandlung des *Basedow-Kropfes* und der *Thymusdrüse* anschlossen.

Daß auch die Verwundungen der größten *Hauptschlagadern* zur Heilung gebracht werden können, zeigten die erfolgreichen Eingriffe von H. BRAUN an der Aorta (1909), v. EISELSBERG und HEILE an der

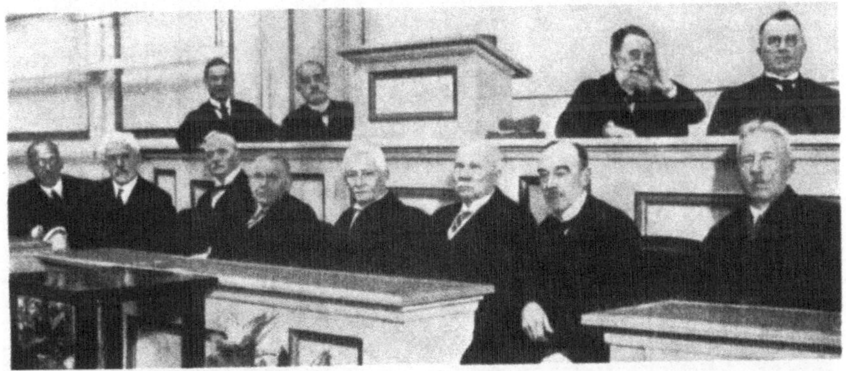

Abb. 14. Blick auf den „Vorstandstisch" im Großen Sitzungssaal des Langenbeck-Virchow-Hauses, Berlin, während der 50. Tagung 1926. Obere Reihe; PERTHES, KÜSTER, KÖHLER, NORDMANN. Untere Reihe: SAUERBRUCH, V. EISELSBERG, ENDERLEN, BORCHARD, KÖRTE, KÜMMELL, W. MÜLLER, H. BRAUN

Lungenvene. TRENDELENBURG entwickelte 1908 den wohldurchdachten, kühnen Plan, die gefürchtete Verstopfung der Lungenarterie, welche meist zum Tode führte, durch Einschnitt in das Gefäß und Entfernung des Thrombus zu heilen. Er erlebte noch die Freude, daß es nach manchen vergeblichen Versuchen KIRCHNER nach seinen Angaben 1924 gelang, durch Operation eine Kranke dem sicheren Tode zu entreißen und die Geheilte ihm vorzustellen.

Die großartige Entdeckung CONRAD RÖNTGENs gewährte uns vorher ungeahnte Einblicke in das Innere des Körpers, stellte die Lehre von den *Knochenbrüchen* und *-erkrankungen* auf eine neue Grundlage, ermöglichte eine sichere Erkennung der *Lungenerkrankungen* wie später der *Gehirn-* und *Rückenmarks-Tumoren*, und schuf neue noch nicht abgeschlossene Bahnen für die Behandlung *bösartiger Geschwülste*. Es ist ein leuchtendes Beispiel dafür, daß eine zu rein wissenschaftlichen Zwecken unternommene physikalische Untersuchung den größten Einfluß auf die Chirurgie ausüben konnte.

Auf Anregung durch MIKULICZ schuf SAUERBRUCH das *Druckdifferenzverfahren* und bahnte eine neue Ära der Lungen- und Thoraxchirurgie an, die er und seine Schüler mit größtem Erfolg weiter ausbauten.

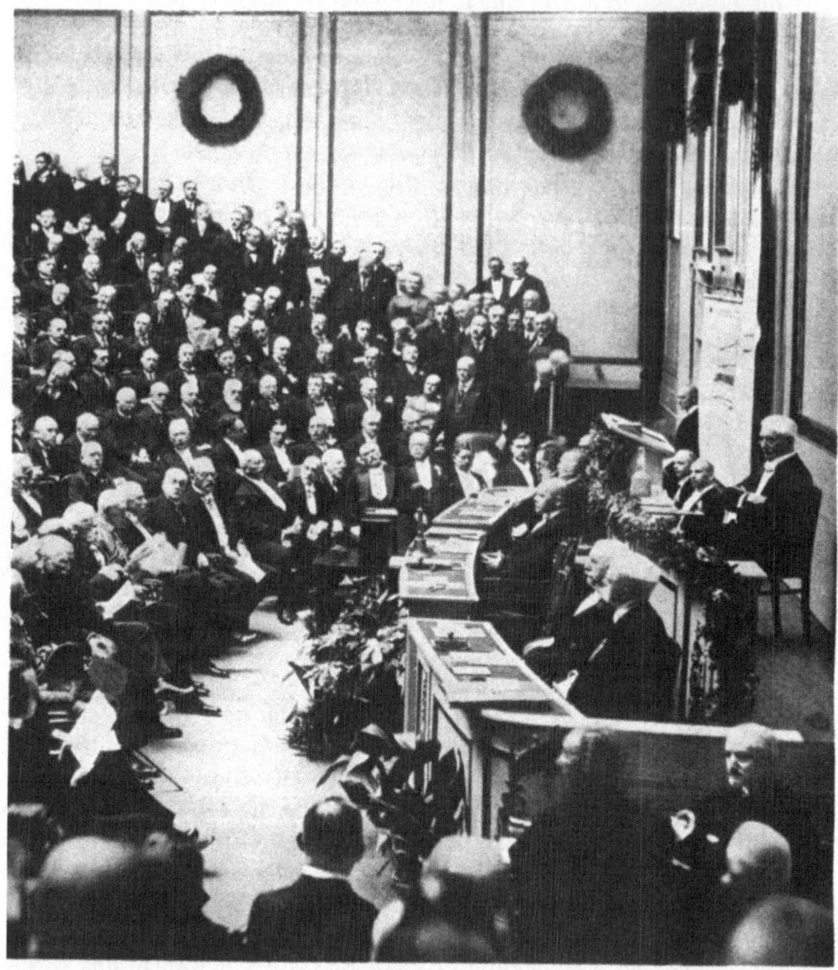

Abb. 15. Blick in den großen Saal des Langenbeck-Virchow-Hauses in Berlin am Eröffnungstage (7. April 1926) der 50. Tagung der Deutschen Gesellschaft für Chirurgie. Vorsitzender WERNER KÖRTE

Große Fortschritte sind gemacht in der *örtlichen Betäubung* der schmerzleitenden Nervenstämme durch die Arbeiten von H. BRAUN, KAPPIS u. a. Die Verwendung der allgemeinen Narkose wurde dadurch besonders bei Eingriffen im Oberbauch eingeschränkt. Die Chirurgie des *Sympathicus* wurde durch KÜMMELL, BRÜNING u. a. angeregt, die Fragen sind noch heute im Fluß.

Nicht minder hat die *Wiederherstellungschirurgie*, die Transplantationen der verschiedenen Gewebe, ja auch von Organen und Gelenken unsere Aufmerksamkeit in Anspruch genommen. Durch die Arbeit von LEXER und seinen Schülern, von PAYR, ENDERLEN, KÜTTNER u. a. wurden diese Fragen besonders gefördert.

Es möge dieser kurze, keineswegs erschöpfende Überblick der wichtigeren neuen Aufgaben, die uns im verflossenen zweiten Vierteljahrhundert beschäftigt haben, genügen, um zu zeigen, daß frisches Leben und Vorwärtsstreben in unseren Verhandlungen pulsierte.

Es trat im allgemeinen das Bestreben hervor, nicht an der *Technik* hängenzubleiben. Die früher so viel besprochene *Bakteriologie* trat mehr in den Hintergrund. Dagegen strebte man immer weiter fortzuschreiten in der Erkenntnis der *Lebensvorgänge* des kranken Körpers.

Die Fortschritte der *physiologischen Chemie*, der *Serologie*, der Lehre von den *Blutkrankheiten* sowie die gesteigerte Aufmerksamkeit auf die Tätigkeit der *endokrinen Drüsen* ohne Ausführungsgang brachten es mit sich, daß neue, tiefer eindringende Untersuchungsmethoden vor dem blutigen Eingriff in den Organismus gefordert wurden. Die Erfahrungen und Forschungen der *inneren Heilkunde* strahlten befruchtend auf die Chirurgie über.

Das Studium der uns umgebenden *Naturkräfte:* Sonnenlicht, Wärme, frische Luft, Höhenklima und deren Einwirkung auf den menschlichen Körper regten dazu an, sie heranzuziehen zur Behandlung von Krankheitsvorgängen, welche früher meist durch chirurgische Maßnahmen bekämpft wurden. Die Hinneigung zu der *erhaltenden konservativen* Chirurgie trat mehr hervor, auf deren Wichtigkeit schon LANGENBECK nachdrücklich hingewiesen hatte, indem er sagte: *Es ist verdienstlicher, eine Operation unnötig zu machen, als eine neue zu erfinden.*

Das Anwachsen des Stoffes in die Breite wie in die Tiefe, die Vermehrung der Mitarbeiter wie des Arbeitsgebietes führte zu einer fortschreitenden *Arbeitsteilung*, da der einzelne nicht mehr alles übersehen konnte, und so kam es zur Entstehung von *Sondergruppen*, Orthopäden, Urologen, Röntgenologen, die sich von der großen Vereinigung abzweigten, um sich ganz der Arbeit in speziellen Gebieten zu widmen.

Das hat den Vorteil, daß die Vertiefung in ein engeres Arbeitsfeld zu einer Erhöhung der Leistungen führen kann — aber es kann auch Nachteile haben, wenn es zu einem Virtuosentum der Technik ausartet und dabei der Zusammenhang mit dem Ganzen sich lockert.

Unsere Gesellschaft hat es stets als ihre Aufgabe betrachtet, das ganze große Gebiet der Chirurgie zusammenzufassen, ihren Mitgliedern die neuen Errungenschaften auf den Sondergebieten zugänglich zu machen und den Vertretern dieser letzteren den Zusammenhang mit den großen allgemeinen Grundsätzen der Chirurgie aufrecht zu erhalten. Sie hat der

Kritik, der freien Aussprache über die strittigen Fragen des Tages, stets breiten Raum gewährt; v. BERGMANN hat das in den Worten zusammengefaßt: „*Die Reinheit der chirurgischen Lehre ist ihr anvertraut*". Gar mancher Auswuchs ist dabei beschnitten und auf das richtige Maß zurückgeführt. Aber wir dürfen auch sagen, daß sie darin niemals zu weit gegangen ist, daß in großen und allgemeinen Fragen niemals ein wesentlicher Irrtum begangen worden ist. Das *wirklich Gute* hat sich stets, wenn auch oft unter Kämpfen, durchgesetzt, widerstrebende Meinungen haben sich auf einer mittleren Linie geeinigt.

Auch in unseren *äußeren Verhältnissen* hat sich insofern eine Änderung vollzogen, als die Räume unseres alten Heimes dem Anwachsen der Mitgliederzahl nicht folgen konnten; drückender Raummangel trat seit 1906 immer mehr hervor, eine Erweiterung durch Umbau erwies sich als unmöglich. Dreimal mußten wir unsere Tagungen in anderen größeren Sälen abhalten. Im Jahre 1910 trat unsere Schwestergesellschaft, die Berliner medizinische Gesellschaft, an uns heran mit dem Vorschlag, gemeinsam ein neues größeres Heim zu erbauen. Nach langwierigen Unterhandlungen kam es Ende des Jahres 1913 zu der Vereinigung beider Gesellschaften in der Langenbeck-Virchow-Haus-Gesellschaft und zur Erbauung des Hauses, in welchem ich die Ehre habe, Sie heute zu begrüßen.

Die Stürme des *Weltkrieges*, welcher so unerwartet über uns hereinbrach, führten unsere Mitglieder für mehr als vier Jahre auseinander. Sie eilten dahin, wohin sie gehörten, in die Reihen des Heeres, um dort ihre Pflicht zu erfüllen, den tapferen Verteidigern des Vaterlandes Hilfe zu leisten. Es trat infolgedessen eine mehrjährige Lücke in unseren Tagungen ein.

Der *Krieg*, der gewaltige Beweger des Menschengeschlechts, hat, wie schon HOMER es bezeugt, stets die Chirurgie schätzen gelehrt und hat andererseits ihre Weiterentwicklung gefördert, indem er sie vor immer neue Aufgaben gestellt hat, denn jeder Krieg hat neue Kampfmittel, neue Arten der Kriegsführung mit sich gebracht.

So hat uns auch der Weltkrieg in vielen Punkten neue Erfahrungen gebracht und in manchem zum *Umlernen* genötigt. Die enorme Steigerung der Wirkung moderner Handfeuerwaffen, besonders aber die Verwendung der schwersten Artilleriegeschosse erforderte in ausgedehntem Maße die Benutzung der *Erddeckung*. Sehr bald mußten wir erkennen, daß auch die Schußwunden mit kleinem Ein- und Ausschuß nicht immer als keimfrei zu betrachten seien; in viel höherem Grade war das bei den schweren, die Gewebe zermalmenden Granatsplitterwunden der Fall. Die Geschosse drangen eben sehr oft mit Erdkeimen beladen in den Körper ein und führten zu schweren Infektionen, die in den gequetschten Geweben einen günstigen Nährboden fanden. Wir lernten das bisher selten beobachtete, furchtbare Krankheitsbild des *Gasödems* kennen und mußten zu einer eingreifenderen Behandlung dieser Wunden übergehen, wie GARRÈ das zuerst 1915 ausgesprochen hat im Sinne vieler.

Gegen den *Wunsdtarrkrampf*, der im Anfang des Krieges schwere Opfer erforderte, besaßen wir in dem von BEHRING entdeckten *Tetanus-antitoxin* ein kostbares Mittel, welches durch vorbeugende Einspritzung aller Verwundeten den Ausbruch der Krankheit fast sicher verhinderte.

CONRAD V. RÖNTGENs Geist ist die Entdeckung der den Körper durchdringenden Lichtstrahlen entsprungen, die wir nach seinem Namen benennen, während die Gegner sie als X-Strahlen zu bezeichnen pflegen. Ihre lichtspendenden Wirkungen, welche uns den Zustand der Knochenverletzungen sowie den Sitz steckengebliebener Fremdkörper erkennen ließen, haben bei Freund und Feind unzähligen Verwundeten zum Heile gereicht.

Den Arbeiten ROBERT KOCHs verdanken wir es, daß wir durch die Anwendung des kochenden Wassers und der strömenden Dampfes die Verbreitung der Wundinfektionskrankheiten verhindern konnten, die in früheren Kriegen in den Lazaretten, von einem zum anderen fortkriechend, zahlreiche Verwundete dahingerafft hatten. Derartige Wundkrankheitsepidemien haben wir in diesem Kriege nicht gesehen.

So sind es die genannten drei deutschen Gelehrten: BEHRING, RÖNTGEN, KOCH — von denen keiner ein Fachchirurg war —, denen wir die größten Erfolge in der Kriegschirurgie verdanken. Wenn es nach v. SCHJERNINGs „Ärztlichen Erfahrungen im Weltkriege“ gelungen ist, von der ungeheuren Zahl von über vier Millionen Verwundeten 86—94% der in Lazarettbehandlung aufgenommenen Krieger wieder *dienstfähig* zu machen, so darf die Chirurgie sich auch einen bescheidenen Teil des Verdienstes zurechnen daran, daß es dem deutschen Volke gelungen ist, mehr als 4 Jahre den übermächtigen Gegnern zu widerstehen.

Es kam dann die *Nachkriegszeit*, welche durch die Hungerblockade und deren mannigfache Nachwirkungen schwer auf unserem Volke gelastet hat und teilweise noch heute lastet. Nur langsam kehrte die Ordnung zurück, so daß wir erst nach 6jähriger Pause daran denken konnten, unsere Tagungen wieder aufzunehmen. Es gelang zu Ostern 1920 der Energie unseres damaligen Leiters, unseres Ehrenmitgliedes AUGUST BIER, die Mitglieder noch während der letzten Zuckungen der Revolution wieder zusammenzurufen. Und sie kamen, trotz aller entgegenstehenden Schwierigkeiten im Verkehr, in der Unterkunft wie in der Ernährung, und bewiesen, daß sie gesonnen waren, die *Allhelferin*, die Arbeit, mit allen Kräften und unermüdlichem Fleiß wieder aufzunehmen.

So lebt auch in uns der feste Wille, daran mitzuwirken an unserem Teile, daß die uns jetzt bedrückenden Nöte besseren Zeiten weichen.

Es gibt nur ein Mittel dazu: das ist die einigende, nicht nachlassende *Arbeit* aller. Jeder einzelne muß auf dem Platze, auf den er gestellt ist, nach besten Kräften sich bemühen, seine Schuldigkeit zu tun, wie das die Großen unter unseren Fürsten dem Volke gelehrt haben. Dann muß es gelingen, das von unseren Vorfahren überkommene hohe Erbe, das *Ansehen* der deutschen Chirurgie, zu bewahren und weiter zu mehren.

Der Festrede des Vorsitzenden folgten 2 „*Festvorträge*":

v. Eiselsberg (Wien): Probleme der Gehirn- und Rückenmarkschirurgie.

E. Rehn (Düsseldorf): Chirurgie und Organfunktion.

Die beiden *Hauptvorträge* hielten:

M. Kirschner (Königsberg): Die Behandlung der eitrigen freien Bauchfellentzündung.

O. Nordmann (Berlin-Schöneberg): Entwicklung der Dickdarmchirurgie in den letzten 25 Jahren.

An sonstigen *Vorträgen* erscheinen bemerkenswert:

H. v. Haberer (Graz): Gewebeschonung bei Operationen.

O. Pribram (Berlin): Operative Behandlung der Mitralstenose.

V. Schmieden (Frankfurt a. M.): Präcanceröse Erkrankungen des Darmes, insbesondere bei Polyposis.

E. K. Frey (München): Beziehungen zwischen Herzarbeit und Nierentätigkeit.

E. Payr (Leipzig): Plastik an Kugelgelenken.

Die Zahl der *Vorträge* betrug 63. Der Kongreßband schwoll auf 791 Seiten und 109 Seiten im römisch bezifferten Allgemeinen Teil an. Die Zahl der *Mitglieder* war auf 2469 gestiegen.

2. *Abschlußbericht*

Die fünfzigste Tagung unsrer Gesellschaft wurde vom 7. bis 10. April 1926 in festlicher Weise begangen unter sehr zahlreicher Beteiligung der Mitglieder und ausländischer Collegen (Schweiz, Holland, Schweden, Norwegen, Finnland — die Russen waren geladen aber nicht erschienen). Die Zahl der Teilnehmer war so groß, daß sie die Grenzen der Fassungskraft unseres großen Sitzungssaales fast überschritten.

Den jetzigen, schweren Zeiten entsprechend beschränkten sich die festlichen Veranstaltungen auf eine Festsitzung in dem geschmückten Saale mit musikalischer Einleitung, Ueberreichung von Festadressen in künstlerischer Ausführung (s. Verhandlungen in Langenbecks Archiv 142.) und zwei Festvorträgen, sowie auf ein von 520 Personen besuchtes Festmahl, das am 8. April in den sehr schönen Festräumen des Neuen Schöneberger Rathauses Statt fand. ... Das Festessen verlief in sehr gehobener Stimmung in würdiger Weise.

Auch die wissenschaftlichen Vorträge waren der 50sten Tagung angemessen gehaltreich u. lehrreich.

Die Hauptthemata ,,Peritonitisbehandlung — Kirschner, sowie ,,Dickdarm-Chirurgie — Nordmann riefen eine sehr ausführliche Aussprache hervor, die von lebhaftem Interesse zeugte.

Ich glaube, wir werden allmälich dazu übergehen müssen, die Verhandlungen im Wesentlichen auf die vom jeweiligen Vorsitzenden angesetzten Themata zu beschränken. Bei der großen Zahl der Mitglieder wird es immer schwieriger, alle Gebiete der Chirurgie auf einer Tagung zu behandeln. Unsere Satzungen geben dem Vorsitzenden unbeschränkte Vollmacht in der Beziehung.

Die Ausgabe von Gastkarten und besonders von Presse-Karten muß aufs Äußerste beschränkt werden, da wir kaum für unsere Mitglieder Platz haben. Der große Saal faßt höchstens 12 bis 1300, die Mitgliederzahl beträgt 2500. Die Gesamtkosten der Festtagung beliefen sich auf rd. 17000 R.Mk., wobei die Kosten für die „Heine Festschrift" (6400 MK) mitgerechnet sind. ...

W. Körte.

Vorsitzender für 1926

V. DIE 51.—74. TAGUNG (1927—1957)
ERÖFFNUNGSANSPRACHEN UND ABSCHLUSSBERICHTE

51. TAGUNG (1927)

Vorsitzender HERMANN KÜTTNER *(Breslau)*

*1. Aus der Eröffnungsrede**

Noch niemals in der Geschichte der Wissenschaft hat ein Zeitraum weniger Dezennien zu einem so ungeheuren Aufschwung, zu einer für die Menschheit so ersprießlichen Gesamtleistung geführt, wie die Chirurgie — und an hervorragender Stelle die deutsche Chirurgie — sie aufzuweisen hat. In kühnem Aufstieg ward die stolze Höhe rasch erreicht, und auf breitester Hochfläche konnten nunmehr alle Kräfte sich frei regen, um den gewaltigen Bau seiner Vollendung nahezubringen. Diese Entwicklung unserer schönen Wissenschaft ist es gewesen, die ihr seit Jahrzehnten die besonderen Begabungen und Talente zugeführt hat, und als ein prognostisch günstiges Zeichen dürfen wir es ansehen, daß darin eine Änderung noch nicht bemerkbar ist, und daß die Chirurgie noch immer für die Jugend die gleiche Anziehungskraft hat wie ehedem.

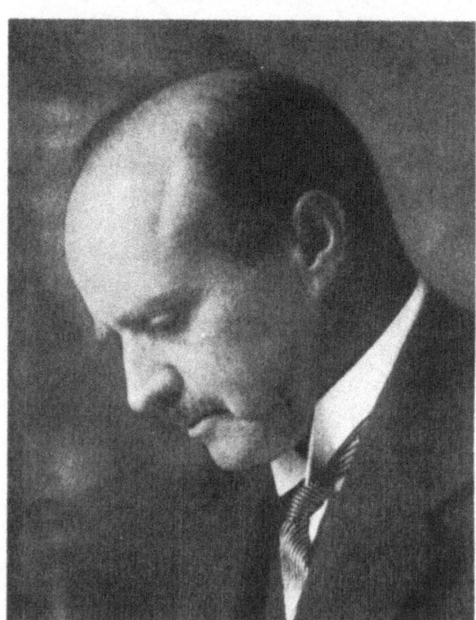

Abb. 16. HERMANN KÜTTNER. Vorsitzender der 51. Tagung (1927)

Zwar hört man hie und da die Meinung äußern, daß unsere Wissenschaft den Höhepunkt schon überschritten habe, daß große neue Dinge hier nicht mehr erreichbar seien. Das aber, m. H., haben vor 100 Jahren auch schon manche wissen wollen, und doch hat einem klugen Mann

* Arch. klin. Chir. **148**, 3 (1927).

nur etwas einzufallen brauchen, und schon eröffneten sich neue Bahnen, aus denen der weitere Fortschritt sich ergab.

Daß eine gesunde Kritik unserer Wissenschaft nur dienlich ist, bedarf keiner Betonung, und doch kann ein Zuviel auch Schaden stiften, und hierin liegt wieder eine, wenn auch minder bedenkliche Klippe unserer Zeit, denn Niederreißen ist einfacher als Aufbauen.

Weit schwerer muß meines Erachtens ein anderes Zeichen unserer Tage genommen werden, das in der Neigung zu persönlicher Reklame, zu rücksichtslosem Gebrauch der Ellenbogen seinen Ausdruck findet. Was wirklich gut ist, bedarf solcher, der deutschen Wissenschaft durchaus wesensfremder Hilfsmittel nicht und hat sich stets noch selber durchgesetzt.

Unser Vertrauen zu dieser durch die Schule gewaltiger Erlebnisse früh zu Verantwortung und Ernst gereiften Generation junger deutscher Chirurgen darf ein großes sein. Mit Befriedigung sehen wir, wie sie neue Probleme suchen, wie sie durch Vertiefung in die Erkenntnisse der medizinischen Nachbardisziplinen und Naturwissenschaften fremde Gebiete sich erschließen und der zunehmenden Schwierigkeit wissenschaftlicher Forschung mit wachsender Energie begegnen.

So wird der Fortschritt auch der neuen Zeitperiode treu sein, in die nach Abschluß der ersten 50 Kongresse unsere Deutsche Gesellschaft für Chirurgie mit dem heutigen Tage eintritt.

Aus den Ereignissen des vergangenen Jahres ist eines hervorzuheben, das unsere Beobachtung in besonderem Maße verdient, *die Wiederaufnahme der Chirurgen der Mittelmächte in die Internationale Gesellschaft für Chirurgie.* Lassen Sie mich Ihnen, m. H. auf streng geschichtlichem Wege Bericht erstatten:

(Es folgt ein fast 5 Druckseiten langer „streng geschichtlicher“ Bericht über die Entwicklung der Frage angefangen mit der Resolution der Internationalen Gesellschaft für Chirurgie vom 22. Juli 1920 bis zum Schreiben der Deutschen Gesellschaft für Chirurgie vom 11. April 1927) (s. Abschlußbericht.)

Den Nachruf auf die Toten schloß H. KÜTTNER mit den Worten:

Es gibt ein schönes Wort der Heiligen Schrift, das lautet: „Ich will dich segnen, und du sollst ein Segen sein.“ Auf wen träfe es mehr zu als auf den Arzt, der aufopferungsvoll sich in den Dienst der Menschheit stellt!

2. Abschlußbericht

Der 51. Kongress der Deutschen Gesellschaft für Chirurgie fand vom 20.—23. April 1927 statt; er war so stark besucht, dass der grosse Saal des Langenbeck-Virchow-Hauses sich namentlich an den ersten beiden

Kongresstagen fast als zu klein erwies. Die durch die neuen Aufnahme-Bestimmungen angestrebte Beschränkung der Mitgliederzahl hat somit wiederum ihre Berechtigung erwiesen, wenn auch die Durchführung der Bestimmungen sich nicht als einfach herausgestellt hat.

Von den Ereignissen des Vorjahres nahm die Wiederaufnahme der Chirurgen der Mittelmächte in die Internationale Gesellschaft für Chirurgie besonderes Interesse in Anspruch. Die Geschichte der Vorgänge wurde vom Vorsitzenden in seiner Eröffnungsrede eingehend dargelegt. Mit stürmischer Zustimmung wurde der Beschluss des Ausschusses vom 19. April 1927 begrüsst, der folgendermassen lautet: „Der Ausschuss der Deutschen Gesellschaft für Chirurgie ist nicht in der Lage, eine Einladung zu der Tagung der Internationalen Gesellschaft für Chirurgie in Warschau anzunehmen, denn er muß auf seiner in der Ausschuss-Sitzung vom 8. Januar 1927 festgelegten Forderung bestehen, daß der ungerechtfertigte, nach Form und Inhalt schwer beleidigende Pariser Beschluss vom 22. Juli 1920 ohne jede Einschränkung von dem Kongress zurückgenommen wird. Es hat sich auch kein deutscher Chirurg von Ruf und Ansehen bereit finden lassen, das Amt eines Delegierten für eine Tagung in Warschau zu übernehmen." Von diesem Beschluss wurde dem Vorsitzenden des nächsten Internationalen Kongresses, Professor HARTMANN-Paris, und dem ständigen Büro der Internationalen Gesellschaft für Chirurgie in Brüssel mittels eingeschriebener Briefe Kenntnis gegeben, ferner wurde der Wortlaut des Beschlusses in der deutschen medizinischen Fachpresse veröffentlicht.

Als Hauptthemata waren aufgestellt: 1. Neuere Gesichtspunkte bei der Vor- und Nachbehandlung Operierter (Referent: ROST-Mannheim) 2. Chirurgie des Pankreas (Referenten: SCHMIEDEN-Frankfurt a/M., v. BERGMANN-Berlin), 3. Der heutige Stand der Gelenkchirurgie (Referent: PAYR-Leipzig). Die Aussprache zu diesen Hauptthemen war eine so lebhafte, dass die Zahl der Anmeldungen zur Diskussion beschränkt werden musste. Die gesamte Tagesordnung einschliesslich der in Reserve gestellten Vorträge konnte restlos erledigt werden.

Das gemeinsame Mittagessen fand zum ersten Male nach dem Kriege wieder im Kaiserhof statt, wo der grosse Festsaal mit der schönen Empfangshalle zur Verfügung gestellt war. Der Besuch war gut, der Verlauf festlich und angeregt. ...

Breslau, den 1. August 1927.

H. Küttner.

52. TAGUNG (1928)

Vorsitzender FRITZ KÖNIG *(Würzburg)*

*1. Aus der Eröffnungsansprache**

Ein neuer Kongreß ist ein erneutes Sammeln: wir müssen uns besinnen auf unsere Aufgaben, ob und wie wir sie erfüllen.

Aus Chirurgenkreisen ist die Mahnung erklungen, über der Spezialarbeit nicht das Arztsein zu vergessen. Wir müssen Arzt sein nicht nur dem einzelnen, nein auch dem Volke gegenüber. Wer Jahr für Jahr als Leiter großer Krankenabteilungen Tausende von Kranken sieht, ist der Allgemeinheit verpflichtet. Unfall und Krankheit treiben heutzutage im Bunde mit der sozialen Versicherung zahllose Menschen in unsere Abteilungen, gewöhnen sie ans Kranksein, schwächen ihre Energie. Hier sind unsere großen Anstalten, weil oft der einzelne Arzt versagen muß, berufen, die Willensschwächung zu bekämpfen, den Schäden der an sich guten Einrichtungen vorzubeugen.

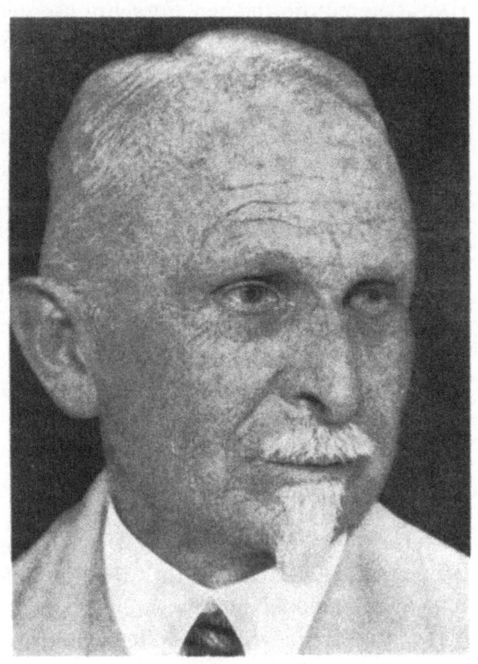

Abb. 17. FRITZ KÖNIG. Vorsitzender der 52. Tagung (1928)

Wer zu Hohem berufen ist, muß selbst hoch dastehen. Es ist nicht Aufgabe der Deutschen Gesellschaft für Chirurgie, deren Ziel Förderung der wissenschaftlichen Arbeit ist, in Ausschüssen oder im Ganzen Interesse und Verhalten ihrer Mitglieder durch Vorschriften zu regeln. Aber das ethische Verhalten darf uns nicht gleichgültig sein — eine Ehre ist die Zugehörigkeit zu unserer Gesellschaft, diese Ehre verpflichtet. Das gilt für unser Verhalten gegenüber der Öffentlichkeit. Manche Vorkommnisse des letzten Jahres müssen geradezu als nicht würdig bezeichnet werden. Es darf nicht vorkommen, daß Leistungen einzelner Chirurgen in marktschreierischer Art in die Tagespresse kommen mit oder ohne hinzugefügtes Porträt, oder daß man in populären Vorträgen

* Arch. klin. Chir. **152**, 3 (1928).

auf seine Erfolge hinweist. Wir dürfen nicht zurück in die Zeiten, in denen gerade der Chirurg sein eigenes Lob sang und singen ließ. Dazu beizutragen muß als unstandesgemäß, wo es wider Wissen geschah, muß als Pflicht gelten, der Wiederholung vorzubeugen.

2. Abschlußbericht

Die *52. Tagung* verlief unter grosser Beteiligung nach allgemeiner Ansicht glatt und anregend. Der 1. Tag, 11. April 1928 brachte im Hauptthema die reichen Forschungsergebnisse von HEIDENHAIN-Worms über das Problem der bösartigen Geschwülste; der zweite Tag gab mit dem Hauptthema „Operative Behandlung der Meningitis" ein Bild des Zusammenarbeitens zweier Sondergebiete, durch den Chirurg GULEKE und den Otologen ZANGE, und fesselte die Hörer bis zum Schluss. Die Tage des 13. und 14. April waren von Einzelvorträgen und reicher Aussprache ausgefüllt. Bei der Fülle der Anmeldungen scheint sich die Beschränkung auf zwei, allenfalls drei Hauptthemata als notwendig zu erweisen; ausserdem sollte der Vorsitzende, sobald er einen Überblick über die Zahl der Anmeldungen und die zur Verfügung stehende Zeit ausserhalb der Hauptvorträge hat, den Rednern Einengungen auf eine geringere als die Ihnen zustehende Zeit schon frühzeitig dringend ans Herz legen. Nur so ist eine ausgiebige Aussprache möglich. Wenn der Inhalt nicht ganz besonders interessant ist, pflegt der grossen Zuhörerschaar Aufnahmefähigkeit nach 10 Minuten erschöpft zu sein — hält man die Durchschnittsvorträge auf dieser Höhe, dann kommt es nicht zu den bekannten, für den Redner peinlichen Störungen. Freilich muss, betreffs der Zeiteinteilung, der Vorsitzende auch damit rechnen, dass ganz spät noch Absagen in grösserer Zahl erfolgen. So ist die Abwickelung des ganzen Kongresses ein fortwährend wechselndes Spiel, dessen Wandlungen der Vorsitzende sich immer von neuem anpassen muss, um es gut zu Ende zu führen; und gerade diese Anspannung sorgt dafür, dass das Interesse bis zum Schluss wacherhalten wird.

Sehr angeregt verlief das alte und junge Chirurgen in grosser Zahl vereinigende Festessen im schönen Kaiserhof — die Teilnehmer aus den deutschfreundlichen Ländern und alte Freunde aus Russland erhöhten die Begeisterung.

Würzburg 1928.

Fritz König

53. TAGUNG (1929)

Vorsitzender ERWIN PAYR *(Leipzig)*

(BILLROTH-*Gedenkrede*)

*1. Aus der Eröffnungsansprache**

Solange die Kulturvölker sich zur Ehrenpflicht der Dankbarkeit für vollbrachte *Großtaten der Geisteswelt* bekennen, sich an ihnen erheben, aus ihnen lernen, wird der Name BILLROTHs, eines der erfolgreichsten Pfadfinder in der Heilkunde, mit dem Lorbeerkranz der Unsterblichkeit geschmückt bleiben. Die Chirurgen aller Länder waren seine unmittelbaren oder mittelbaren Schüler, zehren noch heute von den Früchten seines geistigen Schöpfertums.

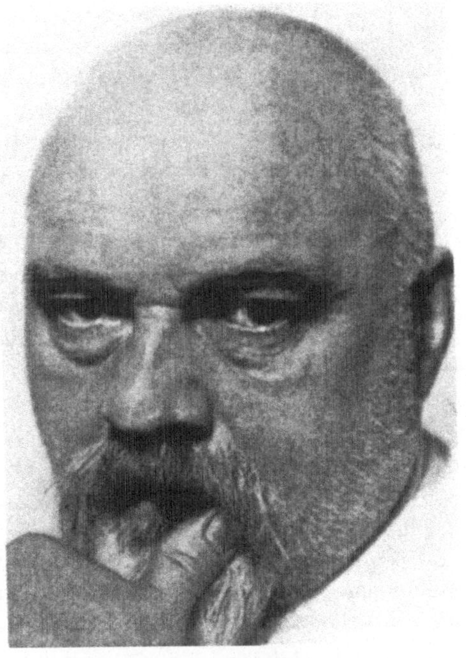

Abb. 18. ERWIN PAYR. Vorsitzender der 53. Tagung (1929)

Das seit seinem Heimgang verstrichene Menschenalter hat uns Einblicke über das *Fortwirken* seiner schöpferischen Gedankengänge auf Entwicklung und Wesensart der *deutschen Chirurgie* gegeben, welche in keinem Nachruf zu Worte kommen konnten.

Es sind *Fernwirkungen* von solcher Bedeutung, daß sie an dem Begriff einer „*deutschen Chirurgie*" maßgeblich beteiligt sind. Wir deutschen Chirurgen, die wir ihn mit größtem Stolz den „unseren" nennen, haben die Pflicht, sein *geistiges Erbe*, das so viel größer war, als das „Vermächtnis aus seiner Feder" in seinen weit über den Tod hinausreichenden Segnungen zu überschauen und auch nach ihnen zu werten.

Mit der neuzeitlichen *Bauchchirurgie* beginnt erst der glanzvolle Aufstieg unseres Faches. Sie ist durch BILLROTH und seine Schule begründet und geschaffen worden.

Wer auf Grund klar bewußter und sorgfältiger experimenteller Vorarbeiten gleich an eine der schwierigsten Aufgaben herangeht und die

* Arch. klin. Chir. **157**, 3 (1929).

Magenresektion mit Erfolg durchführt, ist zugleich der Schöpfer der gesamten Magen-Darm-Chirurgie. In den beiden Operationstypen Billroth I und II einschließlich der Gastroenterostomie sind — mit den notwendigen Anpassungen — alle Aufgaben an den übrigen Teilen des Verdauungsschlauches grundsätzlich enthalten und gelöst.

Auch die Schilddrüsenpathologie (Tetanie) und -chirurgie, die operative Gynäkologie sind durch Billroth und seine Schule mächtig gefördert worden. Es wäre angesichts so großer Taten verlockend, sie einzeln anzuführen. Das werden andere tun. Wir wollen aber nicht vergessen, daß die *Billrothsche Narkosenmischung*, seine *Arsenbehandlung* des Lymphangioms, die Füllung der kalten Abscesse mit *Jodoformglycerin*, die Höllenstein-Perusalbe sich durch Jahrzehnte, zum Teil bis in die Gegenwart erhalten haben.

Für Billroths Lebenswerk trifft es *nicht* zu, daß Antisepsis und Asepsis dem Chirurgen des „*Heroenzeitalters*" beinahe selbstverständlich bis dahin verschlossene Türen nach den verschiedensten Arbeitsgebieten geöffnet hätten, die er nur zu durchschreiten hatte, um zu neuen, großen Erfolgen zu gelangen.

Billroth hat seinen Zeitgenossen gezeigt, daß es Dinge gibt, welche mindestens ebenso wichtig sind, wie eine gute, für ihn etwas Selbstverständliches bedeutende Technik, unser Fach noch weit ausgreifender und nachhaltiger zu fördern imstande sind. Diese *Gleich-* und sogar *Unterstellung der operativen Kunst* mit pathologisch-physiologischen Problemen und der allgemeinen chirurgischen Pathologie bedeutet für die Chirurgie eine *Veredlung* durch den Einzug *naturwissenschaftlich forschenden Geistes.*

Damit hat er als erster in die Überschätzung der bloßen operativen Leistung eine Bresche geschlagen, der *deutschen* Chirurgie ein Sondergepräge verliehen.

Er hat uns gelehrt, wie man ein neues Arbeitsgebiet anfaßt, begründet, für die praktische Durchführung vorbereitet und endlich in die Tat umsetzt. Es ist nicht die *Einzelleistung* Billroths, die uns deutsche Chirurgen so gefördert hat, sondern der befruchtende, weiter auswirkende, zahlreiche andere Arbeitsstoffe enthaltende *schöpferische* Gedanke. Das steht heute, ein Menschenalter nach seinem Tode, klar und deutlich vor uns, wenn wir Höherentwicklung und gegenwärtigen Stand der gesamten und der Unterleibschirurgie an unserem geistigen Auge vorüberziehen lassen.

BILLROTH *als Pathologe und Naturforscher.*

BILLROTH war der erste deutsche Chirurg mit tiefgründig pathologisch-histologischer Ausbildung. Er war Pathologe und Chirurg zugleich. Das Sehen der Aufgaben seines Faches in diesem doppelten Lichte gab ihm die Überlegenheit über die Zeitgenossen in seiner Entwicklungsperiode.

Beim Durchsehen seiner Arbeiten glaubt man bis in den Anfang der 70er Jahre das Lebenswerk eines pathologischen Histologen vor sich zu haben. *Mikroskopische Forschungen* waren und blieben, als er auch schon längst der weltberühmte Chirurg geworden war, *die große Liebe seines Lebens.* Ob es sich um die Entwicklung der Blutgefäße, die Neubildung quergestreiften Muskels, die Endigungen der Muskel- und Nervenfasern, die Nervenplexus im Darmkanal, den feineren Bau der Geschwülste und des lymphatischen Gewebes handelte, immer tritt uns das Bestreben nach zuverlässigen Grundlagen aus der normalen Gewebslehre mit immer weiter ausgreifender Nutzanwendung auf die krankhaften Verhältnisse als roter Faden entgegen. Im Studium der Vorgänge der *Wundheilung* ist er unmittelbarer Vorarbeiter MARCHANDS. Die großzügige *Art,* in der BILLROTH die pathologische Anatomie und Gewebelehre in den Dienst der Chirurgie stellte, systematisch, gründlich, immer die praktische Bedeutung betonend, neu und befruchtend, dabei stets bescheiden, erwarb sich rasch Gefolgschaft, auch außerhalb seiner Schule.

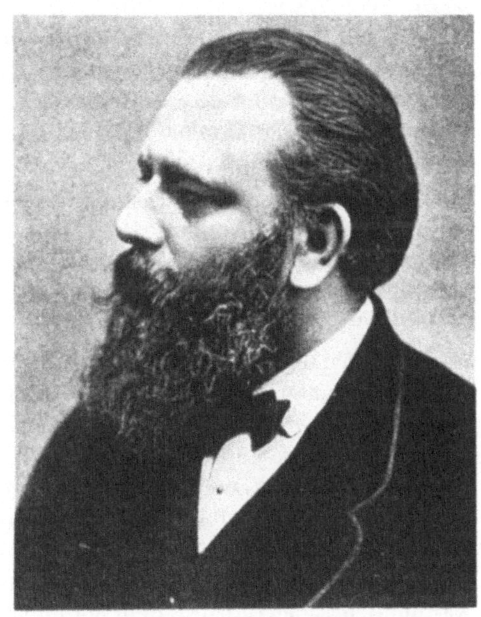

Abb. 19. THEODOR BILLROTH

BILLROTH sah zuerst das Arbeitsproblem, nach dessen Erfüllung die Nutzanwendung auf das Einzelgebiet sich von selbst ergeben mußte, während der von *diesem* ausgehende, zu umfassenderer Betrachtung kommende, doch immer in seinem Gesichtsfeld beschränkt bleibt.

Erst mit seinem Wiener Lebensabschnitt übernehmen *klinische* Arbeitsstoffe deutlich die Führung. Aber immer wieder begegnen wir

„*Rückfällen*" in seine alte Liebe, die pathologische Gewebslehre, der er durch Lebenszeit treue Gefolgschaft hielt.

Kein Gebiet unseres Gesamtfaches ist in seinen klinischen Mitteilungen leer ausgegangen.

Er schuf mit seinem ungeheuren *kausalen Erkenntnisdrange* eine „*wissenschaftliche Chirurgie*", in welcher die Technik des operativen Eingriffes, die Kunst der Wundbehandlung vom Geiste der Ergründung der krankmachenden Ursachen und krankhaften Vorgänge veredelt ward.

Erst mit ihm wurde die Chirurgie streng „naturwissenschaftlich". Er hätte lange vor NAUNYNs herrlichem Worte: „Die Medizin wird naturwissenschaftlich oder sie wird *nicht sein*" für unser Fach sagen können: „*Die Chirurgie wird entweder naturwissenschaftlich sein oder sie wird Handwerk bleiben.*"

Dadurch, daß er alles, was aus dem Reiche der Naturwissenschaften zur Erklärung von krankhaften Lebensvorgängen, Heilwirkungen herangezogen werden konnte, in den *Dienst am Kranken* einstellte, *ist er als echter Naturforscher im Arbeitskleide des Chirurgen* gekennzeichnet.

BILLROTH hat durch die von ihm ermittelten Tatsachen und Forschungsmethoden als erster die Grundlagen für eine *allgemeine chirurgische Pathologie* geschaffen, in einem herrlichen, für jung und alt durch Jahrzehnte eine *Bibel* bedeutenden Werke ihr gleichzeitig *Grundstein* und *Denkmal* gesetzt. Der Einfluß der neuen Forschungsrichtung auf die deutsche Chirurgie war ein gewaltiger. Sie wußte sie in Erfolge umzusetzen. Durch sie hat ihr BILLROTH einen beträchtlichen *zeitlichen Vorsprung* gegenüber anderen Kulturländern geschaffen. BILLROTH war ein deutscher Chirurg, deutsch bis ins Lebensmark! Er hat uns von dem bis dahin angerufenen Richterspruch über deutsche Leistung vor dem Forum der französischen Akademie der Wissenschaften endgültig befreit.

Ein großes, noch sinnfälliges Erbe hat BILLROTH der deutschen Chirurgie hinterlassen, seine *Schule*.

Das echte Genie, und BILLROTH war ein solches, mit einer glücklichen Mischung des Romantiker- und Klassikertypus OSTWALDs ist *neidlos*. Er verschenkt von seinem Gedankenreichtum, seinen besten Ideen mit verschwenderischer Freigebigkeit. Nur *selbstlose* Lehrer können Begründer von Schulen werden, niemals engherzig ihre Gedanken behütende und vor Enteignung bangende Geister.

Der Wert medizinischer Schulen besteht darin, daß sie durch ein gemeinsames Band fest gefügt, die übernommene Lehre pflegen, eine bewährte Richtlinie ihrer Forschungstätigkeit festhalten, welche auch auf neuen Gebieten zu Erfolgen führt. Die Macht einer Schule kann so groß sein, Begabtere, ihr fernstehende um den Erfolg zu kürzen. Der Begründer muß auch die *sittliche Kraft* besitzen, seinen Einfluß nur *dort* walten zu lassen, wo wahres Verdienst gerechten Lohn zu beanspruchen hat. Dazu gehört entsagungsfähige *Bescheidenheit*, eine Gabe, die dem Schöpfertum BILLROTHs nicht versagt geblieben ist.

Wenn BILLROTH in den ersten 10 Jahren seiner Wiener Tätigkeit sich später führende Chirurgen, wie CZERNY, GUSSENBAUER, MIKULICZ, und WÖLFLER als Assistenten wählt, so beweist dies nur, daß auch er ihre hohe, zum Teil schöpferische Begabung erkannt hat.

Auch das Ausland mußte BILLROTHs Führernatur anerkennen. Das Gewicht seiner Stimme, das Ansehen seiner Klinik waren so groß, daß er von Wien aus 5mal Lehrstühle Hollands und Belgiens mit seinen Schülern besetzte, um von den zahlreichen Ordinariaten Österreichs und Deutschlands gar nicht zu sprechen, deren Inhaber bald zu jenen Gestalten gehörten, von denen der Meister in seiner herrlichen allgemeinen Chirurgie einst sagte: „Sie leben in aller Munde".

Zu den äußeren Bedingungen des hohen persönlichen Einflusses müssen sich auch noch *innere* gesellen, um das Geheimnis der Bildung großer medizinischer Schulen zu erklären.

BILLROTH hat durch seine zielbewußt geschaffene Schule in Österreich, Deutschland, der Schweiz und Holland einen mächtigen Einfluß auf die deutsche Chirurgie lange über Lebenszeit hinaus ausgeübt, der auch heute noch unverkennbar ist.

Es gibt kaum ein Gebiet unseres Faches, kaum eine Frage in der Gesamtmedizin, welchen BILLROTH nicht eine persönliche Note gegeben hätte. Seine kriegschirurgischen Briefe aus Weißenburg und Mannheim zeigen uns BILLROTHs sofortige richtige Umstellung auf die anderartigen Aufgaben der *Kriegschirurgie*, sein warmes Empfinden für das Menschenopfer im Dienste des Vaterlandes.

Seine Aphorismen über *Lehren und Lernen der medizinischen Wissenschaften* enthalten sein Glaubensbekenntnis als Lehrer, eine gerechte Kritik des damaligen Zeitgeistes an den österreichischen Hochschulen, voll interessanter Streiflichter über den Einfluß sozialer Verhältnisse auf Gedeihen und Verderb wissenschaftlichen Lebens.

Seine herrlichen *Briefe* sind ein teures Vermächtnis eines deutschen Chirurgen an seine Mitwelt, damit auch für die deutsche Chirurgie.

Die „*Deutsche Chirurgie*", mit PITHA und LÜCKE begründet, sammelt zum ersten Male unseren gesamten Besitz, zeigt seine erstaunliche Größe.

BILLROTH war ein „*Bekenner*" in des Wortes edelster Bedetuung. Seine *Wahrheitsliebe ist sein sittlich höchstes Vermächtnis an die deutsche Chirurgie.*

Er erkennt im richtigen Augenblick, daß das rein „Zufallsmäßige" des Erfolges vorantiseptischer Zeit einigermaßen geregelten und vorauszuberechnenden Ergebnissen Platz gemacht hatte, daß es an der Zeit sei, *wahrheitsgetreu* über *Gelingen* und *Mißerfolg* an der Hand eines lückenlos wiedergegebenen klinischen Materials zu berichten.

Seine *Jahresberichte* aus *Zürich* und *Wien* eröffneten jedem einen klaren Einblick in die Resultate seiner Klinik. Sie sind mit rücksichtsloser *Offenheit* und schonungsloser *Selbstkritik* geschrieben, und das zu einer Zeit begonnen, in welcher die Mißerfolge überwogen. Seine vorausgeschickte Begründung gehört zu dem Schönsten im Schrifttum unseres Faches.

Ebenso offen war Billroth als Mensch. Freimütig bekennt er, als er sich späterhin nur schwer entschließen konnte, unsere Tagungen in Berlin zu besuchen, als ihn Begeisterung für die Kunst und Anforderungen des Körpers nach dem Süden zogen, daß es ihn eine Überwindung koste, „sein müdes Gehirn zur allgemeinen Erbauung auf großen Versammlungen spielen zu lassen". Sein Gehirn war nicht müde, aber der Körper. Er blieb trotzdem der *ungekrönte König* unter seinen Fachgenossen.

So wollen wir uns in dieser seinem Gedenken gewidmeten Stunde in Verehrung und Dankbarkeit vor dem Geiste unseres großen Theodor Billroth verneigen, uns geloben, nach besten Kräften uns seiner fürstlichen Gaben würdig zu erweisen, seinem edlen Menschentum nacheifern, in seinem Geiste zu arbeiten und zu forschen zu Nutz und Frommen der deutschen Chirurgie. *Wir alle, die wir uns mit Stolz deutsche Chirurgen nennen, sind seine Schüler.*

2. *Abschlußbericht*

... Im Februar kam die betrübende Kunde von einer sehr schweren Erkrankung unseres hochverdienten I. Schriftführers Werner Körte.

Glücklicher Weise ist die Organisation unserer Gesellschaft eine so wohldurchdachte, daß sich die Vorbereitung des Kongresses unter werktätiger Beihilfe des II. Schriftführers Borchard in gewohnter Weise reibungslos durchführen liess.

Erfreulicher Weise hat sich Herr Körte wieder ganz vorzüglich erholt.

Die 53. Tagung (3.—6. April) war, wie gewöhnlich, sehr gut besucht. Ich hatte den Eindruck, daß die 3 Hauptvorträge: *Brustfelleiterungen, Ureterstein* und *Bauchfellverwachsungen* von Sauerbruch, Völcker und Clairmont großes Interesse fanden; sie ernteten den verdienten Beifall. Auch sonst war sehr gutes Vortragsmaterial angemeldet worden. Besonders die allgemeine Chirurgie war reich bedacht. Die Verlegung der allgemein chirurgischen Themen auf die Nachmittagsstunden hat sich sehr bewährt. Es konnten alle angemeldeten Vorträge u. Vorweisungen mit Ausnahme von 2, deren Anmelder nicht rechtzeitig zur Stelle waren, ohne Hast erledigt werden. Das Publikum war aufmerksam und zeigte kaum je Zeichen der „Kongress-Nervosität".

Eine der schwierigsten Aufgaben des Vorsitzenden ist, die jeweilige Stimmung der Mitglieder richtig zu beurteilen. Davon hängen Milde und Strenge dem Einzelredner gegenüber ab.

Eine genaue Festlegung der Vortragszeiten in einem „Privatvertrag" zwischen Vorsitzendem und Redner kann ich nur wärmstens empfehlen.

Die Tagung stand im Zeichen des Gedenkens an TH. BILLROTH, dessen Geburtstag sich am 26. 4. zum 100. Male jährte. Herr ANSCHÜTZ sagte in seinem Dankworte, „daß der Geist BILLROTHs über ihr geschwebt hätte".

Ich versuchte unter Vermeidung von Lebensbeschreibung und Einzelleistung den *Einfluß* BILLROTHs *auf die deutsche Chirurgie* in großen Zügen zu zeichnen.

Die der Tagung in Berlin nachfolgende, von deutschen Chirurgen und ihren Damen gut besuchte *Billroth-Gedenkfeier* in *Wien* (9.—11. IV.) war würdig und eindrucksvoll. Die Feier in der Hofburg mit schönen musikalischen Darbietungen, einem Prolog, verfasst von BREITNER, gesprochen von G. REIMERS, die Festrede v. EISELSBERGs waren der Höhepunkt. Im Arkadenhof am Ehrenmale BILLROTHs wurde a. 2. Tage vom Vorsitzenden ein Kranz i. Auftrage der Gesellschaft mit einigen begleitenden Worten niedergelegt. Am 2. Tage Abends waren sämtliche Chirurgen und ihre Damen von der Stadt Wien in den Festsaal des Ratshauses geladen. Auf die Ansprache des Bürgermeisters der Stadt Wien, Dr. SEITZ sagte ich im Namen der Geladenen Worte des Dankes für die gastliche Aufnahme.

Am 3. Tage erfolgte unter starker Beteiligung die Besichtigung der ehemaligen *Billrothschen* Klinik unter Führung HOCHENEGGs.

Auch in Berlin war die Tagung in jeder Richtung harmonisch verlaufen.

Am ersten Sitzungstage gab SAUERBRUCH einen sehr hübschen Empfangsabend im Esplanade.

Das gemeinsame Essen am Donnerstag verlief in dem gewohnten Rahmen stimmungsvoll und vergnügt. Die zu uns Deutschen haltenden Ausländer waren mit wenig Ausnahmen, wie gewöhnlich erschienen.

Eine wichtige und schwierige Aufgabe bildeten die privaten und offiziellen Verhandlungen mit Abgesandten der *internationalen Gesellschaft für Chirurgie*, welche sich von Kongressende bis Jahresschluß hinzogen und viel Arbeit verlangten.

HENSCHEN und DE QUERVAIN hatten uns am letzten Kongresstage mitgeteilt, daß sie die Absicht hätten, in Warschau (diesjährige Tagung der internat. Ges. f. Chir.) eine Einladung ihrer Landsleute für 1932 in eine Stadt der Deutsch-Schweiz ergehen zu lassen, unter der Voraussetzung, daß wir deutsche Chirurgen an dem Kongress teilnehmen werden. Wir konnten nur auf unsere Ausschuß- und General-Versammlungsbeschlüße von 1927 hinweisen, die Notwendigkeit *einer uns befriedigenden Fassung* der Rücknahme des Pariser Ausschliessungs-Beschlußes von 1920 betonen.

Allmählig wurden gewiße Grundlagen für eine Verständigungs-Erklärung gefunden, doch fand diese in Warschau keine Gegenliebe.

Es wurde, um Zeit zu gewinnen, beschlossen, den nächsten Kongress in Spanien abzuhalten.

Die Herren SCHOEMAKER und DE QUERVAIN wurden jedoch beauftragt, mit der Leitung der deutschen Ges. f. Chir. in erneute Verhandlungen einzutreten. Am 13. X. fand die Besprechung in Leipzig statt, zu welcher ausser BORCHARD auch Herr ANSCHÜTZ zugezogen worden war.

Nach Anhörung des Berichtes über die Vorgänge in Warschau wurde von mir unter entsprechender Begründung den Herren eine Fassung vorgelegt, welche den *Ausdruck des Bedauerns* über das Vorgefallene in den Rücknahmebeschluß einfügt. „Beschluß" und „Form" müssen auch jetzt, wie auf beiden Seiten bisher üblich, gesondert zu Worte kommen. Dieses Argument fand die Zustimmung der beiden Herren Unterhändler.

Inzwischen ist ein offizielles Schreiben nach Rücksprache mit dem ständigen Komitee der Internat. Gesellschaft f. Chirurgie eingelaufen, in welchem die Bereitwilligkeit zu einer Rücknahme mit Bedauern ausgesprochen wird, wenn wir eine Erklärung über unser völliges Fernstehen zu dem bekannten *Manifest der 93* vom Herbst 1914 abgeben.

Eine Erklärung des nächsten Vorsitzenden des 1932er Kongresses LORTIOIR über die Pflicht zur Verständigung ist beigefügt. Der gute Wille zu einer solchen scheint vorhanden zu sein.

Da inzwischen bekannt geworden ist, daß Herr KÖRTE leider den endgültigen Beschluß gefasst hat, sein Amt als I. Schriftführer niederzulegen, jedoch zu unserer Freude bereit ist, einen Teil der zugehörigen Funktionen zu behalten, so endet mein Praesidentenjahr mit der für uns schmerzlichen Tatsache des Rücktrittes dieses um unsere Gesellschaft in so ungewöhnlich hohem Masse verdienten Mannes. Glücklicherweise sind so ausgezeichnet erprobte Kräfte vorhanden, daß der Ersatz durch Neuwahl nach menschlichem Ermessen auf keine Schwierigkeiten stossen wird.

Leipzig 30. XII. 1929

E. Payr.

54. TAGUNG (1930)

Vorsitzender WILHELM ANSCHÜTZ *(Kiel)*

*1. Aus der Eröffnungsrede**

Unser erster Schriftführer, Herr WERNER KÖRTE, *hat aus Gesundheitsrücksichten sein Amt niedergelegt* — das ist das Erste und Wichtigste, was ich Ihnen mitzuteilen habe, das, was das Leben unserer Gesellschaft äußerlich, aber auch innerlich am tiefsten betrifft. 1899 wurde Herr KÖRTE als Nachfolger GURLTs zum 1. und ständigen Schriftführer gewählt — 30 Jahre hindurch hat er dieses Amt innegehabt, an keinem Kongreß hat er gefehlt. Er hat sein Amt nicht nur erfüllt, sondern er hat es ausgebaut: er hob sein Amt, sein Amt hob ihn.

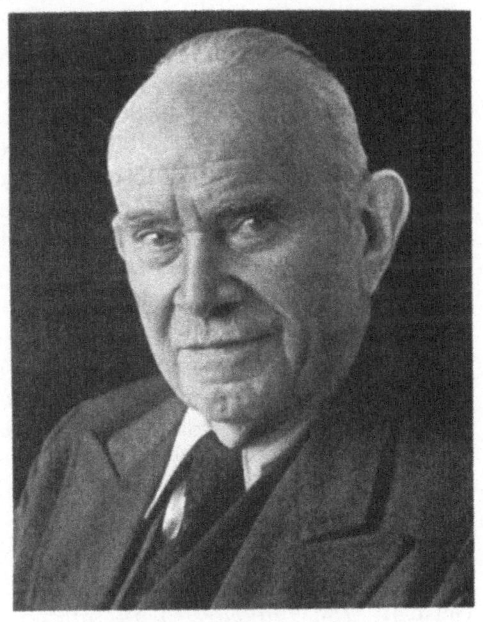

Abb. 20. WILHELM ANSCHÜTZ. Vorsitzender der 54. Tagung (1930)

Wenn ich nun unsere Gesellschaft als lebendes, dynamisches Gebilde betrachte, so sehe ich WERNER KÖRTE als den Vertreter einer bestimmten und bestimmenden Polarität. Deren unverrückbar feste Einstellung ist: Klarheit, Sachlichkeit, Ordnung, kategorisches Pflichtgefühl, manchmal wohl auch bis zur Härte, und eiserne Zuverlässigkeit.

So stand er vor uns die ganze lange Zeit hindurch. *In einer fest geschlossenen Persönlichkeit ein Vertreter des gerühmten alten Preußentums*, das in dem allzu individualisierenden, sich zerteilenden Deutschtum seine sammelnde festigende Aufgabe erfüllt hat. Diese starke Polarität KÖRTEs hat in 30jähriger Einwirkung die Deutsche Gesellschaft für Chirurgie in ihrer Versammlungen Flucht zusammengehalten. Er selbst und die von ihm geschaffene Tradition.

So hat der Ausschuß unserer Gesellschaft einstimmig beschlossen, Ihnen die Wahl unseres Ehrenmitgliedes WERNER KÖRTE *zum Ehrenvorsitzenden vorzuschlagen*!**

* Arch. klin. Chir. **162**, 3 (1930).

** Bild S. 25.

Noch einen zweiten festlichen Aktus hat heute die Deutsche Gesellschaft für Chirurgie zu begehen: *die Feier des 100jährigen Geburtstages von* Richard von Volkmann!

Es ist kein Zufall, daß sich diese Feier eng anschließt an die gleiche Theodor Billroths. Gehören sie doch beide der bedeutungsvollen Generation von 1822—1832 an, in welcher außer diesen beiden Großen die Namen Pasteur, Thiersch, Esmarch, Lister, Franz König ruhmvoll glänzen.

Für diese neue Chirurgie und im besonderen auch für die Deutsche Gesellschaft für Chirurgie hat der Name Richard von Volkmann epochalen Klang. Er ist in der antiseptischen Ära der stärkste Träger dieser neuen, alles umgestaltenden Idee gewesen, und er gehört mit Gustav Simon und Bernhard von Langenbeck zusammen zu den eigentlichen Gründern unserer Gesellschaft. Ihm wurde damals, 1872, das Amt des 1. Schriftführers und die Ehre des ersten Vortrages zuteil.

Richard von Volkmann hatte wie manche Jünglingsgestalten seiner Märchen in der Jugend eher etwas Stilles, Passives. Er war ein träumerischer Knabe, ein recht schlechter Schüler, er war als Student ein flotter, liebenswürdiger Bursch, in späteren Semestern wohl auch ein leidlich eifriger Mediziner. Staatsexamen: rite! Eine gewisse Begabung verrieten einige Jugenddichtungen — aber niemand hat damals in ihm seine kommende überragende Geistesgröße und, wie Billroth einmal sagte, seinen mitunter geradezu rabiaten Enthusiasmus vermutet! *Ein echter deutscher Spätentwickler!*

Der 70er Krieg unterbrach Volkmanns klinische Tätigkeit, aber er brachte ein neues, ein wahrhaft kostbares Geschenk dieses hohen Geistes: „*Die Träumereien an französischen Kaminen*", jene Märchen von kindlich holder Einfachheit und ausgereifter menschlicher Tiefe zugleich, die damals seinem sinnig-poetischen Gemüt entsprangen und zu einem wertvollen Kulturgut des deutschen Volkes und der deutschen Sprache geworden sind. In 900000 Exemplaren sind die Märchen Richard Leanders bis heute verbreitet, in 5 fremde Sprachen sind sie übersetzt!

1873 führte Richard von Volkmann die Listersche Wundbehandlung an seiner Klinik ein, „voller Mißtrauen, lediglich als letzten pflichtmäßigen Versuch gegenüber den unerhört vermehrten Wundkrankheiten". Diese pessimistische Einstellung der Lister-Methode gegenüber war damals ganz allgemein. 1867 mit Enthusiasmus aufgenommen, hatte sie fast überall, auch bei Volkmann, enttäuscht. Ganz begreiflich, denn in Verbindung mit der damals herrschenden offenen Wundbehandlung konnten sich ihre Vorzüge nicht bewähren. Als Volkmann sie nun aber vorzugsweise bei frischen Wunden und rigoros genau nach den Listerschen Vorschriften anwandte, blieb der Erfolg nicht aus. Er war ungeahnt groß; es war wie ein Wunder! Das starke innere und äußere Erlebnis dieser Zeit brachte VOLKMANNs leidenschaftliche Natur in flammende Begeisterung, die sich auch seiner ganzen Umgebung mitteilte. Nach 15 Monaten praktisch-theoretischer Prüfung gab VOLKMANN 1874 auf unserem 3. Kongreß seine großen Erfolge mit dem antiseptischen Okklusivverband bekannt: *12 komplizierte Unterschenkelbrüche hintereinander ohne Todesfall zwangen selbst dem kritischen* THIERSCH *staunende Bewunderung ab. Das war bis dahin nicht erlebt!*

2. Abschlußbericht

Der Kongress von 1930 stand unter dem Zeichen der Gedächtnisfeier RICHARD VON VOLKMANNs und der Wahl des nach 30jähriger Tätigkeit ausscheidenden ersten Schriftführers WERNER KÖRTE zum Ehrenvorsitzenden. Eine Ehrung die bisher nur BERNHARD VON LANGENBECK zu teil geworden! Unsere Gesellschaft brachte damit den unaussprechlichen Dank zum Ausdruck für das, was WERNER KÖRTE für sie getan.

Der Vorsitzende war in diesem Jahre ganz besonders bestrebt gewesen, die freie Aussprache möglichst zu Worte kommen zu lassen. Wenn unsere Gesellschaft an dem Brauche festhalten will, daß 2 bis 3 größere Referate gehalten werden und daneben noch 60—70 Einzelvorträge, so bleibt naturgemäß nur bei guter Rededisziplin Zeit zur Aussprache, ganz besonders muß darunter leiden die von allen gewünschte anregende unvorbereitete Aussprache, die eingeht in Für und Wider auf Einzelheiten des Vorgetragenen. Denn was seit einigen Jahren unter dem Titel Aussprache gebracht wird, sind zunächst wohlvorbereitete, gekürzte Vorträge, die wenig oder gar nicht Bezug nehmen auf das eigentliche Thema. Erst nach Absolvierung dieser „fertigen" Aussprache kommt die „freie" dran und sie kommt zu aller Leidwesen oft zu kurz! Mancher hätte gewiß öfters manches zu sagen — aber der arme Vorsitzende, er möchte doch sein Programm erledigen — so schweigt man. Gewiß ist unser Brauch des freien Vortragsangebotes ohne Einschränkung, wobei jeder mit seinen Ideen zu Worte kommen kann, gut. Die Impulse der jungen Generation — abweichende Ansichten, Neues kann durchdringen. Aber dieser Brauch darf nicht die freie Aussprache allzusehr unterdrücken. Abhilfe kann hier nur der Vorsitzende schaffen durch eingehende vorherige Fühlungnahme mit den einzelnen Rednern und, wo es angebracht erscheint, mit rücksichtsloser Einschränkung der Redezeiten. Nach dieser Richtung liegen unsere Aussichten, wenn wir an der bisherigen Kongressordnung festhalten wollen. Die Aufgaben des Vorsitzenden werden in dieser Beziehung in kommenden Zeiten bei der immer breiter und tiefer sich ausgestaltenden Wissenschaft immer schwieriger werden. Er hat dafür zu sorgen, daß die Vielseitigkeit nicht die Gründlichkeit und daß die Gründlichkeit nicht die Vielseitigkeit unterdrückt auf unseren Kongressen: zum Gewinn für unsere Wissenschaft, zum Gewinn für unsere Mitglieder.

Kiel d. 5. Januar 1931

W. Anschütz.

55. TAGUNG (1931)

Vorsitzender VIKTOR SCHMIEDEN *(Frankfurt a. M.)*

*1. Aus der Eröffnungsrede**

In unseren alljährlichen Verhandlungen soll sich jeweils *das Gegenwartsbild unserer deutschen Chirurgie* widerspiegeln.

Farbiger jedoch, als in Worten allein, spiegelt sich das Bild unserer deutschen Chirurgie in den *Gestalten unserer Führer* wider. Wir alle wissen es: Männer sind es, welche die Geschichte machen — *große Persönlichkeiten* waren es auch, die die deutsche Chirurgiegeschichte schufen. Ihre Rede und Tat grub eindrucksvoll das Zeitbild unserer Wissenschaft in unser Gedächtnis ein; sie wurden uns Vorbilder.

Unter den Verewigten melde ich zuvörderst mit dem Ausdruck tiefempfundener Trauer *den Heimgang eines Ehrenmitgliedes, unseren Vorsitzenden des Jahres 1911, des Geh. Med.-Rat Prof. Dr.* LUDWIG REHN**.

Seinen großen *ärztlichen Eigenschaften* gesellte sich *ein leidenschaftlicher Wagemut* zu. Im Glauben an die Kraft seines Könnens entschloß er sich nur schwer, ein Leiden als unheilbar anzusehen. Mit dieser Parole entwickelte er als *chirurgischer Autodidakt* seine glänzenden Talente. Bald wurde *er der weit bis ins Ausland berühmte Operateur*; vertrauenswürdig, mit Vorliebe gerade den schwierigsten Aufgaben zugetan; nie entmutigt durch Enttäuschungen, übertrug er seinen *Optimismus* auf seine Umgebung, auf seine Schule und auf seine Kranken. Er erfaßte jedes Menschen psychologische Individualität. Er war sich der Wirkung seines eindrucksvollen Trostwortes bewußt, wenn er dem Schüler zurief: „Der unheilbare Krebskranke muß in dir täglich wieder seinen Retter erblicken!“

Auf dem Boden so großer Fähigkeiten erblühten REHNs große *chirurgische Erfindungen.* Das Jahr 1881 brachte die Großtat der *ersten Basedowoperation.*

---

* Arch. klin. Chir. **167**, 3 (1931).

** Bild S. 13.

Rehn war es, der uns das Evangelium von der Heilbarkeit der *allgemeinen Peritonitis predigte* in einer Zeit, die noch mehr von Angst vor dem Bauchfell als von gründlicher Kenntnis seiner Physiologie erfüllt war.

Mit seinem klaren Blick für das Wesentliche erkannte er als erster die Gefahr für die Anilinarbeiter in ihrem Berufe; er schuf die neue Lehre von der *chemotaktischen Genese der Blasentumoren*, gleichzeitig ein allgemeiner Beitrag zur Entstehung des Krebses.

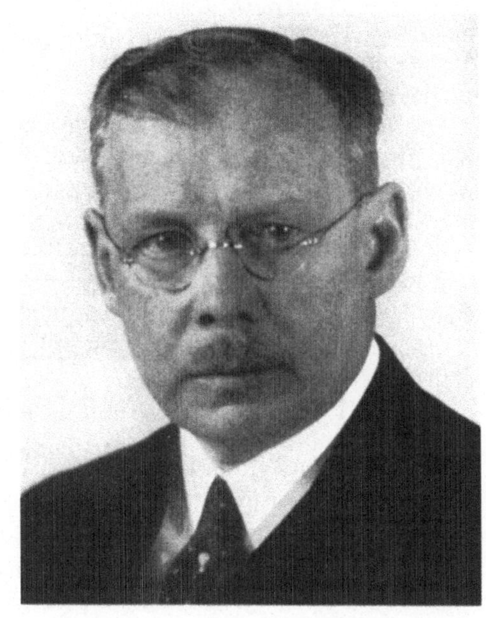
Abb. 21. Viktor Schmieden

Die Größe seiner chirurgischen Bravour aber zeigt uns am deutlichsten die im raschen Ergreifen des Moments ausgeführte *erste Herznaht* bei einer Messerstichverletzung, eine Operation, die sofort ein Menschenleben rettete; hier eroberte Rehn der chirurgischen Therapie eine ganz neue Provinz des menschlichen Körpers. In eigener Schule entwickelte er dann weit über das Gebiet der Verletzungen hinaus die *wissenschaftliche Herzchirurgie*, und erfand als bedeutendstes Ergebnis die Herzbeutelexstirpation bei der schwieligen *Perikarditis*.

Gerade jene große Erstlingstat zeigt deutlich *die Methode* seines Forschens; sie lag im Erfassen des Augenblicks, seinem Temperament lag nicht die deduktive Spekulation, sondern vielmehr das intuitive Erkennen der großen Zusammenhänge; dann erst folgte die exakte Nachprüfung auf ihre Richtigkeit.

M. H.! Ludwig Rehns Lebensgang ist nur verständlich für den, der sich von der Macht seiner *Persönlichkeit* mächtig ergreifen läßt. Ein Urbild der Männlichkeit, ein glück- und erfolgsverwöhnter Streiter, eine Herrennatur.

2. *Abschlußbericht*

Das Ziel der unveränderten Fortführung der ehrwürdigen Tradition unserer Congreße, und der Wunsch, allen Rednern zu ihrem Rechte zu verhelfen, war bestimmend für die Leitung der 55sten Tagung. Durch die zwei üblichen Ausschußsitzungen und die Cirkulare wurde sie pünktlich vorbereitet.

Die ernste wirtschaftliche Notlage und die politische Zerrissenheit unseres Landes hatten den Besuch des Congreßes nicht sichtbar beeinträchtigt; der Saal war stets überfüllt; auf der Liste der Redner waren folgende fremde Nationen vertreten: *Schweiz, Holland, Schweden, Norwegen, Frankreich, Ungarn, Tschechoslovakei, Sowjet-Russland, Nordamerika.* — mehrere weitere Nationen befanden sich täglich unter den Hörern und unter den Teilnehmern des Diners am Donnerstag Abend im Kaiserhof.

Zu Beginn des Congreßes gedachte der Vorsitzende der 38 verstorbenen Mitglieder des Jahres mit besonderer Hervorhebung des Ehrenmitgliedes und Altpräsidenten LUDWIG REHN; er teilte ferner mit, daß auf Grund der unter PAYRS Führung abgeschlossenen Verhandlungen endlich der Wiederanschluß an die Societé internationale de Chirurgie vollzogen sei, da eine befriedigende Erklärung von dieser Seite vorlag. (siehe Congreßbericht; Eröffnungssitzung.)

Den Höhepunkt der wissenschaftlichen Verhandlungen bildeten drei glänzende Hauptreferate:

I. KÜTTNER (Breslau): Die Chirurgie der peripheren Nerven.

II. SAUERBRUCH (Berlin): }
III. MORAWITZ (Leipzig): } Die Chirurgie des M. Basedow.

Im Ganzen wurden 67 Vorträge, 125 Discussionsvorträge und 20 Projektionsvorträge in bester Congreßdisciplin bewältigt. Der Ablauf entsprach genau dem vorher bis ins Kleinste mit jedem Sprecher vereinbarten Redeprogramm. Es empfiehlt sich, für diese Verhandlungen vorgedruckte Formulare zu verwenden, eines zur Anmeldungsbestätigung und ein zweites mit der definitiven Festsetzung des Tages, der Stunde und der Dauer der Sprechzeit. Nur hierdurch wird ein störungsloser Hergang ermöglicht, und die reiche Tagesordnung bewältigt.

In der zweiten Generalversammlung wurde auf Antrag des Ausschußes Herr LEXER (München) zum Ehrenmitglied und Herr VOELCKER (Halle) zum Vorsitzenden für 1932 erwählt.

Das laufende Geschäftsjahr stellte außer den üblichen Pflichten ceremonieller Art noch zwei weitere Aufgaben:

1). Am 24. November feierte unser Ehrenmitglied A. BIER seinen 70. Geburtstag. Kurz zuvor war ihm am Anfang October durch das preussische Ministerium mitgeteilt worden, daß die Chirurgische Klinik in der Ziegelstraße am 1. April 1932 geschlossen werden würde. Durch diesen bevorstehenden schweren Verlust schienen auch die Interessen der deutschen Gesellschaft für Chirurgie auf das Ernsteste bedroht. Der Ausschuß der Gesellschaft gab daher einstimmig (mit nur einer einzigen

Ausnahme) seine Zustimmung zur Absendung einer Protestkundgebung, welche an die drei in Frage kommenden Ministerien abgesandt wurde. Hiermit schloß sich unsere Gesellschaft dem allgemeinen Ausdruck der Entrüstung in würdiger Form an. — An der großartigen 70. Geburtstagsfeier BIERS war die Gesellschaft durch ihren Vorsitzenden und durch zahlreiche Mitglieder in dem festlich geschmückten, überfüllten Saale des Langenbeck-Virchow Hauses vertreten. (Ansprache.)

2). Die Frage der Abgrenzung zwischen den Bereichen der operativen Methoden und der Strahlentherapie war als Hauptthema für den Congreß in Erwägung gezogen, aber, weil noch nicht spruchreif, hinausgeschoben worden. Im Laufe des Jahres aber wurde der Ausschuß zur Stellungnahme gezwungen: in unkritischer und provozierender Form war von einer kleinen Gruppe extremer Radiologen unter Vernachlässigung der Aufgaben und Leistungen der Chirurgie der Versuch unternommen worden, die Behandlung der malignen Geschwülste mehr oder weniger restlos für die Strahlentherapie zu usurpieren. KÜTTNER (Breslau) erstattete in der einleitenden Ausschußsitzung das Referat: Es wurde beschlossen, daß die Herrn KÜTTNER, SAUERBRUCH und SCHMIEDEN in Form einer Commission die Interessen der Gesellschaft vertreten sollten. Im Berichtsjahr erfolgten folgende Maßnahmen: 1. Verlesung einer kurzen Erklärung auf dem Congreß. 2. Eröffnung eines Schriftwechsels mit dem Reichsausschuß für Krebsbekämpfung. 3. aktive Beteiligung der Commissionsmitglieder an der Tagung der südostdeutschen Chir. Vereinigung zu Breslau, woselbst durch KÜTTNER die Frage der Krebsbehandlung als Hauptthema gestellt war. 4. Veröffentlichung des Standpunktes der Gesellschaft gegenüber den Radiologen durch die Herrn KÜTTNER, SAUERBRUCH, SCHMIEDEN in einem gemeinsamen Aufsatz über: „Die Chirurgie des Krebses und die neuen organisatorischen Bestrebungen zur Krebsbekämpfung“ (Medicinische Welt 1931 No 28.)

Es wird auch in den kommenden Jahren die stete Sorge dieser Commission bleiben müssen, die Stellungnahme der Radiologen, insoweit sie Übergriffe in unser Gebiet darstellen, zu bekämpfen, und für eine angemessene Vertretung der Gesellschaft in allen staatlichen bezw. Reichsinstitutionen zur Krebsbekämpfung zu sorgen. ...

Frankfurt a. M. den 7. Januar 1932

V. Schmieden.

Vorsitzender des Jahres 1931.

56. TAGUNG (1932)

Vorsitzender FRIEDRICH VOELCKER *(Halle)*

*1. Aus der Eröffnungsrede**

Wir sind wieder zusammengekommen zu freiwilligem Austausch unserer Forschungen und Erfahrungen. Jeder einzelne will sein Eigenstes, sein Bestes, sein Geheimstes seinen Kollegen mitteilen. Dieser Austausch ist ein sprechender Beweis für den hohen ethischen Stand und den echten wissenschaftlichen Geist, den sich unsere Gesellschaft erhalten hat. Es ist der Geist, der nicht nehmen, sondern geben will.

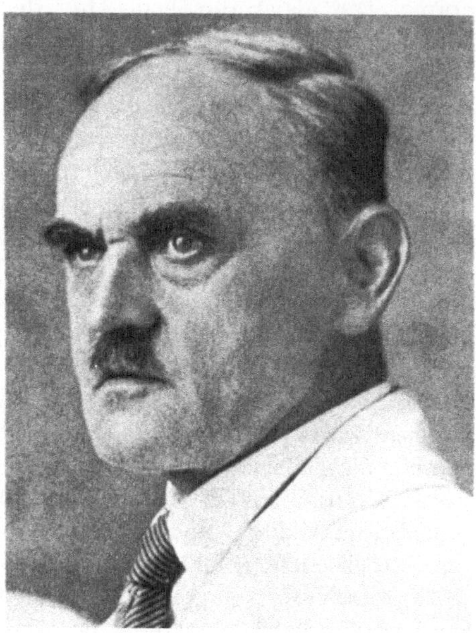

Abb. 22. FRIEDRICH VOELCKER

Und nun lassen Sie mich noch eine wichtige Frage berühren, die von verschiedenen Seiten ausgehenden Bestrebungen, die Chirurgie in Teilgebiete aufzusplittern. Wenn wir diese Bestrebungen ablehnen, so geschieht das nicht aus egoistischen Gründen, sondern aus Sorge um die Zukunft unserer Wissenschaft. Ich fühle die Pflicht, in dieser Frage ein Glaubensbekenntnis abzulegen.

Blicken wir in der Geschichte der Medizin rückwärts, so sehen wir, daß gerade von der Chirurgie schon mehrfach sich Sondergebiete abgezweigt haben. Zu einem beträchtlichen Teil wurde diese Entwicklung durch die Erfindung neuer diagnostischer Methoden eingeleitet. Ich denke dabei an den Augenspiegel, an den Kehlkopfspiegel, das Oesophagoskop, das Tracheoskop, das Cystoskop usw. Diejenigen Männer, die sich die Handhabung der neuen Instrumente zur Lebensaufgabe machten, drangen in Neuland vor, neue Erkrankungen wurden entdeckt und neue therapeutische Möglichkeiten erschlossen, die man früher nicht ahnen konnte. Es ist beinahe selbstverständlich, daß der Arzt, der ein Geschwür im Kehlkopf entdeckt, es auch auf endolaryngealem Wege verätzt. Derjenige, der mit dem Oesophagoskop oder Tracheoskop den Fremdkörper in der Tiefe des Organismus einstellt, ist

* Arch. klin. Chir. **173**, 3 (1932).

ohne weiteres dazu berufen, ihn mit einer Zange zu fassen und herauszubefördern, und der Arzt, der das Papillom in der Blase im cystoskopischen Bilde hat, ist der gegebene Mann, um es mit der Diathermiesonde zu zerstören. Das sind Entwicklungen, die durch neue Erfindungen vorgeschrieben sind und natürlichen Gesetzen folgen. Wenn auf diese Weise kranke Organe dem Messer des Chirurgen entwunden und einem ungefährlicheren Verfahren zugeführt werden, so kann man das im Interesse der kranken Menschheit nur begrüßen. Wir Chirurgen lassen uns gerne auf diese Weise ausschalten.

Versuchen wir aber einmal, etwas schärfer durch die Dinge hindurchzuschauen, dann werden wir finden, daß es sich bei den meisten Absplitterungsbestrebungen nicht darum handelt, die operative Chirurgie durch ein weniger gefährliches Verfahren zu ersetzen, sondern darum, die Operation aus der Hand des Chirurgen wegzunehmen und in die Hand eines Spezialisten überzuführen. Aus diesem Bestreben heraus ist eine neue Sorte Arzt, oder besser gesagt, eine neue Arztbezeichnung entstanden, ein Mittelding zwischen einem Chirurgen und einem Spezialisten. Ich meine damit die Bezeichnungen Orthopädischer Chirurg, Urologischer Chirurg, Neuro-Chirurg, Unfall-Chirurg usw. Man könnte diese neue Spezialistensorte als die Adjektiv- oder Bindestrichchirurgen bezeichnen, wie die Amerikaner einen Teil ihrer Landsleute, die Deutsch-Amerikaner usw. als Bindestrichamerikaner bezeichnen.

Ich will gern zugeben, daß die Entwicklung dieser Adjektivfächer durch die Ausbreitung unseres Wissens begünstigt wurde. Auf der einen Seite fällt es dem allgemeinen Chirurgen etwas schwer, all die verfeinerten diagnostischen Untersuchungsmethoden zu beherrschen. Auf der anderen Seite hat die Teilung der Verantwortlichkeit etwa in dem Sinne, daß der eine Arzt die Diagnose macht, der andere die Operation ausführt, ihre großen Mißlichkeiten und Gefahren.

Aber, meine Herren, sind denn diese Bindestrichchirurgen wirklich etwas Neues? Nein, und abermals *nein*: Sie waren immer in den Reihen der Chirurgen zu finden und sie sind auch heute noch da. Sie verzichten nur auf das Adjektiv und nennen sich schlechthin Chirurgen. Sie sitzen hier unter uns, ich brauche Ihnen die Namen nicht zu nennen. Der eine ist eine Kapazität auf dem Gebiete der Lungenchirurgie, der andere auf dem Gebiete der Plastik, der dritte auf dem Gebiete der Hirnchirurgie, der andere auf dem Gebiete der Magenchirurgie und andere auf dem Gebiete der Gelenkchirurgie, der Darmchirurgie, des Rectumcarcinoms usw. Gerade sie gehören zu den großen Meistern unseres Faches.

Sind diejenigen, welche sich ein Adjektivum als Amtsbezeichnung vor den Chirurgen setzen, deshalb größere oder berufenere Spezialisten? Gerade dadurch, daß sie ihre Spezialität nur im Adjektiv ausdrücken und im Substantiv den Chirurgen stehen lassen, bekennen sie doch selbst, daß die Chirurgie die Hauptsache ist.

Wollte man, wie es die Propheten der Aufsplitterung sich denken, durch Regierungs- und Verwaltungsmaßnahmen aus diesen frei gewählten Lieblingsbeschäftigungen einzelner Chirurgen Zwangsexklaven machen, so sehe ich vor allem *eine* große Gefahr, eine Gefahr für die Ausbildung des Nachwuchses.

Über eine Forderung sind sich wohl alle einig.

Welche Bezeichnung auch immer ein Arzt sich oder seiner Spezialität zulegen mag, sobald er große Operationen ausführen, also große chirurgische Aufgaben meistern will, muß er die chirurgische Kunst gründlich verstehen. Vorläufig ergeben sich in dieser Hinsicht keine Schwierigkeiten, denn die sog. Spezialgebiete, die ihre Unabhängigkeit vom Mutterlande proklamieren, verfügen zur Zeit noch über Männer, welche durch die chirurgische Schule hindurchgegangen sind.

Wie sollen aber diese Herren ihren Schülern, ihrem Nachwuchs die chirurgische Kunst übermitteln? Glaubt man, man könne junge Ärzte zu Meistern der operativen Kunst machen, wenn man ihnen an einem beschränkten Krankenmaterial nichts weiter zeigen kann als die Chirurgie *eines* Organs? Ich behaupte, wenn ich meinen Schülern nichts beibringe als Nieren zu operieren, so werden sie auch das Nierenoperieren niemals richtig erlernen.

Es kommt mir geradezu wie eine Selbstverständlichkeit vor, wenn ich im Namen der Chirurgie und der Chirurgen die Forderung erhebe, daß jeder Arzt, der die operative Chirurgie in sein therapeutisches Repertoire aufnehmen will, eine gründliche Chirurgische Ausbildung durchmachen muß. Nur in langjähriger Schulung, in einer Erfahrung, die auf ganz breiter Unterlage ruht, können die Männer heranreifen, die den verantwortungsvollen Aufgaben operativer Kunst gewachsen sind. Diese Möglichkeit besteht aber nur, solange es eine allgemeine Chirurgie gibt.

Wir Chirurgen haben gegen diese Absplitterungstendenzen eine gute Abwehrwaffe, und die wollen wir anwenden. Wir wollen immer der Welt zeigen, daß wir diese sog. Sondergebiete nicht nur beherrschen, *wir wollen führend bleiben.*

Ich glaube an eine aufsteigende Entwicklung, wenn man dem natürlichen Spiel der Kräfte freie Bahn gibt, ich glaube aber ebenso fest daran, daß man die Entwicklung der Chirurgie drosselt, wenn man sie durch künstliche und unnötige Anerkennung neuer Spezialfächer zerstückelt.

2. Abschlußbericht

Sorgen und Freude macht die Leitung des Kongresses. Die Sorgen waren zweierlei.

1. Die Überfülle der andrängenden Redner. Man weiß kaum Rat, wie man sie alle zum Worte bringen soll. Etwas habe ich angenehm gefunden: es besteht eine gute Tradition und die meisten der Redner üben Selbstzucht. Selbstverständlich ist die Überfülle der sich meldenden Redner ein gutes Prognosticum für die Lebenskraft und Zukunftsaussichten unserer Gesellschaft. Daß ich 3 Hauptreferate aufgestellt habe, ist ein Fehler. 2 sind genug. Das übrige soll den freien Vorträgen bleiben.

2. Finanzielle Sorgen. Die Mitgliederzahl wächst, die Mitgliederbeiträge werden bezahlt, soweit spüren wir die Weltkrise nicht. Aber über dem Umwege über das Langenb.-Virchow-Haus kommt die Weltkrise auch über uns. Die Mietverträge sind gekündigt, neue nur unter schlechten Bedingungen abzuschließen, also starker Rückgang der Einnahmen. Dem gegenüber steht die Unerbittlichkeit der Steuerbehörden, so daß ein starkes Defizit entsteht, das von der Gesellschaft gedeckt werden muß.

Meinem Nachfolger empfehle ich vor allem die Hand auf die Kasse zu halten. Videant Consules!

Viele Freude hat mir die Leitung des Congresses gemacht. Ich fühlte mich richtig getragen von einer Welle aufrichtiger Freundschaft. Allen diesen lieben Freunden besonders den früheren und dem letzten Vorsitzenden (meinem treuen Protektor) herzlichen Dank. Meinem Nachfolger ein aufrichtiges Glückauf!

Fr. Voelcker.

57. TAGUNG (1933)

Vorsitzender WILHELM ROEPKE *(Wuppertal-Barmen)*

*1. Aus der Eröffnungsrede**

Wie er (Bernhard Riedel) in Wort und Schrift, im Unterricht und auf den Kongressen frei war von jeder Schönfärberei, so war er auch ein abgesagter Feind alles dessen, was als theatralische Beigabe gewertet werden konnte, was geeignet war, auch nur den Anschein eines gewollten Anpreisens seines Könnens zu erwecken. Diese Wahrhaftigkeit, die hohe Auffassung von seinem Beruf, dieses aristokratische Fernhalten und Abwehren allen äußeren Scheins sind einige der Ruhmesblätter in dem Kranze, den meine Erinnerung meinem verstorbenen Lehrer flicht.

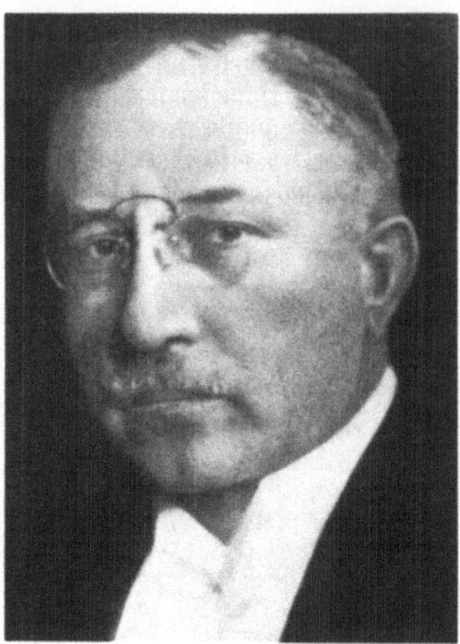

Abb. 23. Wilhelm Roepke

Solche Eigenschaften aber sind es, ohne welche wir unsere großen Führer nicht denken können, die den guten Ruf der deutschen Chirurgie begründeten und weiter schützen, sie sind es, die Forschen, Lehren und Handeln bestimmen und im Wirken unserer Gesellschaft ihren Ausdruck finden sollen.

Daß ich dieses so hervorhebe, liegt in den besonderen Verhältnissen der Zeit begründet, die hoffentlich bald ganz überwunden sein werden, einer Zeit, in der unter dem Druck der wirtschaftlichen Einengungen, im erschwerten Kampf ums Dasein Einflüsse sich geltend machen, welche die alten hohen Begriffe von Berufs- und Standesehre zu lockern geeignet sind. In mancherlei Form treten die Versuchungen an den Arzt heran, sein vermeintlich besseres Können in Wort und Schrift und Bild sozusagen an die Reklamesäule schlagen zu lassen, es zuzulassen, daß in offener und versteckter Form die Leistung eines Fachgenossen dem Laien gegenüber herabgewürdigt wird, es gar zu dulden, daß unter Hergabe seines Namens die geschäftliche Anpreisung eines Mittels durch Begutachtung dem Unternehmer gewinnbringender gestaltet wird.

* Arch. klin. Chir. **177**, 3 (1933).

Das Andenken an unsere Toten, die Geschichte unserer Gesellschaft, unsere Tradition verlangen von uns, daß wir Front machen gegen solches Ansinnen.

2. Abschlußbericht

Die siebenundfünfzigste Tagung fand vom 19. bis 22. April 1934 im Langenbeck-Virchowhause statt. Es waren 906 Teilnehmer gezählt, darunter 98 Ausländer, Tschechoslow. 18, Schweiz 13, Oesterr. 12, Schweden 15, Holland 11, Dänemark 10, Norwegen, Finnland je 4, Rumänien 2, Lettland 2, Italien, Bulgarien, Türkei, Polen, Griechenland, Litauen, Belgien je 1.

In der Eröffnungsansprache gedachte der Vorsitzende seines verstorbenen Lehrers BERNHARD RIEDEL.

Die Vorbereitung zum Congress, bei welcher der I. Schriftführer Herr Geh. Rat A. BORCHARD den Vorsitzenden in freundschaftlichster Weise unterstützte, war nicht leicht wegen der übergrossen Zahl von Vortragsanmeldungen, denen nicht immer die geforderten kurzen Inhaltsangaben beigefügt waren. Einige Kliniken waren scheinbar der Ansicht, dass nicht genügend Anmeldungen einlaufen würden, weshalb sie bis zu 6 Rednern aus ihren Assistenten zugleich anmeldeten. Hier muss der Vorsitzende, nachdem er die Vorträge nach ihrem Wert und entsprechend dem Charakter, den er dem Congress geben möchte, ausgewählt hat, sich nicht bewegen lassen, dem Fürsprecher zu Liebe die Anmeldungen in die Aussprache einzureihen, wenn sie nicht einen hervorstechenden inneren Zusammenhang mit dem voraufgehenden Vortrag haben. Schwierigkeiten bei der Aufstellung des Programms machten sich dadurch geltend, dass einige Redner zu Worte kommen wollten, die auch an anderen gleichzeitig stattfindenden Congressen auftreten sollten. Es müsste erstrebt werden, dass die Tagungen jüngerer Gesellschaften, die Grenzgebiete der chirurgischen Wissenschaft behandeln, nicht mit der Tagung unserer Gesellschaft zusammenfallen. Besonders dankbar begrüsse ich es, dass eine Reihe unserer hervorragenden älteren Mitglieder sich so rege an den Vorträgen und der Diskussion beteiligt haben. Gerade deren Mitarbeit macht unsere Tagungen so wertvoll.

Für die diesjährige Tagung waren nur zwei Referate vorgesehen, die aus dem Gebiete der Extremitäten und Unfallchirurgie genommen waren. Es sollten damit diese Gebiete der Chirurgie etwas mehr in den Vordergrund gerückt werden. Herr MAGNUS-Bochum behandelte die Indikationen und Contraindikationen in der Frakturbehandlung und Herr BIRCHER-Aarau die Binnenverletzungen des Kniegelenks. — Beide Herren haben in vorbildlicher Form ihre Aufgabe erledigt und fanden im ganzen Hause interessierte und dankbare Zuhörer. Eine rege Aussprache schloss sich an. Dadurch, dass nur zwei Referate gehalten wurden, konnte das Programm gut erledigt werden, obwohl die geschäftliche Sitzung besonders viel Zeit in Anspruch nahm. Die Zahl der Vorträge und Aussprachen hat 187 betragen, der der Lichtbilddemonstrationen 19.

Die Herren EUGEN ENDERLEN und GUSTAV POMMER wurden zu Ehrenmitgliedern ernannt. Die im Ausschuss vorbereitete Denkschrift über die Ausgestaltung des Unterrichts und der Prüfungen in der Chirurgie, Orthopädie und Unfallchirurgie wurde am 3. Sitzungstage von der Versammlung genehmigt. Der Gesellschaft wurden 3 wertvolle Geschenke gemacht. Von Herrn BIRCHER-Aarau ein Buch, betitelt: Über ärztliches und besonders chirurgisches Deuten und militärische Truppenführung. Von der Firma Ambrosius Barth die 6. Auflage der Operationslehre von BIER, BRAUN und KÜMMELL und von Herrn Geh. Rat REICHEL der II. Bd. Neue deutsche Chirurgie 33^{b} Die Neubildung des Darmes.

An das Reichsministerium des Innern wurde auf Grund der Vorträge der Herren Prof. KONRICH-Berlin und ZEISSLER-Altona eine Eingabe beschlossen, zur Sicherung der dringend notwendigen Besserung der Catgutversorgung eine Catgut-Prüf- und Beratungsstelle in die Wege zu leiten.

Unter lebhaftem Beifall wurde der Eingabe an den Minister für Wissenschaft, Kunst- und Volksbildung zugestimmt, die im Jahre 1931 vorgenommene Einschränkung der Universitätsklinik in der Ziegelstr. zu beseitigen und so bald wie möglich die Wiederherstellung einer Vollklinik durchzuführen. Vom Minister kam eine zusagende Antwort und wir hatten die Freude, schon im Wintersemester 1933 die Wiedereröffnung der Klinik zu erleben. Herrn Geh. Rat KÖRTE wurden zu seinem 80. Geburtstage die herzlichsten Glückwünsche der Gesellschaft durch den Vorsitzenden überbracht.

In dankbarer Freude werde ich mich immer an das Jahr meines Amtes als Vorsitzender der Deutschen Gesellschaft f. Chirurgie erinnern, da ich soviel liebevolle Unterstützung von allen Seiten erfahren habe. Mein besonderer Dank gilt dem I. Schriftführer Herrn Geh. Rat A. BORCHARD für seine aufopfernde Hilfsbereitschaft.

Der Deutschen Gesellschaft für Chirurgie ein Vivat crescat floreat!

Meinem Nachfolger Herrn KIRSCHNER die besten Wünsche!

Wuppertal-Barmen

W. Röpke

Vorsitzender des Jahres 1933

58. TAGUNG (1934)

Vorsitzender MARTIN KIRSCHNER *(Tübingen)*

1. Aus der Eröffnungsansprache *

Wir alle fühlen es: Hier, auf *unserer* alljährlichen Tagung ist der Mittelpunkt, *hier* schlägt das Herz der deutschen Chirurgie. *Hier* ist der Amboß, wo der Fortschritt — manchmal unter lebhaftem Funkensprühen geschmiedet wird, und uneingeschränkt gilt auch heute noch das Wort, das Bernhard v. Langenbeck bei der Eröffnung des 1. Kongresses im Jahre 1872 geprägt hat, das Ernst v. Bergmann bei der 25jährigen und Werner Körte bei der 50jährigen Festsitzung wiederholt haben: „*Die Reinheit der chirurgischen Lehre ist der Deutschen Gesellschaft für Chirurgie anvertraut!*"

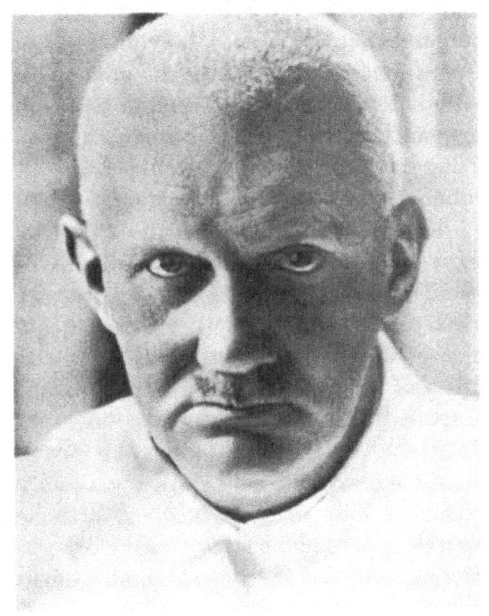

Abb. 24. Martin Kirschner

Unsere Gesellschaft ist *ein lebendiger Organismus*, der den Gesetzen von Leben und Tod unterworfen ist. Und doch braucht sie nicht zu altern, sie braucht in ihrer Gesamtheit nicht zu sterben. Wohl welken im Jahreswechsel einzelne Zweige, aber an anderen Stellen kommen neue, jugendfrische Sprossen hervor. Daher empfinden wir den *Griff des Todes*, der auch im letzten Jahre große Lücken in unsere Reihen gerissen hat, wohl mit Trauer und Wehmut, aber nicht als eine Schwächung unseres an sich ewig lebensfähigen Organismus. Lassen Sie uns unserer Toten gedenken.

Kein akademischer Beruf ist so geeignet, das *soziale Verständnis* für die Handarbeit zu empfinden, und die Verbindung mit den werktätigen Volksgenossen zu pflegen wie der des Chirurgen. Denn gerade seine alltägliche Tätigkeit verkörpert in glücklichster Weise eine fortlaufende Verbindung der Handarbeit mit der Kopfarbeit. Das was der *Kopf* durch Geistesarbeit gefunden und plant, das setzt die *Hand* bei der Operation in die Tat um. Aber wenn unsere praktisch-operative Arbeit

* Arch. klin. Chir. **180**, 3 (1934).

zu einem großen Teil auch der Bewältigung *mechanischer* Probleme gilt und gleich mancher anderen Schwerarbeit häufig durch die Länge und durch die Stetigkeit des Kraftaufwandes in einer überhitzten Umgebung mit erschöpfender Anstrengung verbunden ist, so unterscheidet sie sich doch von der Tätigkeit des reinen Handarbeiters in jedem Augenblick durch die Unberechenbarkeit des lebenden Objektes, durch die gesteigerte Last der Verantwortung für unersetzliche Werte und durch die Schwierigkeit und Schnelligkeit der Entschlüsse beim Eintritt unvorhergesehener Zufälle. Manchmal sehnen wir uns im sorgenerfüllten Operationssaal wohl danach, gleich den uns durch körperliche Arbeit verbundenen Volksgenossen am Schraubstock zu stehen, mit dem Hammer auf lebloses Material einzuschlagen oder erdverbunden hinter dem Pflug herzugehen und nach getaner Arbeit einmal wirklich ganz zu ruhen.

Und dieses Verständnis des Chirurgen für den Wert der Handarbeit wird noch dadurch vertieft, daß unsere Tätigkeit unmittelbar auf das Wohl unserer Volksgenossen eingestellt ist, daß sie für *uns Dienst am Volke* bedeutet. So ist der Beruf des Chirurgen — richtig verstanden und geübt — geradezu lebendig gewordener *Sozialismus*. Das ist für uns das letzte Ziel, und dieses Bewußtsein ist der schönste Lohn für manches, das wir entbehren müssen. Denn viele von uns können die Tage und die Nächte zählen, in denen sie, nachdem sie das Tor der Klinik hinter sich zuschlagen, einmal *nicht* durch die Sorge um einen schweren Fall verfolgt wurden, in denen sich das Gehirn nicht immer aufs neue die grüblerische Frage vorlegte, wie der Ausgang eines schweren Krankheitsfalles sein würde, und ob man es nicht anders besser gemacht hätte.

Wenn aber der Chirurg eine derartig schwere und vielseitige Aufgabe voll, gern und freudig erfüllen soll, so muß er auch im Bereiche seiner durch die Summierung seelischer und körperlicher Arbeit gesteigerten Verantwortung *Freiheit und Souveränität des Handelns* besitzen. Wer seine Klinik oder sein Krankenhaus verantwortungsvoll, großzügig und erfolgreich führen soll, den darf man nicht kleinlich beschränken, weder von innen noch von außen.

2. *Abschlußbericht*

Da der Deutschen Gesellschaft für Chirurgie nach den Worten ihres 1. Vorsitzenden Bernhard von Langenbeck „die Reinheit der chirurgischen Lehre anvertraut ist", so erachte ich es als Pflicht des jeweiligen Vorsitzenden, zu diesem von seiner Hand seinem Nachfolger getreulich weitergegebenen Buche nicht nur über das Leben der Gesellschaft und über den Ablauf der von ihm geleiteten Tagung zu berichten, sondern in kritischen Zeiten auch seine Ansicht über die Lage der gesamten Deutschen Chirurgie niederzulegen.

Die politischen Ereignisse der letzten Jahre haben die Deutsche Gesellschaft für Chirurgie zu einem früher nicht beobachteten und niemals erwarteten Maße berührt. Getreu der von unseren Vätern ererbten Sitte habe ich versucht, die Unabhängigkeit der Gesellschaft nach Möglichkeit zu wahren. Bei ihrer Gründung hatte unsere Gesellschaft einst einen ihr angebotenen Staatszuschuss abgelehnt, da ihr die völlige Unabhängigkeit für ihre und der deutschen Chirurgie gedeihliche Entwicklung notwendig erschien. Wer heute die seitdem verflossene glanzvolle Zeit der deutschen Chirurgie und der deutschen Gesellschaft für Chirurgie rückschauend überblickt, wo beide unter den Völkern der Erde an der Spitze marschierten, wird von der Richtigkeit der damals getroffenen Entscheidung überzeugt sein. Es erscheint mir daher als eine wichtige Aufgabe der kommenden Vorsitzenden, auch künftig für die Verwirklichung dieses Grundsatzes einzutreten.

Wenn auch diesmal die in der Osterwoche traditionell stattgefundene Tagung unserer Gesellschaft in ihrem äusseren Ablauf und in ihrer wissenschaftlichen Ausbeute vielleicht nicht hinter der Höhe früherer Versammlungen zurückblieb, und von vielen massgebenden Seiten sogar als besonders glücklich bezeichnet wurde, so sind doch Zeichen vorhanden, die mit Sorge für die Weiterentwicklung der deutschen Chirurgie erfüllen können. Die Arbeitsmöglichkeit und die Arbeitsfreudigkeit an den Universitätskliniken und grossen Krankenanstalten, die von jeher das Rückgrat der deutschen Chirurgie bilden, sind namentlich bei dem chirurgischen Nachwuchs gegenwärtig aus mehrfachen Gründen stark vermindert. Daher haben die Quantität und die Qualität der wissenschaftlichen Arbeiten, der Veröffentlichungen in den Zeitschriften und Archiven, es haben die Anmeldungen zu Vorträgen und Aussprachen in wissenschaftlichen Gesellschaften und auch auf unseren Tagungen, und es hat bisweilen die Harmonie des täglichen Zusammenarbeitens von Lehrern und Schülern nachgelassen. Man gewinnt den Eindruck, dass die diese Verhältnisse beeinflussenden Änderungen sich nicht zum Segen auswirken und die wissenschaftliche Stellung Deutschlands im Wettbewerb der Völker gefährden. Die deutschen Universitäten waren durch die Jahrhunderte deutscher Geschichte der Grundstock des wissenschaftlichen Hochstandes, die Hüter der idealistischen Lebensauffassung und der Hort des nationalen Fühlens unseres Volkes; sie haben die hervorragendsten Ärzte und Wissenschaftler der Welt ebenso wie die Kämpfer von Ypern und Langemarck gebildet.

Eine Mitarbeit, eine Einwirkung, Ratschläge oder eine Kritik bei der Gestaltung der für den geistigen und den körperlichen Fortbestand unseres Volkes höchst bedeutungsvollen, jetzt vorgenommenen Umformungen sind dem Vorsitzenden der Deutschen Gesellschaft für Chirurgie bisher versagt geblieben, so dass seine in früheren Jahren selbstverständliche, von ihm heute vergeblich erwartete und von späteren Geschlechtern rückblickend möglicherweise geforderte Mitwirkung heute nicht erfolgen kann.

Vielleicht gewährt das Schicksal meinem Nachfolger im Vorsitz, dem ich die Leitung unserer Gesellschaft und dieses Buch zu treuen Händen übergebe, eine Möglichkeit des Handelns und der Einwirkung in dieser Richtung, die er dann ausnutzen möge, — sofern sein Herz von gleicher Sorge wie das meine erfüllt ist.

Heidelberg, 27. Januar 1935.

Kirschner.

59. TAGUNG (1935)

Vorsitzender GEORG MAGNUS *(Berlin)*

*1. Aus der Eröffnungsansprache**

Zu jeder Zeit haben die Menschen, die es mit ihrer Lebensarbeit ernst nehmen, zu ringen gehabt mit den Problemen ihres Berufes, haben ihre menschliche Unvollkommenheit schmerzlich empfunden, wenn sich Theorie und Praxis nicht decken wollten, haben an Mißerfolgen umlernen und große Fragen ihrer Wissenschaft offenlassen müssen. Will man das eine Krise in Wissenschaft und Beruf nennen, so hat jede Generation sich mit solcher Krise abzufinden, auch wir.

Zu sagen, daß die Chirurgie von heute sich in einer besonderen Krise befinde, besteht keine Veranlassung. Man kann fast das Gegenteil behaupten; haben wir doch z. B. in der Wundbehandlung wie auch in

* Arch. klin. Chir. **183**, 3 (1935).

der Therapie der Knochenbrüche, belehrt durch die gewaltige Erfahrung des Weltkrieges, einen besonders klaren und scharf umrissenen Standpunkt gewonnen. Wir kennen selber sehr wohl unsere Skrupel und Zweifel, empfinden schmerzlich die Lücken unseres Wissens und hören die Mißklänge im Konzert der wissenschaftlichen Meinungen. Aber wenn, besonders in Laienkreisen, heute soviel von einer schweren Krise in der Medizin die Rede ist, so fühlen wir von der Chirurgie uns nicht betroffen. Wir spüren ein festes Fundament voll starker Tradition, von zuverlässigen Charakteren behütet und uns vermacht. Und auf dem wollen wir mit Glauben und Zuversicht weiterbauen.

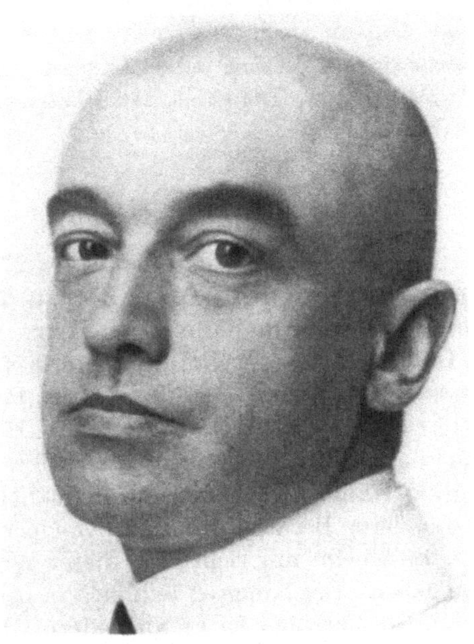
Abb. 25. GEORG MAGNUS

Wenn wir die Zeichen der Zeit recht verstehen, so drängt sich im ärztlichen Denken in den Vordergrund ein Wunsch, den Mitmenschen noch mehr als bisher körperliches Leiden abzunehmen oder zu erleichtern. Jedenfalls besteht kein Zweifel, daß der Mensch von heute an die Schmerzbetäubung besonders hohe Anforderungen stellt, und daß der Arzt von heute sich besonders sorgfältig mit dem Thema zu beschäftigen hat.

Wenn im vergangenen Jahr HEINRICH BRAUN* von uns gegangen ist, so wissen wir, daß wir in ihm den besten Kenner und den erfolgreichsten Forscher auf dem Gebiet der örtlichen Betäubung betrauern. Und wir sind es ihm wohl schuldig, noch einmal an dieser Stelle zu sagen, was die Chirurgie ihm zu danken hat. Besteht doch nicht der geringste Zweifel, daß der Ausbau der Leitungsanaesthesie im wesentlichen das Werk BRAUNS ist. Und je sicherer wir dieser historischen Tatsache sind, desto stärker werden wir die Pflicht empfinden, auch den anderen Männern gerecht zu werden, die an diesem großartigen Werk mitgeschaffen haben. Und die Notwendigkeit, durch unparteiische Forschung einem oder dem anderen dieser Mitarbeiter sein Recht werden zu lassen, betrifft in erster Linie CARL LUDWIG SCHLEICH! Nicht um alten Zank aufzurühren, wollen wir seines Schicksals ge-

* Bild S. 16.

denken, sondern um einen Streit, der vielleicht nicht ganz nötig war, mit freundschaftlichen und behutsamen Händen zu begraben.

Soll SCHLEICH sein Verdienst um die Infiltrationsbetäubung nicht geschmälert werden, so ist auf der anderen Seite BRAUN auf dem Gebiete der Leitungsanaesthesie der unbestrittene Führer. Allerdings hat er auch schon seine Vorläufer gehabt. ... Je stärker die seelische Erschütterung des Verletzten ist, desto seltener wird der Chirurg in der Lage sein, in örtlicher Betäubung zu operieren.

Unverändert und unveränderlich bleibt in unserem beruflichen Kreis das Ringen nach Wahrheit in der Wissenschaft, der Kampf gegen körperliches Leiden und Sterben unserer Mitmenschen. Humanes Arzttum und Heiligkeit der Wissenschaft bleiben die Ideale unseres Berufes.

2. *Abschlußbericht*

Der 59. Kongreß tagte vom 24.—27. April. — Hauptreferate wurden gehalten von Herrn BAUER (Breslau) über „Technik und Methodik der Sterilisation beim Mann", von Herrn VON MIKULICZ (Königsberg) über „Indikation und Technik der Sterilisation bei der Frau". Am 2. Tage sprach Herr STICH (Göttingen) über „Postoperative Embolie", am 3. Tage Herr SCHLÖSSMANN (Bochum) über „Hämophilie mit besonderer Berücksichtigung ihrer Bedeutung als Erbkrankheit", am 4. Tage Herr VOELCKER (Halle) „Über den augenblicklichen Stand der Prostatafrage mit besonderer Berücksichtigung der Operationstechnik".

Es scheint mir richtig, in dieser Weise jedem Tage seine Überschrift zu geben. Der Kongreß teilt sich in bestimmte Themata, an die sich die anderen Vorträge leicht angliedern. Es scheint mir erwägenswert, ob man die Arbeit der Tagung nicht ganz auf solche Hauptgebiete beschränken und die kleinen ganz freien Vorträge, die so leicht inhaltlich auseinander fallen, ganz vermeiden sollte. Der Projektionsabend dürfte überflüssig geworden sein, da die technischen Einrichtungen ja doch die Projektion bei jedem Vortrag gestatten. Man könnte dadurch die Abendstunden für eine reguläre Sitzung frei machen. Ich würde am 1. Tage um 9 Uhr anfangen; dadurch würde eine Stunde gewonnen, und der 1. Vormittag, der bei dem jetzigen Brauch zu kurz scheint, könnte inhaltsreicher gestaltet werden.

Herr KÖNIG (Würzburg) wurde zum Ehrenmitglied gewählt.

Das Programm wurde durchgeführt, und zwar wurden 93 Vorträge und 111 Aussprachebemerkungen gehört bei ausgezeichneter Rede-Disciplin, die dem Vorsitzenden die Arbeit sehr erleichterte.

Die Sorgen des Herrn Präsidenten vom vergangenen Jahr scheinen mir bisher nicht begründet. Was den Einfluß der Gesellschaft auf die geistige Gestaltung der Zeit betrifft, so glaube ich, daß jeder Einzelne wie bisher bemüht sein sollte, gute Arbeit zu leisten, als Arzt, Lehrer und Forscher gewißenhaft, ehrlich und bescheiden seine Pflicht zu tun, den Vorbildern nachzueifern, die wir in der Gesellschaft in ihrer Vergangenheit so überreich besitzen, und gütig und kameradschaftlich gegen seine Umgebung zu sein. Solange jeder Einzelne bestrebt ist, die eigene Persönlichkeit untadelig zu gestalten, dürfte die Sorge um die Gesellschaft unbegründet sein.

Der Vorsitzende für das Jahr 1935.

G. Magnus (Berlin)

60. TAGUNG (1936)

Vorsitzender ERICH LEXER *(München)*

*1. Aus der Eröffnungsrede**

Jede Umwälzung in nahestehenden oder ferneren Gebieten fand ihr Echo in ausdauerndem Erforschen ihres Wertes für die Chirurgie. So wie lange Zeit die wissenschaftliche Chirurgie vorwiegend beherrscht war von der Cellularpathologie VIRCHOWs und seine Geschwulstlehre die Arbeiten beeinflußte, so hat auch der Siegeszug der Bakteriologie und Serologie in der Forschungszeit ROBERT KOCHs und v. BEHRINGs eine Fülle neuer Aufgaben gestellt und dem wissenschaftlich forschenden Chirurgen neue Wege gewiesen.

Heute sind wir der Physiologie, der pathologischen Physiologie und der biologischen Chemie so nahegetreten, daß wir sie mit der inneren Medizin als wichtigste Grenzfächer betrachten, ohne deren Beherrschen kaum ein bedeutsamer Fortschritt zu erwarten ist. Denken wir nur an die Arbeiten über Operationsgefährdung und Thrombosebereitschaft, an die funktionellen Untersuchungsverfahren wichtiger Organe und an die Erforschung der Hormone und Vitamine.

Diese Wandlungen geschahen langsam. Stets wurden Neuerungen erprobt und aufgenommen, altes Überholtes abgelegt. Daneben galt, wie zu allen Zeiten, die Anatomie als selbstverständliche Grundlage unseres Handwerks, und die chirurgische Kunst ist dabei nicht zu kurz gekommen. Ängstliche Gemüter mögen in solchen Verschiebungen

* Arch. klin. Chir. **186**, 3 (1936).

unsichere und gefährliche Wendepunkte erblicken, wir sehen darin nur echtes Leben und Streben und wünschen unserer Chirurgie noch viele solche „Krisen".

Rückblicke können stolz machen, und dieser Stolz ist auch für die deutsche Chirurgie berechtigt, denn mit Erfolg haben wir uns, oft führend, oft auch folgend, an der Arbeit der Chirurgen aller Kulturnationen beteiligt.

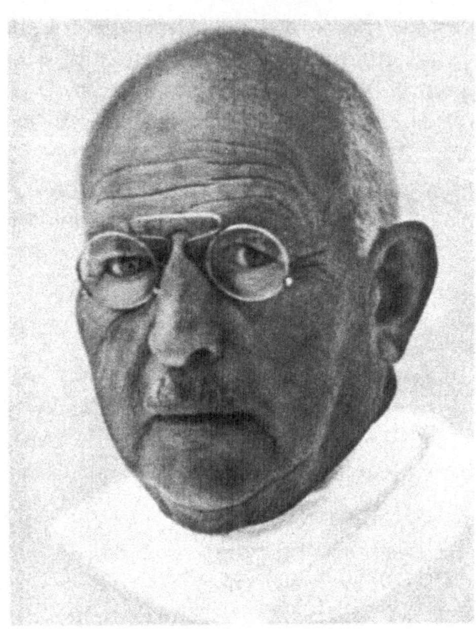

Abb. 26. Erich Lexer

Aber fruchttragende Zweige starren nicht zum Himmel, sondern senken sich demütig zur Erde.

Wir denken an das Viele, das immer noch nicht trotz der Arbeit der 63 Jahre zur Lösung gekommen ist, und bitten um Kraft, diese Aufgaben erfüllen oder wenigstens ihre Lösung vorbereiten zu können für die, die nach uns kommen.

Möge dies Streben nach Vervollkommnung auch unter den deutschen Chirurgen nie erlahmen und der deutschen Chirurgie in Zukunft noch viele bedeutsamen Fortschritte beschieden sein. Denken wir doch nur an die neuerdings wieder — kaum ist Zeileis erledigt — dem leichtgläubigen Volk gemachten Hoffnungen für Krebsheilung ohne jeden Eingriff mit Einspritzungen! Mit aller Kraft müssen wir Wahrheit und Klarheit und auch ihre Verbreitung verlangen, um unsere Volksgenossen vor unendlichem Schaden zu bewahren!

Hoffen wir also, daß Zeit und Erkenntnis durchgreifenden Wandel schaffen, damit uns ein guter Nachwuchs von Vollchirurgen beschieden ist, um zu erhalten und zu fördern, was in 63 Jahren in steter Entwicklung und in aufsteigendem Werdegang blühte, wuchs und gedich.

Dies ist unser zweiter Wunsch zum heutigen Tage!

2. Abschlußbericht

Mit dieser Tagung trat die deutsche Gesellschaft für Chirurgie in ihr siebentes Jahrzehnt. Ich war bemüht, der Tagung ohne besondere

Kostenansprüche ein festliches Gepräge zu geben. Dem entsprach die Eröffnungsrede, die vor allem der Entwicklung unserer Gesellschaft und dem 100. Geburtstag ERNST VON BERGMANNS gewidmet war. Weiterhin wurden auf meine Veranlassung zwei Festvorträge gehalten 1. Geschichte der Laparotomie von Professor SCHMIEDEN, 2. Gegenanzeigen bei nicht dringlichen Operationen von Professor CLAIRMONT. Schließlich wurden durch meine persönliche Einladung ausländische Chirurgen von Bedeutung zur Teilnahme an der Tagung aufgefordert. Meine Absicht, ausländische chirurgische Gesellschaften um offizielle Vertreter zu ersuchen, fand im Ausschuß keine Gegenliebe. Durch diese Einladungen hatten wir diesmal aus dem Auslande von Nichtmitgliedern mindestens 50 namhafte Chirurgen als Gäste, von denen sich mehrere mit Vorträgen und in den Aussprachen beteiligten. Gegeneinladungen von Paris und Rom waren die Folge. Auf dem italienischen Chirurgenkongreß in Rom konnte ich im Oktober mit SCHMIEDEN unsere Gesellschaft vertreten. Die gewonnenen Beziehungen sollte man erhalten.

An Stelle des nicht mehr nötigen Lichtbilderabends richtete ich einen Empfangsabend mit Damen im Hotel Esplanade ein, der sehr gut besucht war und ausgezeichnet Gelegenheit bot, zu den ausländischen Gästen, aber auch unter unseren Mitgliedern, freundschaftliche Beziehungen zu knüpfen oder zu erneuern. Die Befürchtung mehrerer Ausschußmitglieder, daß durch den Empfangsabend der Besuch des Festessens am nächsten Tage leiden könnte, ergab sich als falsch. Im Gegenteil, dieses verlief von Anfang an sichtlich belebter als sonst, dank den gegenseitigen Begrüßungen am Abend vorher. Die Aufstellung bestimmter Themata als Hauptvorträge mit Aussprache habe ich absichtlich unterlassen, dagegen aus den eingegangenen Vortragsmeldungen freier Wahl einzelne Gruppen gebildet und durch einleitende Vorträge ausgezeichnet. Damit war der Nachteil der „Referate", die langwierige, zeitraubende und sehr oft ermüdende Aussprache, vermieden und durch die Anmeldungen der wissenschaftlich arbeitenden Chirurgen allein betont, welche Kapitel der Chirurgie zur Zeit im Vordergrunde stehen.

Für das Festessen mußten diesmal die offiziellen Einladungen aus Partei, Regierung und Wehrmacht sehr ausgedehnt werden; sie aber künftig so wie für diese Festtagung beizubehalten, halte ich weder für nötig noch für empfehlenswert ....

Zur Wahl von Ehrenmitgliedern kam es leider nicht. Die Besprechung im Ausschuß ergab, daß eine Einstimmigkeit auf meine Vorschläge nicht zu erwarten war.

Eine Kritik über den Verlauf der Tagung steht mir als Vorsitzender nicht zu. Nur das eine muß ich hervorheben: die große Disziplin der Mitglieder, die auf den leisesten Wink verstehend gehorchten und so den Vorsitzenden wesentlich unterstützten, daß der Verlauf der Sitzungen würdig und reibungslos sich gestaltete.

Meine Geburtstagswünsche für die deutsche Chirurgie habe ich in der Eröffnungsrede ausgesprochen. Gehen wir mit dem Streben nach ihrer Erfüllung und mit den besten Hoffnungen für unser Vaterland in ein erfolgreiches neues Jahrzehnt!

Erich Lexer.
München

61. TAGUNG (1937)

Vorsitzender RUDOLF STICH *(Göttingen)*

*1. Aus der Eröffnungsansprache**

Es sind jetzt gerade 25 Jahre her, seit an dieser Stelle *der* Mann die 41. Tagung unserer Gesellschaft eröffnete, dem ich nächst meinem eigenen, fast 89jährigen ehrwürdigen Arzt-Vater am meisten in meinem Leben als Mensch, als Arzt und als Chirurg verdanke, CARL GARRÈ. Sie werden es verstehen, daß ich dieser beiden Männer am heutigen Tage in liebevoller Ehrfurcht gedenke, eingedenk des hippokratischen Eides, der uns heute verpflichtet wie die Jünger Äskulaps vor mehr als 2000 Jahren. Beide Männer sind mir in ihrer aufrechten und geraden Art, denen alles Unehrliche und Unklare verhaßt war, in ihrer bewunderungswürdigen Offenheit, in ihrer harten Sachlichkeit zeit meines Lebens ein hohes, unerreichbares Vorbild, dabei aber auch eine harte Schule gewesen.

Die *Stellung der Chirurgie* innerhalb der gesamten sog. *Schulmedizin* hat sich in den letzten Jahren kaum verschoben. Was macht es schließlich für das große Ganze aus, wenn einige kleinere Gruppen von Sondergebieten der Chirurgie nach mehr Selbständigkeit rufen? So gerne wir bereit sind, Fortschritte und Einzelleistungen von Vertretern solcher kleineren Fächer anzuerkennen, die immer wieder zutage tretende Sucht, die Chirurgie in kleinste Einzelkünste zu spalten, können wir nicht gutheißen. Das gemeinsame Ziel unseres ärztlichen Handelns muß auch in der Zukunft bleiben, dem gesamten Volke zu dienen und

* Arch. klin. Chir. **189**, 3 (1937).

Kranke zu heilen. Und das kann die große Mutter Chirurgie, auch wenn da und dort ein paar technische Neuerungen hinzugekommen sind, zumeist noch immer so gut wie der kleine Fachspezialist (Zustimmung); der Grenzen seines Könnens muß sich letzten Endes *jeder* Arzt, auch der Chirurg, bewußt bleiben.

Der Grenzen *ihres* Könnens scheinen sich aber nicht alle Vertreter der Sondergebiete bewußt zu sein. Anstatt Grenzen und Gegensätze zu schaffen, sollten sich diese Vertreter von Absonderungswünschen lieber der gemeinsamen Arbeit befleißigen! Wir brauchen den Geist der Zusammenfassung, den Willen zum ganzheitlichen Denken. Das halte ich für eine bessere Gesundheitsführung als den kleinlichen Kampf um Sonderrechte, Pflichtvorlesungen und neue Prüfungsfächer (Zustimmung). Es sind nicht die schlechtesten Vertreter der wissenschaftlichen Heilkunde gewesen, die, wie PAUL ERNST in Heidelberg, das Überhandnehmen der Sonderfächer in der Heilkunde als eines der Zeichen unseres Niederganges angesehen haben.

Und unsere *Stellung zur Homöopathie* und zur *Naturheilkunde*? Ja, m. H., ziehen nicht die Einsichtigen unter uns viele der Heilverfahren, die von den tüchtigen unter den Heilpraktikern angewandt werden, planmäßig und beharrlich als Heilmittel heran, die kalten und warmen Umschläge, die Bäder, das Hungern, wo es nötig tut auch das Mästen, die Diätvorschriften bis zur Rohkost, die Fango- und anderen Packungen, das Sonnenlicht und andere Strahlen verschiedenster Art? Werden nicht die pflanzlichen, tierischen Wirkstoffe, die Vitamine und die Hormone, in Mengen gegeben, die homöopathischer Darreichung nicht fernstehen. Aber *ganz bewußt* können *wir* uns *nicht* dazu entschließen, etwa in den Kampf mit dem Krebs statt mit den scharfen Waffen des Chirurgen und Röntgenologen mit Lehmpackungen und ähnlichen Mitteln einzutreten, solange uns nicht durch sorgfältig mit Krankengeschichten und feingeweblichen Untersuchungen belegte Zahlenübersichten der Beweis gebracht, daß Lehm ebenso gut oder gar besser beim Krebs hilft als Feuer und Schwert. Und diesen Beweis vermissen wir Chirurgen auf vielen Gebieten. Wir nehmen nachdrücklichst Stellung gegen die Anpreisung von Mitteln, die den letzten Pfennig aus den Taschen dieser unglücklichen Kranken holen, ohne ihnen helfen zu können.

Der wissenschaftlich denkende Chirurg ist gleich dem heute so viel verschrieenen *inneren Schulmediziner* leidenschaftlich darauf aus, die Wirkungen seines ärztlichen Handelns *wissenschaftlich* aufzuspüren. Anatomie, Physiologie, die pathologische Anatomie und die pathologische Physiologie zieht er, wie der innere Arzt *bewußt* mit heran in seine Heilverfahren, er beschränkt sich nicht nur auf das Irrationale, sondern sucht die Geheimnisse des Lebens zu ergründen, soweit das dem schwachen Menschengeiste möglich ist.

2. Abschlußbericht

Die 61. Tagung unserer Gesellschaft fand ... im Langenbeck-Virchow-Hause statt. Sie verlief anregend und stand, von in- und ausländischen Fachgenossen anerkannt, auf erfreulicher Höhe. Man darf darüber um so mehr befriedigt sein, als manche Pessimisten vergangener Tagungen gefürchtet hatten, daß die wissenschaftliche Arbeit unseres Nachwuchses zu wünschen übrig laße. Der Verlauf der Tagung scheint mir diese Einstellung widerlegt zu haben.

Nach der Eröffnungsansprache des Vorsitzenden, die sich nach der Totenehrung vor allem mit den Gegenwartsaufgaben der deutschen Chirurgen befaßte und die Stellung der deutschen Chirurgie zur Schulmedizin, zur Naturheilkunde, Homoeopathie und der sog. neuen biologischen Medizin umriß, hielt K. H. BAUER-Breslau einen ausgezeichneten, sehr gut aufgenommenen Übersichtsvortrag über den Stand der experimentellen Krebsforschung. Der Vormittag des ersten Tages war dann weiter hauptsächlich der Krebsfrage, der Nachmittag der Hirn- und Rückenmarkschirurgie gewidmet.

Den zweiten Tag eröffnete G. MAGNUS-München mit einem klaren, inhaltsreichen Hauptvortrag über Wesen und Behandlung der Pseudarthrose; auch der weitere Verlauf dieses Vormittags war der Gliedmaßenchirurgie gewidmet. Aus den Nachmittagsvorträgen ist der verantwortungsbewußte Vortrag GULEKES über die Grenzen chirurgischer Verantwortlichkeit herauszuheben.

Der Freitag Vormittag war für eine Aussprache über die Bedeutung der Vitamine für die Chirurgie bestimmt. A. FROMME-Dresden hielt den sehr lehrreichen, inhaltsschweren, klaren Einleitungsvortrag. Dann schloßen sich Vorträge über Brust- und Bauchchirurgie an.

Wie alle Sitzungen, so ging auch die des Sonnabend-Vormittags, dank des ausgezeichneten Vortrages des Göttinger Physiologen REIN über die physiologischen Grundlagen des Kreislaufkollapses vor überfülltem Saale vor sich, wie überhaupt das Mitgehen der Hörer während der ganzen Tagung sehr erfreulich war.

Es haben nicht weniger als 170 Redner auf der Tagung gesprochen, 97 Vorträge sind gehalten worden, 73 Redner haben sich an der Aussprache beteiligt. Durch straffste Disziplin ließ sich die gewaltige Tagesordnung fast restlos erledigen. Ich hatte freilich in wochenlanger mühevoller Arbeit mit jedem einzelnen Redner genauestens die Redezeit vereinbart, habe persönlich viele Vorträge gekürzt, andere sogar stilistisch überarbeitet, Fremdwörter ausgemerzt, kurz, aktiv in die

Dinge schon vor der Tagung eingegriffen, anstatt sie treiben zu laßen; auch die Hauptvorträge konnte ich beeinflußen. Nirgends bin ich damit auf Schwierigkeiten gestoßen, im Gegenteil, zahlreiche dankbare Briefe haben mich zu der Überzeugung gebracht, daß ich richtig gehandelt habe, und die Tagung hat es dann erwiesen.

Auf Grund meiner Erfahrungen möchte ich künftigen Vorsitzenden raten, dafür Sorge zu tragen, daß die unmittelbare Verständigung des Vorsitzenden mit den die Projektions- und Filmvorführungsgeräte bedienenden Leuten noch besser aufgenommen wird als mir das mangels entsprechender Einrichtungen möglich war. Vielleicht würde sich die Herstellung einer telephonischen Verbindung mit dem Vorstandstisch empfehlen. Auch die Verdunkelungseinrichtung müßte vom Vorsitzenden leichter beeinflußt werden können.

Bewußt habe ich eine größere Zahl von Filmvorführungen zugelaßen, als das in früheren Jahren üblich war. Auch hier muß freilich der Vorsitzende schon vor der Tagung für Kürzung sorgen. Filme von einer Dauer über $^1/_4$ Stunde sind schwer tragbar; allenfalls sind sie an den Schluß der Tagesordnung zu setzen. Es gibt immer fleißige Hörer, die sich auch solche Vorführungen gern ansehen. Eine Neuerung war der Operationsfilm mit eingefügten schematischen Zeichnungen der Breslauer Klinik. Er wird sich in den akademischen Unterricht allmählich einführen. ...

Zum Vorsitzenden für das Jahr 1938 wurde Herr GULEKE nahezu einstimmig gewählt. ...

Stich – Göttingen.

62. TAGUNG (1938)

Vorsitzender NIKOLAI GULEKE *(Jena)*

1. *Aus der Eröffnungsansprache**

Soll die Weiterentwicklung der wissenschaftlichen Chirurgie gesichert sein, so muß sich die Forschung an das Nachgewiesene und Nachweisbare halten, sie darf den Boden naturwissenschaftlicher Erkenntnis und naturwissenschaftlicher Denkweise, die alle Lebensvorgänge in ihren Ursprüngen und Zusammenhängen vorurteilslos aufzuschließen sucht und in diesem Sinne wahre Biologie ist, nicht verlassen. Ohne Kenntnis des menschlichen und tierischen Körpers, seiner Organe und der Wechselwirkung ihrer Tätigkeit, ohne Kenntnis des Einflusses der Umwelt auf den gesunden und kranken Körper, ohne Kenntnis der Röntgenstrahlen,

* Arch. klin. Chir. **193**, 3 (1938).

der Kolloidchemie oder der Vitaminforschung, ist die moderne wissenschaftliche Chirurgie undenkbar. Und doch dürfen alle diese Erkenntnisse nicht einseitig überschätzt werden. Denn *über allem muß die klinische Betrachtungsweise stehen, die dem ganzen kranken Menschen gilt.* Ein wirklich guter Arzt kann daher nur der sein, der alles Einzelwissen zu einem umfassenden Gesamtbild zusammenschweißen versteht und seine Heilweise unvoreingenommen von überall holt, wenn diese nur der wissenschaftlichen Prüfung standhält. Er muß aber außerdem befähigt sein, auch die seelischen Vorgänge bei seinen Kranken und deren Einfluß auf den Krankheitsverlauf zu erkennen und diese so zu lenken, wie es für die Heilung erforderlich ist. Hier erwächst dem Arzt eine besondere Aufgabe, die vorläufig einer streng wissenschaftlichen Klärung noch nicht zugänglich ist, die aber für den Erfolg jeder ärztlichen Tätigkeit die allergrößte Bedeutung hat.

Wer imstande ist, all diese Forderungen zu erfüllen, der trägt am sichersten dazu bei, daß der Aberglaube an mystische Naturkräfte in den Händen mehr oder weniger geschickter Kurpfuscher gebrochen wird, und die sog. ,,Krise" in der Entwicklung der Medizin, über die meines Erachtens mehr gesprochen und geschrieben worden ist, als berechtigt und gut war, wieder verschwindet.

Die Chirurgie als technische Wissenschaft muß daneben bestrebt sein, ihr technisches Rüstzeug immer weiter auszubauen und zu vervollkommnen. Bei der Größe des Gesamtgebietes ergibt sich ganz von selbst, daß, je nach Veranlagung und Neigung, der eine dieses Sondergebiet, der andere ein anderes besonders pflegt, und es kann niemand darüber im Zweifel sein, daß diese, auf bestimmte, mehr oder weniger umschriebene Sondergebiete eingestellte Arbeit nötig, ja unentbehrlich ist. Es ist auch durchaus verständlich, daß emporstrebende Sondergebiete die Neigung haben, sich selbständig zu machen und sich von der Mutter Chirurgie mehr oder weniger weitgehend loszulösen. Auf die Gefahren, die diese Entwicklung aber auch mit sich bringt, ist auf unseren Tagungen so oft hingewiesen worden, daß hierauf nicht wieder eingegangen zu werden braucht. Wer für die Heranbildung der nachkommenden Ärztegenerationen verantwortlich ist und die im weiten Lande außerhalb der großen Krankenhäuser durch die örtlichen Verhältnisse nun einmal gegebenen Möglichkeiten übersieht, der kann gar nicht anders, er *muß* zu der Überzeugung kommen, daß eine zu weitgehende Zersplitterung unseres Faches unter Aufgabe der natürlichen Bedingungen, die die einzeln Sondergebiete untereinander und mit der allgemeinen Chirurgie zusammenhalten, weder die Fortentwicklung der einzelnen Sonderfächer und der Gesamtchirurgie dienlich sein, noch auch den Erfordernissen gerecht werden kann, die die ärztliche Versorgung der Kranken in kleinen Städten oder auf dem Lande stellt und stellen muß.

Eine gedeihliche Weiterentwicklung aller hier in Frage kommenden Wissensgebiete ist meines Erachtens nur dann möglich, wenn sie bei aller selbständigen Weiterarbeit, deren Wert kein vernünftiger Beurteiler unterschätzt, ihren Zusammenhang mit der Gesamtchirurgie und untereinander wahren und sich gegenseitig anregen und befruchten. Dazu wird aber eine vertrauensvolle, kameradschaftliche Zusammenarbeit der Vertreter der verschiedenen Fachgebiete vielleicht mehr beitragen können, als der Versuch, die einzelnen Gebiete möglichst scharf gegeneinander abzugrenzen, um Übergriffe zu verhindern; denn bei der nahen Verwandtschaft der Nachbargebiete sind eindeutige Grenzen oft schwer zu finden, und im Enderfolg, im praktischen Leben, wird schließlich doch immer die Leistung entscheiden.

2. *Abschlußbericht*

Der Verlauf der 62. Tagung der Deutschen Gesellschaft für Chirurgie wies einige Abweichungen vom üblichen Brauch auf ...

So habe ich den Beginn der Eröffnungssitzung schon auf 9 Uhr angesetzt, um den Vormittag möglichst auszunutzen, was schon im Hinblick auf die außergewöhnlich zahlreichen Nachrufe für unsere Verstorbenen in der Eröffnungsrede geboten schien. Es wäre gut, wenn in Zukunft eine Form der Totenehrung gefunden werden könnte, die dem Andenken unserer Toten in würdiger Weise gerecht wird, aber die Nennung jedes Einzelnen in der Rede des Vorsitzenden unnötig macht.

Eine weitere Neuerung bestand darin, dass *eine* Sitzung unserer Tagung gemeinsam mit der Deutschen Orthopädischen Gesellschaft und mit der Deutschen Gesellschaft für Unfallheilkunde, Versicherungs- und Versorgungsmedicin abgehalten wurde, die auf Grund schon im Jahre 1937 vorangegangener Verhandlungen vereinbart worden war. Als Referatthema habe ich dafür den „Verkehrsunfall" gewählt, der Referent war natürlich ein *Chirurg* — und das sollte auch in Zukunft so bleiben, da die Deutsche Gesellschaft für Chirurgie die Gastgeberin ist. Auch die Gegenvorträge und -Redner habe *ich* in collegialer Besprechung mit den Vorsitzenden der eingeladenen Gesellschaften ausgewählt. Die Teilnahme an dieser gemeinsamen Sitzung war groß; es ging glatter, als ich erwartet hatte, da alle Beteiligten verständnisvoll mitarbeiteten. Ob diese Neuerung sich lebensfähig erweisen wird, bleibt abzuwarten.

Schließlich muß als weitere Neuerung erwähnt werden, daß ... erstmalig eine Ernennung verdienter deutschfreundlicher ausländischer Chirurgen und Gelehrter zu „*Correspondierenden Mitgliedern*" unserer Gesellschaft erfolgte. Bei richtiger Auswahl der zu Ehrenden wird dieses Verfahren hoffentlich dazu beitragen, das gegenseitige Verständnis und die freundschaftlichen Beziehungen der Chirurgen von Land zu Land zu festigen und zu vertiefen.

Die wissenschaftliche Arbeit des Congresses begann mit dem Hauptvortrag von VERSCHUER: „Woran erkennt man die Erblichkeit angeborener Mißbildungen ?“ Der kritische, auf genauer wissenschaftlicher Forschung aufgebaute Vortrag dürfte dem chirurgischen Gutachter eine wertvolle Grundlage für die Beantwortung obiger Frage geworden sein. Der Nachmittag des 1. Sitzungstages wurde von NORDMANN mit seinem hervorragend klaren, knappen und eindrucksvollen Hauptvortrag: „Neuere Anschauungen über die akute Pankreasnekrose und ihre Behandlung“ eingeleitet. Beiden Vorträgen folgte eine rege lebhafte Aussprache. Der Hauptvortrag des 2., gemeinsam mit den Orthopäden und Unfallmedizinern abgehaltenen Sitzungstages betraf den „Verkehrsunfall“ und wurde in fesselnder, trotz des ungeheuren Stoffes knapper Form von hoher Warte aus von KIRSCHNER ausgezeichnet vorgetragen. Als Correferenten sprachen BUHTZ, als gerichtlicher Mediziner, ZUR VERTH über Amputationen beim Verkehrsunfall, HOHMANN über Stumpfpflege und Prothesen, und ZOLLINGER über Begutachtungsfragen beim Verkehrsunfall. Es schloss sich eine Flut von leider zum grossen Teil vorher vorbereiteten Discussions-Vorträgen an. Trotzdem kam etwa die Hälfte der angemeldeten Redner nicht mehr zum Vortrag. Das schadete aber nichts, zumal ich den Rednern das schon vorher mitgeteilt und sie mit der Aufnahme ihrer Niederschriften in das Protokoll getröstet hatte. Der 3. Tag brachte dann SAUERBRUCHs inhaltsreichen Hauptvortrag: „Stand und Kritik der operativen Behandlung der Bronchiectasien und der Lungentuberculose“, auch wieder mit einer sehr ausgiebigen Aussprache besonders seitens der Lungenspezialisten. Trotz vieler widersprechender Anschauungen dürfte der Zweck dieses Vortrages, zu zeigen, daß es sich dabei um eine *chirurgische* Fragestellung handelt, erreicht worden sein.

Die Teilnahme und das Interesse der sehr zahlreichen Zuhörer auch an den übrigen Vorträgen, an der Aussprache und den farbenschönen Filmvorführungen war äußerst rege. Die hervorragende Disciplin der Redner, die fast ausnahmslos die vorher mit mir genau verabredete Zeit einhielten, ermöglichte trotz mancher nicht vorgesehenen Aussprache eine so pünktliche Erledigung der großen Tagesordnung, daß die letzte Nachmittagssitzung bereits um $^3/_4$ 4 Uhr geschlossen werden konnte, trotzdem 83 Vorträge gehalten wurden und 85 Redner in der Aussprache zum Worte kamen.

Zum Vorsitzenden für das Jahr 1939 wurde Herr NORDMANN nahezu einstimmig, zum Ehrenmitglied Herr SAUERBRUCH fast einstimmig gewählt.

Das Festessen verlief sehr angeregt bei guter Stimmung. Es war auch von unseren ausländischen Freunden zahlreich besucht.

Während nun die Tätigkeit des Vorsitzenden für gewöhnlich mit dem Ende des Congresses im Wesentlichen erledigt ist, erstanden im verflossenen Jahr für mich dadurch schwierige und recht undankbare zusätzliche Arbeiten, daß die Deutsche Gesellschaft für Chirurgie vom Innenministerium offiziell beauftragt wurde, den ursprünglich im noch österreichischen Wien im Sept. 38 abzuhaltenden *Internationalen Chirurgen-Congress* nunmehr im deutschen Wien vorzubereiten. Das machte eine Unmenge Verhandlungen mit den verschiedenen Ministerien, der Reichsärzteführung, den leitenden Stellen in Wien und dem Internationalen Comité in Brüssel, zahlreiche Reisen und unendlich viel Schreiberei notwendig. Und als schließlich Mitte Juni trotz größter Schwierigkeiten alles Wesentliche glücklich geregelt schien, mußte der Congress plötzlich auf höheren Befehl abgesagt werden. Die Lage war peinlich; aber die Deutsche Gesellschaft für Chirurgie trägt daran keine Schuld und kann damit nicht belastet werden. Denn ich hatte immer wieder auf die Schwierigkeiten und die Notwendigkeit, sich *rechtzeitig* für oder wider zu entscheiden, hingewiesen. Das kann aktenmäßig belegt werden.

Schließlich wurde dem Vorsitzenden auch noch die Aufgabe zu teil, den Kampf um die Wiedervereinigung der *Neurochirurgischen Abteilung in Frankfurt a/M.* mit der chirurgischen Klinik, in dessen Verlauf College SCHMIEDEN den Vorsitzenden um Unterstützung gebeten hatte, zu führen, was ausgedehnte mündliche und schriftliche Verhandlungen mit dem neurochirurgischen Beirat der D. Ges. f. Chir. und mit den unmittelbar beteiligten Herren (SCHMIEDEN, KLEIST, TÖNNIS) notwendig machte. Bis jetzt sind die Verhandlungen noch nicht zum Abschluß gekommen. Es scheint aber Aussicht zu bestehen, daß sich die einstimmige Meinung des neurochirurgischen Ausschusses, die in der Angliederung der neurochirurgischen Abteilung an die *chirurgische* Klinik die einzige auf lange Sicht befriedigende Lösung sieht, durchsetzen wird.

Bei der Übergabe des Vorsitzes an meinen verehrten Nachfolger möchte ich mit besonderer Dankbarkeit — als des schönsten Eindruckes meines Amtsjahres! — der treuen Freundschaft und allseitigen Hilfsbereitschaft seitens aller an den Arbeiten des Ausschusses beteiligten Collegen, insbesondere auch seitens des langerprobten 1. Schriftführers Herrn A. BORCHARD, gedenken. Das Gefühl enger Zusammengehörigkeit und zuverlässiger Kameradschaft erleichtert und verschönt die oft schwierige und nicht immer dankbare Arbeit des Vorsitzenden.

Möge es auch in Zukunft bei den deutschen Chirurgen immer so bleiben!

Guleke (Jena)

63. TAGUNG (1939)

Vorsitzender OTTO NORDMANN *(Berlin)*

*1. Aus der Eröffnungsansprache**

Durch die Forschungen und Arbeiten der einzelnen Nationen wird die Heilkunde *aller* Länder gefördert, der Dienst am kranken Menschen ist Gemeingut *aller* Kulturvölker und durch einen Gedankenaustausch in Schrift und Wort wirken sich Fortschritte in der Heilkunde in der ganzen zivilisierten Welt aus. Möge die Zeit kommen, wo man zumindest auf geistigem Gebiet nicht mehr von befreundeten und nichtbefreundeten Nationen spricht, sondern sich alle Völker in dem Bestreben nach Förderung der menschlichen Kultur, zu der die Heilkunde gehört, schrankenlos vereinigen.

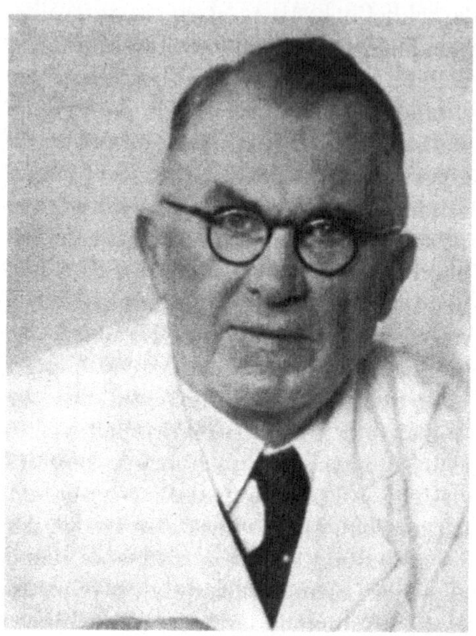

Abb. 27. OTTO NORDMANN

Jeder, der vor mir an dieser Stelle gestanden hat, hat es als Ehrenpflicht betrachtet, an erster Stelle der Männer zu gedenken, denen er nächst seinem Elternhaus seine Charakterprägung, und denen er seine Berufsausbildung verdankt. Ich habe das große Glück gehabt, bei zwei Männern in die Lehre gegangen zu sein, deren Persönlichkeitswerte alle die maßgeblich fürs Leben beeinflußt haben, die ihnen nähergetreten sind, und die dadurch über ihre Generation hinaus als Vorbild wirken: JOHANNES ORTH und WERNER KÖRTE. Diese beiden Männer ähnelten sich sehr. Beide zeichneten sich durch unbeugsame Geradheit und Offenheit, durch Sauberkeit und Ehrlichkeit aus. Sie haben niemals ihren Rücken gebeugt, sondern sind lauter, aufrecht und kompromißlos durchs Leben gegangen. Sie haben nur ihren Pflichten gelebt. Sie wollten nie mehr scheinen als sie waren, und ihre Bescheidenheit verbot ihnen stets, sich vorzudrängen. In der großen Öffentlichkeit kannte man sie wenig, und ich denke immer an einen Ausspruch KÖRTEs: „Wer nicht in die Zeitung kommen will, kommt nicht hinein."

* Arch. klin. Chir. **196**, 3 (1939).

Körte und Orth haben mit logischem, klarem Verstand die Welt betrachtet und die Dinge gemeistert. Gewiß waren sie zuweilen unbequem und eckten auch gelegentlich an, aber versöhnlich war dabei, daß solche Schroffheiten ihrem ureigensten Wesen entsprangen, sie in ihrer Arbeit die größten Anforderungen an *sich selbst* stellten und es ihnen gleichgültig war, wenn sie nicht überall beliebt waren. Sowohl Orth wie Körte gingen völlig in ihrem Beruf auf, der — wie wir alle wissen — den *ganzen* Menschen fordert, der sich der Forschung oder der Heilkunde verschrieben hat. Nur durch diese restlose Hingabe, die von Unwissenden und Unbelehrbaren als Einseitigkeit betrachtet wird, ist es Orth und Körte gelungen, ein Lebenswerk aufzubauen, das auch auf die Generation nach ihnen anregend und befruchtend wirkt. Hoffen wir, daß es in der Heilkunde immer Persönlichkeiten geben wird, die wert sind, der Jugend als Beispiel zu dienen.

Orth war ein meisterhafter Forscher und Lehrer der pathologischen Anatomie. Seine Kollegien und Demonstrationen waren unübertrefflich. Als Schüler Virchows vertrat er die Cellularpathologie, die heutzutage mancherorts gewissermaßen als überholt angesehen wird. Meines Erachtens völlig zu Unrecht! Ein Arzt, der sich keinerlei Vorstellung vom Ablauf des pathologischen Geschehens im Körper bei organischen Leiden machen kann, wird nie und nimmer die Diagnostik beherrschen und die Grenzen seines Könnens erkennen. Er läuft Gefahr, auch bei Krankheiten, bei denen bestimmte Organveränderungen vorliegen, funktionelle Störungen anzunehmen und bei der Diagnostik und Therapie infolge seiner Unwissenheit in Mystik abzugleiten. Anatomische Kenntnisse haben niemals einen guten Arzt dazu verleitet, nur das *örtliche* Leiden des kranken Menschen zu behandeln und die Gesamtkonstitution zu vergessen.

Die Bedeutung Werner Körtes erblicke ich nicht darin, daß er ein überaus gewissenhafter und unübertrefflicher Chirurg im eigentlichen Sinne des Wortes war, sondern daß er in jedem einzelnen Fall auf Grund seines anatomischen und klinischen Wissens und einer seltenen Intuition sich der Schranken des chirurgischen Eingriffs bewußt war, und die Chirurgie stets als wichtiges Glied der *gesamten* Heilkunde betrachtete.

Der Wert einer guten Schule beruht meines Erachtens nicht darauf, daß man von seinem Lehrer medizinische Technizismen routinehaft erlernt und an diesen zuweilen gar mit einer gewissen Überheblichkeit sein Leben lang festhält, daß man sich Laboratoriumsuntersuchungen und andere Hilfswissenschaften aneignet, sondern hauptsächlich darin, daß man die *seelische Einwirkung* auf den Kranken und den gesamten Dienst am Krankenbett in sich aufnimmt. Das alles kann man nie aus Büchern erlernen, sondern nur vom lebendigen Beispiel.

Es wird kaum irgendwo anerkannt, daß der Ruf einer Krankenanstalt *in allererster Linie* von den ärztlichen und menschlichen Eigenschaften des Chefarztes, von seiner Pflichterfüllung und von dem Geist des Hauses, den er prägt, abhängt. Ermöglicht man dem am Krankenhaus tätigen Arzt die Weiterbildung in der Heilkunde, gewährt man ihm die dazu notwendigen Mittel, und ist seine Freiheit so bemessen, daß er auch wissenschaftlich arbeiten kann, so tut man durchaus nichts Überflüssiges, im Gegenteil: Das Ansehen der Krankenhäuser wird dadurch gehoben und die Weiterentwicklung der Heilkunde gefördert.

Man spricht viel von einer „Krise" in der Heilkunde. Die Chirurgie ist davon nicht betroffen. Deshalb teilen Sie alle gewiß mit mir den Wunsch, daß allgemein-medizinisch gut ausgebildete und logisch denkende Chirurgen die Medizinstudenten möglichst lange lehren, daß in der Heilkunde letzten Endes Begabung, Intuition, auf biologischen Kenntnissen beruhendes Wissen und schließlich ganz besonders die gesamte Persönlichkeit des Arztes die wichtigsten Vorbedingungen einer segensreichen Arbeit sind.

Für die weitverbreitete Neigung der Kranken, sich von der wissenschaftlichen Heilkunde abzuwenden und Laienhilfe in Anspruch zu nehmen, ist der Grund häufig der, daß die Ärzte sich nicht genügend *persönlich* dem Kranken widmen und statt dessen immer neue Heilmittel verordnen, die von einer allzu rührigen Industrie in Massen auf den Markt gebracht werden. Wenn *alle* Ärzte in Zukunft an einem Vorbild das Geheimnis und das Wirken einer ärztlichen Persönlichkeit begreifen lernen, wird auch das Kurpfuschertum immer mehr verschwinden.

2. Abschlußbericht

Im Laufe der Jahre hatte ich immer wieder Klagen über die Überfüllung der Tagesordnung unserer Gesellschaft gehört. Man war in weiten Kreisen unzufrieden darüber, daß so sehr viele *kurze* Vorträge gehalten wurden, die kaum etwas Neues brachten. Dadurch war häufig die freie Aussprache zu kurz gekommen. Man klagte über die fehlende Belebung der Tagesordnung. Es war ferner nicht genügend auf die Befolgung unserer Vorschrift geachtet worden, daß bereits veröffentlichte Untersuchungen und Erfahrung nicht in die Tagesordnung aufgenommen werden sollten. Aus allen diesen Gründen habe ich die angemeldeten Vorträge zum 63. Congreß sehr gesiebt und nach Studium der Inhaltsangaben der angemeldeten Vorträge vieles ausgesondert. Der Vorsitzende macht sich dadurch nicht beliebt, aber eine sehr große Anzahl von Briefen aus dem Kreise der Mitglieder hat mich dafür entschädigt und den Beweis erbracht, daß ich den richtigen Weg gegangen bin. Es wurden ca. 50 Vorträge gehalten, die Aussprache war nach vielen Vorträgen lebhaft und erschöpfend. Wichtig ist nur für den Vorsitzenden, die Stimmung der Versammlung richtig zu erkennen und die Aussprache rechtzeitig zum Abschluß zu bringen.

Die Themen der größeren Vorträge habe ich persönlich ausgemacht und als Referenten diejenigen Collegen bestimmt, die über den betreffenden Gegenstand gearbeitet hatten und etwas zu dem Thema zu sagen hatten. Bewußt habe ich auch Gegenstände aus der Neurochirurgie, der Urologie und Orthopaedie abhandeln lassen und ich glaube, daß die Congresse dieser Sondergruppen kaum imstande sind, Besseres zu bieten. Die Auseinandersetzung mit den Röntgenologen führte nicht zu einem befriedigenden Ende, weil sie sich an einer Aussprache nicht beteiligen wollten. Unser Congreß stand sicher in seiner überwältigenden Mehrheit auf dem Standpunkt, daß die Röntgenologie eine *Hilfs*wissenschaft der Klinik ist und unlösbar mit dieser verbunden bleiben muß. Forschungs-Institute sind zu empfehlen, in denen auch die Strahlentherapie centralisiert werden kann. Aber welche Kranke ihr zuzuführen sind, diesen Entscheid hat allein der Kliniker zu treffen. Es ist ferner wünschenswert, daß die Studenten in einem Specialcolleg die physikalischen Grundlagen der Röntgenologie usw. erlernen und das „Lesen“ der Platten zu begreifen beginnen. Aber alle weitergehenden Forderungen der Röntgenologen, bes. das Central-Röntgen-Institut an Kliniken und Krankenhäusern, sind abzulehnen. Assistenten an chirurgischen Kliniken und Krankenhäusern, die später einmal Leiter einer kleineren Anstalt werden, wo ein selbständiger Röntgenologe fehlt, müssen sich evt. an einem Röntgen-Institut ausbilden, — Austausch der Assistenten — etc. sind die gegebenen Wege. Möge nur die verheerende Zersplitterung in der Heilkunde durch Behörden, die ihre Gefahren für die Kranken nicht begreifen können, nicht noch weiter getrieben werden! Meist sind einzelne ehrgeizige Männer die treibenden Kräfte bei diesen Sonderbestrebungen, z. B. auch bei den Röntgenologen, Neurochirurgen, Urologen usw. Hoffentlich kommt noch einmal die Zeit, in der sich alle „Unterfachgruppen“ wieder in unserem Congreß zusammenfinden. Das geht nur durch Personalunion, indem in die Vorstände der einzelnen Gesellschaften erfahrene und führende Mitglieder der Deutschen Gesellschaft für Chirurgie eintreten, ihren Einfluß geltend machen und auf einen Zusammenschluß in der Muttergesellschaft dringen. Es darf ferner nie versäumt werden, auch auf unseren Congressen die oben erwähnten Gebiete behandeln zu lassen, beweist doch die Geschichte unserer Gesellschaft, daß alle diese Unterfächer der Chirurgie von unseren Mitgliedern geschaffen und ausgebaut sind.

Nach dem historischen Festessen am Donnerstag Abend hatte ich in diesem Jahr zum ersten Male die Damen unserer Mitglieder zum geselligen Zusammensein mit Tanz gebeten. Sowohl beim Essen wie auch an dem nachfolgenden Gesellschaftsabend war die Stimmung ausgezeichnet. Die Beteiligung an beiden Veranstaltungen war sehr stark. Ich hoffe, daß auch die späteren Vorsitzenden den Damen unserer Mitglieder auf diese Weise ein Vergnügen bereiten.

Alles in allem glaube ich sagen zu dürfen, daß der 63. Congreß unserer Gesellschaft das sichtbare Zeichen des Gedeihens der Deutschen Chirurgie war und sich würdig den früheren Versammlungen anreiht.

Berlin 15. Juli 39

O. Kleinschmidt

64. TAGUNG (1940)

Vorsitzender HANS v. HABERER *(Köln)*

*1. Aus der Eröffnungsansprache**

Als auf der letzten Tagung unser hochverehrtes, hochbetagtes Ehrenmitglied A. v. EISELSBERG sich zu einer kurzen Ansprache am Rednerpult zeigte, bewies der spontane stürmische Beifall unserer Gesellschaft, wie sehr diesem liebenswürdigen, feinen Edelmann alle Herzen zugetan waren. Daß er im 80. Jahre seines Lebens auf dem Wege zu einem Patienten am 26. 10. 39 einem Eisenbahnunglück zum Opfer fiel, muß auf der einen Seite, da ihn der Tod in voller Gesundheit, körperlicher und geistiger Frische ereilt hat, als besonders tragisch bezeichnet werden, trägt aber auf der anderen Seite etwas Erhabenes in sich; denn letzten Endes handelt es sich um den Tod in Ausübung der ärztlichen Berufspflicht, die v. EISELSBERG zeitlebens neben der Sorge um seine Familie als höchste Pflicht empfunden hat, der er beispielgebend treugeblieben ist bis in den Tod.

Im Jahre 1884 war v. EISELSBERG als Operationszögling in die Klinik BILLROTHs eingetreten und zunächst nach Berlin geschickt worden, um bei ROBERT KOCH zu arbeiten. Die ersten Arbeiten v. EISELSBERGs stehen unter dem Einfluß dieses Studienurlaubes. Schon nach 3 Jahren wurde er Assistent bei BILLROTH, und aus dieser Zeit stammen seine bekannten Arbeiten über Schilddrüse und Kropf. Mit seinen Kollegen WÖLFLER, v. MIKULICZ, CZERNY und v. HACKER, mit denen ihn zeitlebens ein Freundschaftsverhältnis verband, nahm er Anteil an dem Ausbau der Magen-Darmchirurgie, die durch BILLROTH und seine Schule grundlegend beeinflußt wurde. In späteren Jahren beschäftigte

* Arch. klin. Chir. **200**, 3 (1940).

er sich ganz besonders mit der Verbesserung der Gehirn- und Rückenmarkschirurgie, ohne dabei irgendwie die übrigen Zweige unseres schönen Faches wissenschaftlich zu vernachlässigen. Als 33jähriger kam er als ordentlicher Professor der Chirurgie nach Utrecht, 3 Jahre später in gleicher Eigenschaft nach Königsberg und im Oktober 1901 übernahm er die Leitung der I. Chirurgischen Universitätsklinik in *Wien*, die er bis zu seinem Ausscheiden aus dem Lehramt durch 30 Jahre in vorbildlicher Weise leitete.

Während der Vorbereitung der diesjährigen Tagung verstarb nach langem schweren Leiden unser 1. Schriftführer und Schriftleiter des Zentralblattes für Chirurgie und des Archivs für klinische Chirurgie, der Geh. Med.-Rat Prof. Dr. AUGUST BORCHARD in Charlottenburg im hohen Alter von 76 Jahren. Seine Ausbildung erfuhr er in Magdeburg unter MARCHAND und unter BRAUN in Königsberg und wurde dirigierender Arzt der Chir. Abteilung des Diakonissenhauses in Posen. An einer Zahl von Lehrbüchern hat er rege mitgearbeitet, so am Lehrbuch der Kriegschirurgie mit SCHMIEDEN, am Lehrbuch der Chirurgie mit GARRÈ und später STICH, das bereits 8 Auflagen erlebt hat, und außerdem hat er sich mit einer großen Zahl eigener wissenschaftlicher Arbeiten um die deutsche Chirurgie verdient gemacht. Im Weltkrieg war er Generalarzt und siedelte nach demselben nach Berlin über. Nachdem er schon lange Jahre hindurch als 2. Schriftführer und Bibliothekar unsere Gesellschaft betreut hatte, wurde er nach dem Rücktritt unseres Ehrenpräsidenten KÖRTE vom Amt des 1. Schriftführers im Jahre 1930 mit diesem Amt betraut, das er 10 Jahre mit großer Hingabe und Treue für die Deutsche Gesellschaft für Chirurgie ausgeübt hat.

Und gerade in Kriegszeiten zeigt es sich am besten, wie notwendig es ist, daß wir voll ausgebildete Chirurgen und nicht Teilspezialisten für die Versorgung unserer braven Soldaten einsetzen können. Wie wäre es sonst möglich gewesen, daß, wie ebenfalls KÖRTE in seiner Ansprache auf der 50. Tagung unserer Gesellschaft mitteilte, es im Weltkrieg gelungen ist, von der ungeheuren Zahl von über 4 Millionen Verwundeten 86 bis 94% der in Lazarettbehandlung aufgenommenen Krieger wieder dienstfähig zu machen.

2. Abschlußbericht

Die 64. Tagung ... stand unter dem Zeichen des Krieges gegen Polen, Frankreich und England. War dadurch, daß die meisten Mitglieder unserer Gesellschaft zum Felddienst eingezogen waren, an sich schon die Vorbereitung der Tagung sehr erschwert, so gestaltete sich im weiteren Verlauf die Arbeit des Vorsitzenden zu einem wahren Hindernisrennen. Ganz abgesehen davon, daß ich selbst ab 26. August 1939 zum Felddienst eingezogen, die größte Zeit über von Köln abwesend war, meine beiden Sekretärinnen erkrankt in Heilanstalten untergebracht werden mußten, schaltete die schwere, schließlich tötlich verlaufene Krankheit unsern I. Schriftführer BORCHARD gerade in dem Moment aus, wo er besonders nötig gewesen wäre. Hier sprang allerdings unser jetziger I. Schriftführer NORDMANN ein und unterstützte mich in rührender Weise. Bei der Ausschuss-Sitzung am 6. Januar 40 war zunächst die Frage zu klären, ob die Tagung überhaupt stattfinden solle. Die zahlreich anwesenden Ausschußmitglieder bejahten die Frage, zumal uns vom Reichsgesundheitsamt der Wunsch nach Abhaltung der Tagung bekannt gegeben war und der im Ausschuss anwesende Heeressanitätsinspekteur auch im Namen der Wehrmacht diesen Wunsch unterstrichen hat. Uns Allen aber war klar, daß unsere positive Beschlussfassung als reichlich problematisch bezeichnet werden mußte, da ja die kriegerischen Ereignisse nicht vorauszusehen waren. Aus diesem Grunde hat wohl auch der Ausschuß dem Vorsitzenden Vollmacht erteilt, den Zeitpunkt des Kongresses nach eigenem Gutdünken zu bestimmen, bezw. den Kongress unter Umständen doch ausfallen zu lassen. Eine schwierige Frage, die eine reichliche Aussprache zufolge hatte, bedeutete die Zulassung von Themen aus der Kriegschirurgie. Der Sanitätsinspekteur, der vorher schon Fühlung mit den betreffenden militärischen Stellen genommen hatte, bat, daß nur ein kriegschirurgisches Referat gehalten werde, und zwar von dem durch den Vorsitzenden vorgeschlagenen Herrn LAEWEN, und daß zu diesem Referat keine freie Aussprache zugelassen werde. Lediglich vom Vorsitzenden aufgeforderte Redner sollten sich an der Aussprache beteiligen. Wir legten uns damals auf diese Discussionsredner, wenigstens in bestimmten Umrissen fest. Je näher nun die Tagung rückte, desto mehr Schwierigkeiten tauchten auf. Die Korrespondenz, die ich mit den Vortragenden zu führen hatte, stockte oft infolge der Feldpost, viele von den unter Waffen stehenden Mitgliedern unserer Gesellschaft baten mich, ihnen Urlaub in die Heimat zwecks Vorbereitung ihrer Vorträge zu erwirken, u.s.f. Die Regelung der Urlaubsfrage hinsichtlich der Teilnahme am Kongress überhaupt, war ein schwieriges Kapitel für sich, obwohl ich in dauerndem Briefwechsel mit dem Heeressanitätsinspekteur deshalb stand. Die endgültige Regelung kam reichlich spät und wurde von verschiedenen Kommandos sehr verschieden durchgeführt. Am 27. 2. 40, also vier Wochen vor dem Kongress rief mich Ministerialdirektor Dr. CROPP im Auftrage des Reichsgesundheitsführers an, ich möge den Kongress auf unbestimmte Zeit verschieben, da bei der spärlichen ärztlichen Versorgung der Zivilbevölkerung es kaum möglich ist, daß so viele Chirurgen auf 4 Tage nach Berlin gehen. Ich bat um nochmaligen Anruf nach Fühlungnahme des Innenministeriums mit dem Heeressanitätsinspekteur, da wir uns ja der Wehrmacht gegenüber in der Ausschuss-Sitzung im Januar festgelegt hatten. Trotz der mir in dieser Sitzung eingeräumten Vollmacht, den Zeitpunkt unserer Tagung von dem gewohnten Termin auf einen anderen zu verschieben, wollte ich von dieser Vollmacht nicht nach nur einseitiger Information Gebrauch machen. Andererseits rechnete ich naturgemäss damit, daß es nunmehr doch zur Verschiebung des Kongresses kommen würde, ließ die Arbeit für die Vorbereitung liegen und verlor so wertvolle Zeit; denn in den ersten Märztagen erhielt ich dann die Nachricht aus dem Innenministerium in Berlin, daß der Kongress in der Woche nach Ostern unter allen Umständen stattfinden muss. Immerhin war offenbar der zuerst von Berlin ausgesprochene Wunsch nach Verschiebung des Kongresses so weit durchgesickert, daß nunmehr eine Hochflut von Anfragen an mich gerichtet wurde, die ich alle einzeln beantworten musste. Aber nicht genug an dem. Um dieselbe Zeit wurde von der Reichsregierung zwecks Herabsetzung des Reiseverkehrs die Verschiebung aller wissenschaftlicher Tagungen gewünscht, ein Beschluss, den die Regierung allerdings wieder fallen gelassen hat, der aber eine neuerliche Hochflut von Briefen an mich nach sich gezogen hat. Da traf mich der schwerste Schlag am 3. März 40 in Form eines Briefes vom Heeressanitätsinspekteur, in dem er mir mitteilte, daß im Anschluss an das kriegschirurgische Referat von LAEWEN überhaupt keinerlei Aussprache stattfinden darf. Ich musste nicht nur alle von mir zur Aussprache eingeladenen Redner wieder ausladen, sondern die ganze von mir ohne jede Beihilfe bis in die kleinsten Einzelheiten ausgeklügelte und aufgestellte, bereits gedruckte vorläufige Tagesordnung war hinfällig geworden, und musste neu gemacht werden. Nach all diesen „Vorfreuden" kam ich mit sehr gemischten Gefühlen zum Kongress nach Berlin, war aber dann zunächst über den unerwarteten, ausgezeichneten Besuch desselben mehr als angenehm überrascht. Als Hauptvorträge hatte ich aufgestellt: 1.) SOMMER (Dortmund): Chirurgie bei elektrischen Schäden. 2.) BÜRKLE-DE LA CAMP (Bochum): Funktionelle Wirbelbruchbehandlung oder Böhlersche Wirbelbruchaufrichtung?. 3.) LAEWEN (Königsberg): Grundsätzliches in der Kriegschirurgie. 4.) SCHÖNBAUER und PICHLER (Wien): Revolutionsverletzungen im Frieden mit besonderer Berücksichtigung der Lokalisation. 5.) SCHMIEDEN (Frankfurt a/M.): Dickdarmcarcinom. 6.) ROSTOCK (Berlin): Indikationen zur Eröffnung des Kniegelenkes. 7.) HELLNER (Münster): Systemerkrankungen des Skelettes. 8.) BOMSKOW (Freiburg i/B.): Das Hormon der Thymus. 9. BOEMINGHAUS (Berlin): Konservative und operative Behandlung des Uretersteines. Diesen Hauptvorträgen, die alle gehalten haben, was ich von ihnen erwartet habe, folgte eine sehr angeregte Aussprache. Aber auch die übrigen Darbietungen des Kongresses waren gute, was umso mehr Anerkennung verdient, als die meisten Redner im Militärdienst standen, wodurch ihnen die Vorbereitung ihrer Vorträge aussergewöhnlich erschwert worden ist. Alle vorgemerkten Redner kamen zu Wort, so weit sie anwesend waren. Gehalten wurden 58 Vorträge, 78 Mitglieder beteiligten sich an der Aussprache, so daß im Ganzen 136 Redner zu Wort gekommen sind. Dabei hielten sich die Redner im allgemeinen so diszipliniert an die ihnen gewährte Redezeit, daß Unruhe bei den Zuhörern nur ein einziges Mal sich bemerkbar machte, irgendwelche Härten vonseiten des Vorsitzenden überhaupt nicht nötig wurden. Vielleicht war es ein guter Gedanke von mir gewesen, die Redezeiten in der Tagesordnung für jeden einzelnen Redner im Druck erscheinen zu lassen. Zahlreiche Mitglieder haben mir teils schriftlich, teils mündlich ihre Befriedigung über Inhalt und Verlauf der Tagung ausgesprochen, so daß ich dadurch für alle Sorge und Mühe reichlich belohnt bin. Den Höhepunkt für mich als Vorsitzenden bedeutete die Wahl unserer hochverdienten Mitglieder Anschütz und Payr zu Ehrenmitgliedern unserer Gesellschaft. Das betrüblichste meines Vorsitzes war, daß ich, statt unter den Augen meines verehrten Lehrers v. Eiselsberg das hohe Amt bekleiden zu dürfen, ich ihm den Nachruf halten mußte.

Das Festessen vereinigte eine unerwartet große Zahl von Teilnehmern und verlief ebenso angeregt wie harmonisch. Nordmann hatte ... von der strengen hufeisenförmigen „Prominententafel" Abstand genommen und in sehr geschmackvoller Weise alle Teilnehmer an Rundtische postiert, wobei die Mitglieder des Ausschusses an die einzelnen Tische verteilt wurden. Auch die Ausländer, die entgegen unserer Erwartung doch vertreten waren, waren an verschiedenen Tischen gesetzt worden. Dadurch wurde in sehr glücklicher Weise ein besonders netter kameradschaftlicher Rahmen geschaffen ...

Zu meinem Nachfolger ist Herr Laewen bestimmt. Mit meinen besten Wünschen für seine Amtstätigkeit verbinde ich die Hoffnung, dass es ihm beschieden sei, wieder einen Friedenskongress aufziehen zu können. Möge diese Hoffnung in Erfüllung gehen, zum Wohl und Segen für unser Deutsches Volk.

Köln 1. X. 1940

H. v. Haberer

1941-1943

Auf der 64. Tagung (Berlin 1940) wurde Arthur Läwen (Königsberg/Pr.) als Vorsitzender „für das Jahr 1941" gewählt. Der 2. Weltkrieg verhinderte zunächst weitere Tagungen. A. Läwen berichtet über die Jahre 1941 und 1942 folgendes:

Die Wünsche meines Vorgängers erfüllten sich leider nicht. Der Krieg ging weiter. Der Ausschuß beauftragte mich, da im Jahre 1941 keine Tagung stattfinden konnte, für das Jahr 1942 und dann auch für 1943 mit der Führung der Geschäfte des Vorsitzenden der Deutschen Gesellschaft für Chirurgie: Über diese meine Amtszeit ist folgendes zu berichten:

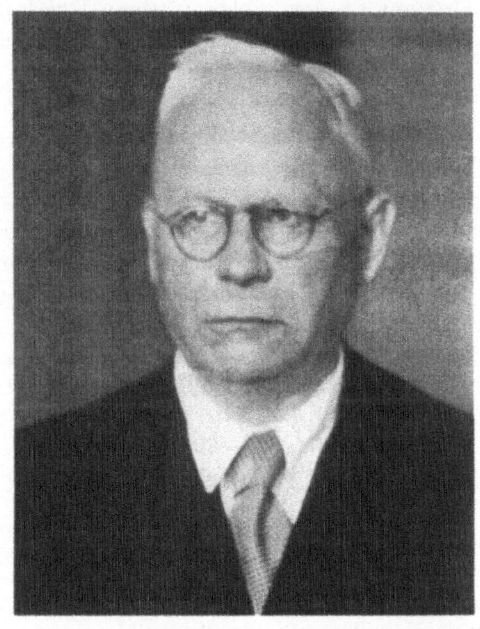

Abb. 28. ARTHUR LÄWEN. Vorsitzender für die Jahre 1941—1944

1941

Am 11.1.1941 leitete ich eine Ausschusssitzung im Langenbeck - Virchow - Haus in Berlin. Die Vorbereitungen für den Kongress, der wie üblich, in der Osterwoche 1941 stattfinden sollte, waren unter den Kriegsverhältnissen recht schwierig gewesen. Ich war nach der Teilnahme am Krieg gegen Polen im Sommer und Herbst 1940 als Beratender Chirurg auf dem Kriegsschauplatz in Frankreich und erhielt erst im Spätherbst Arbeitsurlaub nach Königsberg. Ich dachte mir den Kongress so, daß er zum Teil kriegschirurgische zum andern Teil auch friedenschirurgische Fragen behandelte. Um genügend viel Redner zu haben, die zuverlässig für den Kongress zur Verfügung stehen würden, beschloss ich, eine weit größere Zahl von Kurzreferaten und feststehenden Vorträgen zu verteilen, als das bisher üblich war. Wie sich später zeigte, hat sich diese Maßnahme sehr bewährt. Von mir erbetene Vorträge stellten zur Verfügung die Herren DOMAGK, KIRSCHNER, TÖNNIS, E. REHN, BERNHARD, FROMME, SAUERBRUCH, GULEKE, BOEMINGHAUS, KRAUSPE, AXHAUSEN und SCHÖNBAUER. Bei der großen Ausdehnung der Kriegsschauplätze war die briefliche Verbindung mit den im Felde stehenden Mitgliedern der Gesellschaft sehr umständlich. Trotzdem gelang es, eine reichhaltige Tagesordnung in der üblichen Größe für den Kongress 1941 aufzustellen, sie zu drucken und in Berlin alle technischen Vorbereitungen für den Kongress zu treffen, wobei unser 1. Schriftführer NORDMANN seine bewährte Hilfe leistete. Auch die gesellschaftlichen Vorbereitungen waren getroffen worden. Ich hatte bereits die Fahrkarte in der Hand und, wie ich später hörte, waren bereits Mitglieder aus den weiter entlegenen Kriegsschauplätzen in Berlin eingetroffen. Da übermittelte mir Nordmann die Mitteilung, daß der Kongress nicht stattfinden dürfe. Ich nahm dann im Sommer 1941 im Nordabschnitt der Ostfront an dem Feldzug gegen Russland teil und erhielt erst Anfang November ein Kommando zur akademischen Tätigkeit nach Königsberg.

1942

Die übliche Ausschusssitzung fand am 10. Januar unter meinem Vorsitz im Langenbeck-Virchow-Haus zu Berlin statt. Entsprechend einem Wunsche des Reichsgesundheitsführers Dr. Conti wurde beschlossen, den Kongress in der Osterwoche in Berlin abzuhalten. Ich schrieb wieder an sämtliche Vortragsredner und stellte wiederum eine Tagesordnung zusammen. Da kam etwa nach 3 Wochen durch Nordmann die Mitteilung, dass der Kongress wieder nicht stattfinden könne und verschoben werden müsse. Im Sommer und Herbst 1942 war ich wieder in meiner Feldstelle in Russland."

65. TAGUNG (1943) IN DRESDEN

Vorsitzender ARTHUR LÄWEN *(Königsberg/Pr.)*

Am 9. 1. 1943 fand ... eine Ausschußsitzung in Berlin statt. Der Ausschuss beschloss, ... den Kongress in diesem Jahre und zwar vom 6. bis 9. Oktober stattfinden zu lassen ... Die Tagung durfte nur 3 Tage dauern. Ich erbat mir vom Ausschuss die Vollmacht, den Ort für den Kongress selbständig zu wählen und die Zeit entsprechend den Kriegsverhältnissen ändern zu dürfen ... Ich setzte mich aufs neue mit den Referenten in Verbindung und erbat mir durch ein Rundschreiben an die Mitglieder unserer Gesellschaft neue Vortragsmeldungen. Im Laufe des Sommers ergab sich die Notwendigkeit, von Berlin als Tagungsort abzusehen, da die vorhandenen meist voll besetzten Hotels zur Unterbringung der Kongressteilnehmer nicht ausgereicht hätten. Nordmann schlug mir für die Tagung Braunschweig oder Dresden vor. Ich wählte Dresden. Unser dortiges Ausschussmitglied Fromme traf nun in unermüdlicher Arbeit unter stetiger Fühlungnahme mit mir und Nordmann die Vorbereitungen für den 65. Chirurgenkongress in Dresden ... Als Tagungslokal wurde der Saal der Kaufmannschaft in Dresden gewählt. Die Vortragsmeldungen liefen so zahlreich ein, daß ich ausser der Tagesordnung noch eine stark besetzte Liste von Reserverednern aufstellte. Diese Maßnahme hat sich dann auf der Tagung außerordentlich bewährt. Ich musste damit rechnen, dass nicht alle vorgesehenen Redner von den Kriegsschauplätzen kommen könnten, und konnte die Ausfälle aus der

Liste der Reserveredner gut füllen. Die endgültige Tagesordnung mit der Reserveliste enthielt 87 Vorträge. Nach Überwindung einiger Schwierigkeiten gelang es auch, die Tagesordnung zum Teil in Berlin, zum Teil in Königsberg drucken zu lassen. Alles schien nun gesichert zu sein. Da kamen neue Störungen. NORDMANN hielt es ... für besser, den Kongress wieder zu verschieben und etwa im November in Berlin stattfinden zu lassen. Alle Schwierigkeiten konnte ich aber ... schliesslich überwinden. Der Wehrmachtssanitätsinspecteur kommandierte eine große Zahl von Sanitätsoffizieren, darunter sämtliche Herren, die Vorträge angemeldet hatten, aus der Front und aus der Heimat nach Dresden zum Kongress ab und liess durch den dortigen Wehrkreisarzt für deren Unterbringung in Dresden sorgen. Außerdem war es den Bemühungen von FROMME gelungen, den Mitgliedern in der Kongresspause mittags ein recht gutes Essen im Haus der Kaufmannschaft zu bieten. So gelang es, die 65. Tagung der Deutschen Gesellschaft für Chirurgie vom 6. bis 9. Oktober 1943 unter großer Beteiligung zustande zu bringen und, wie ich glaube, auch zur allgemeinen Zufriedenheit durchzuführen. Durch Verlängerung der sonst üblichen Sitzungsdauer an den Vor- und Nachmittagen wurde es möglich, auf der Tagung eine ebenso große Zahl von Rednern in Vorträgen und Aussprachen zu Worte kommen zu lassen wie auf den früheren Friedenskongressen.

... Nachmittags leitete ich eine Ausschusssitzung im Haus der Kaufmannschaft und sah am Abend des gleichen Tages die Herren des Ausschusses mit einigen anderen Tagungsteilnehmern als meine Gäste bei einem Essen im Hotel Bellevue ... Verschönt wurde der Kongress durch einen glänzenden Empfang mit Konzert der Dresdener Philharmoniker und Kameradschaftsabend, den Oberbürgermeister Dr. NIELAND den Mitgliedern der Gesellschaft in den schönen Sälen des Neuen Rathauses gab. Ferner war den Tagungsteilnehmern eine viel benutzte Gelegenheit gegeben, an einer Aufführung des „Rosenkavalier" im Opernhause teilzunehmen ...

Königsberg Pr., 20. April 1944

A. Läwen

Die *Verhandlungen* der Dresdener Kriegstagung waren fertig gedruckt, doch fiel der Satz mit sämtlichen Klischees in Würzburg einem Bombenangriff zum Opfer.

Auf der Dresdener Tagung wurde ALBERT FROMME (Dresden) zum Vorsitzenden für das Jahr 1945 gewählt. Der militärische Zusammenbruch 1945 und die anschließende Teilung Deutschlands in 4 Besatzungszonen und später in West- und Ost-Deutschland brachte es mit sich, daß FROMME, der in Dresden an seiner alten Wirkungsstätte geblieben war, nicht in die Lage kam, den nächsten Kongress zu leiten.

1944—1948

Abschlußbericht des Herrn A. FROMME (Nachträglich geschrieben im April 1955)

Meinen Bericht über meine Amtszeit kann und muß ich kurz fassen; denn 1.) haben die Kriegs- und Nachkriegsverhältnisse die Abhaltung einer Tagung unter meinem Vorsitz verhindert und 2.) sind alle Unterlagen über die Korrespondenzen, wissenschaftliche Vorbereitungen etc. bei der Zerstörung Dresdens 1945 restlos verbrannt.

Da der Krieg im Jahre 1944 sich rasch dem tragischen Ende näherte, konnten Ausschußsitzungen nicht stattfinden.

Nach Kriegsende wurde die Verbindung mit dem ständigen Schriftführer Herrn HÜBNER-Berlin und mit Herrn SAUERBRUCH-Berlin wieder aufgenommen. In diesen ersten Jahren hat sich Herr HÜBNER rastlos für das Wiedererstehen der Gesellschaft eingesetzt, er konnte auch die Anerkennung bei den westlichen Besatzungsmächten erreichen. Unter sehr tätiger Mitarbeit von Frl. VAHLTEICH wurde die Organisation neu aufgebaut, neue Mitgliederlisten aufgestellt etc.

Nur auf Grund dieser neu aufbauenden Tätigkeit konnte im Jahre 1949 also 6 Jahre nach dem Dresdener Kongress — an die Abhaltung einer Tagung gedacht werden.

Aber die politische Lage, sowie die immer noch bestehenden Verkehrsschwierigkeiten zwischen der Ost- und den Westzonen liessen in mir den Entschluß reifen, auf den Vorsitz der nur im Westen möglichen Tagung im Interesse der Deutschen Gesellschaft für Chirurgie zu verzichten, sodaß mit meinem Einverständnis Herr REHN den Vorsitz der 66.sten Tagung übernommen hat. Auch im nächsten Jahre schienen die Vorbedingungen für die Abhaltung einer Tagung unter meinem Vorsitz, der mir erneut vom Ausschuß angeboten wurde, noch nicht erfüllt, sodaß ich im Jahre 1950 den endgültigen Verzicht auf die Durchführung einer Tagung unter meinem Vorsitz im Interesse der Deutschen Gesellschaft für Chirurgie aussprechen zu müssen glaubte.

Mein Vorsitz fiel mit über 5 Jahren Krieg und Nachkrieg in eine schwere Zeit, in der auch die Wissenschaft darniederlag.

Aber ich kann heute zu meiner Freude feststellen, daß die Deutsche Gesellschaft für Chirurgie wieder zu voller Blüte gelangt ist. Mögen der Gesellschaft und der Deutschen Wissenschaft lange Friedensjahre in einem geeinten Deutschland zu gedeihlicher Entwicklung beschieden sein.

Albert Fromme - Dresden.

66. TAGUNG (1949) IN FRANKFURT/M.

Vorsitzender EDUARD REHN *(Freiburg)*

*1. Auszug aus der Eröffnungsansprache**

Meine Herren, diese Ernte, welche der Tod gehalten hat, ist erschütternd. Sie hat — dies werden die älteren Mitglieder empfinden — das Gesicht unserer Gesellschaft völlig gewandelt und lange wird es dauern, bis diese Lücken wieder ausgefüllt sind.

Das Leben geht weiter, und zumal heute verlangt es unerbittlich größte Sachlichkeit und ganze Sammlung. Zum zweiten Mal seit ihrem Bestehen tagt unsere Gesellschaft nicht in Berlin. Wir haben uns dem Zwang äußerer Verhältnisse fügen müssen, leben aber der festen Hoffnung, daß es uns bald vergönnt sein möge, in die alte Heimat unserer Gesellschaft und in das uns allen ans Herz gewachsene Haus zurückzukehren.

Es ist hier die Stelle, um Herrn FROMME, dem 1943 gewählten Vorsitzenden, den herzlichsten Dank der Gesellschaft auszusprechen für die aufopfernde Selbstlosigkeit, mit welcher er alle persönlichen Gefühle und Empfindungen hinter der Sorge um das Weiterleben unserer Gesellschaft hat zurücktreten lassen.

Ein Vorsitzender der früheren Jahre erklärte einst zum Ruhme des Berliner Kongresses, daß die Bedeutung unserer Gesellschaft keine Einbuße erleiden konnte, wenn auch in den letzten Jahren überall in deutschen Landen *örtliche Chirurgenvereinigungen* entstanden seien. Heute ist festzustellen, daß eben diese örtlichen Vereinigungen Deutscher Chirurgen treu zu dem Gedanken der Deutschen Gesellschaft für Chirurgie gehalten haben, daß es allein ihrem Interesse und ihrer Haltung zu verdanken ist, wenn wir zwar nicht in Berlin, so doch hier in Frankfurt

---

* Langenbecks Arch. u. Dtsch. Z. Chir. **264**, 3 (1950).

an würdiger Stelle zusammenkommen konnten, um mit diesem Kongreß den alten Turnus der alljährlichen Tagungen wieder aufzunehmen.

Meine Herren! Der einst glänzende Kongreß der Deutschen Gesellschaft für Chirurgie hat ein *anderes Gesicht* bekommen. Der Ernst der Zeit spiegelt sich erschütternd in den Mienen der alten Reichs- und Krönungsstadt wider. Entbehrungen und Sorgen sind den meisten von uns seit Jahren vertraute Gefährten geworden. Glücklich kann sich der preisen, dem die *Arbeit* geblieben ist. Und dieses köstlichste aller Güter, die Arbeit ist es, welche uns Mut und Freudigkeit zum Leben erhalten hat oder zurückgegeben hat. So ist es uns auch Trost und innere Befriedigung, wenn wir sehen, mit welcher Besessenheit und welcher Begeisterung unsere Hochschulen ihre wissenschaftliche Tätigkeit wieder aufgenommen haben, wie es ihrem Elan gelungen ist, Stadt oder Staat zum Wiederaufbau unserer Kulturzentren fortzureißen, wie auch die akademische Jugend von diesem inneren Feuer ergriffen ist, so daß es geradezu erhebend ist, dieser Jugend Lehrer und Förderer zu sein.

2. Abschlußbericht

Der 66. Kongreß fand vom 8.—11. Juni 1949 in Frankfurt/M statt.

Die Notwendigkeit, einen weiteren Wanderkongreß abzuhalten, ergab sich aus der trostlosen Gesamtlage Deutschlands, seiner Trennung in Ost und West und aus den von vorneherein außergewöhnlichen Schwierigkeiten in der DDR. Berlin ist zwar halbiert, aber auch der Zugang zum westlichen Sektor für die westlichen Kongreßteilnehmer so gut wie verschlossen. Das Langenbeck-Haus hat man demoliert vorgefunden. Der westliche Sektor von Berlin ist nicht in der Lage, den Kongreß, geschweige denn seine Besucher aufzunehmen und unterzubringen. Fromme, der für das Jahr 1944 gewählte Vorsitzende, sah sich außer Stande, den Kongreß im Osten abzuhalten und mußte es aus besonderen Gründen ablehnen, im Westen zu präsidieren. Er schlug deshalb vor, einen neuen Vorsitzenden für einen evtl. geplanten Kongreß zu wählen. Demgegenüber war den im Westen tätigen Chirurgen durch das Entgegenkommen der Besatzungsmächte größere Bewegungsfreiheit und eine gewisse Initiative gestattet. Die örtlichen Chirurgen-Vereinigungen hatten sich zusammengefunden und nach Briefwechsel mit Hübner (Berlin) ging von diesen der Entschluß aus, den großen Kongreß unserer Gesellschaft wieder ins Leben zu rufen. Zur endgültigen Entschlußfassung wurde die Freiburger Tagung der Mittelrheinischen Chirurgen-Vereinigung im Oktober 1948 ins Auge gefaßt. Dieser war ein Rundschreiben vom 2. Schriftführer Hübner im September 1948 vorausgegangen. Beim Zusammentreten der Mittelrheinischen Chirurgen-Tagung lag somit der Beschluß der örtlichen Chirurgen-Vereinigungen des Westens bereits vor, den Kongreß im kommenden Jahr abzuhalten. Und ebenso konnte das Ergebnis der neuen Präsidentenwahl, welche auf den Vorschlag FROMMEs hin stattgefunden hatte, bekannt gegeben werden. Ich habe mich damals bereit erklärt, die Wahl anzunehmen, nachdem die telegraphische Bestätigung durch FROMME erfolgt war. Danach konnte in Freiburg die erste Vorbesprechung abgehalten werden. Um einen aktionsfähigen Ausschuß zu schaffen, erfolgte als erstes dessen Ergänzung durch Hinzuwahl der jeweils ersten Schriftführers der örtlichen Chirurgenvereinigungen des Westens. Danach wurden folgende Beschlüsse gefaßt:

1. Der Kongreß findet in der Woche nach Pfingsten 1949 statt. Diese Verlegung ist nötig, um Zeit zu gewinnen.

2. Tagungsort: Als Tagungsort kamen Frankfurt/Main, Karlsruhe und Düsseldorf in Frage, welche eingeladen hatten. Die Wahl fiel auf Frankfurt/Main, wegen seiner zentralen Lage und seiner Bedeutung als Kongreßstadt. Weiterhin war bestimmend, daß die Stadt Frankfurt/M. die Mittelrheinische Chirurgen-Vereinigung zu einer 100-Jahr-Gedenkfeier für LUDWIG REHN eingeladen hatte.

3. Herr GEISSENDÖRFER wird gebeten, die Verhandlungen mit dem Oberbürgermeister Dr. KOLB und den Städtischen Behörden von Frankfurt sofort aufzunehmen, die für den Kongreß geeigneten Räumlichkeiten ausfindig zu machen, Unterbringung der Teilnehmer und Finanzierung zu überprüfen, kurz, die örtlichen Voraussetzungen für die Durchführung des Kongresses zu schaffen.

Von namhaften deutschen Chirurgen waren in Freiburg anwesend:

K. H. BAUER, Heidelberg
BORCHERS, Aachen
GEISSENDÖRFER, Frankfurt
NAEGELI, Tübingen
ORTH, Homburg/Saar
REICHLE, Stuttgart
WACHSMUTH, Würzburg
WIEDHOPF, Marburg
ZENKER, Mannheim

Trotz Verlegung des Kongresses auf die Woche nach Pfingsten war eine gewaltige Aufgabe zu meistern. Das unmöglich Scheinende wurde geschafft dank des großen Entgegenkommens der Stadt und ihres Herrn Oberbürgermeisters und vor allem dadurch, daß Herr GEISSENDÖRFER und sein Oberarzt, Dr. KURTZ, sich selbst übertroffen hatten.

Im Hause GEISSENDÖRFERS (der früheren Dienstwohnung von LUDWIG REHN) fanden die erste u. zweite Ausschußsitzung statt und zwar am 13. XI. 48 u. 5. II. 49. Die überaus herzliche Aufnahme, welche dem Ausschuß durch Herrn u. Frau GEISSENDÖRFER zuteil wurde, haben wir auf's dankbarste empfunden. — Kurz nach Ostern machte ich Besuch beim Oberbürgermeister, seiner Vertretung u. den Behörden der Stadt. — Besichtigung des Kongreßsaales (Cirkus Althof im Zoologischen Garten), der im Aufbau begriffenen Ausstellungsräume ..., der Messehalle, in welcher das Festessen geplant war. —

Der Besuch gab mir die beruhigende Gewißheit, daß der Kongreß zufriedenstellend verlaufen würde. —

Ein kurzes Wort verlangt die Angelegenheit „I. Schriftführer". — Nach dem Tod NORDMANNs hatte FROMME den II. Schriftführer HÜBNER mit den Obliegenheiten des I. Schriftführers beauftragt. HÜBNER war in all den Jahren unausgesetzt bemüht gewesen, die Interessen unserer Gesellschaft den Besatzungsmächten und namentlich den Russen gegenüber zu wahren und die Mitglieder, welche durch *Ost*- und *West*zone und den Verlust großer deutscher Gebiete auseinandergerissen u. verstreut waren, einigermaßen zusammenzuhalten. Es war HÜBNER gelungen, von der englischen Besatzungsbehörde eine offizielle Beauftragung zur Durchführung der Schriftführergeschäfte zu erlangen. Mir persönlich war Herr HÜBNER bei der Vorbereitung und Durchführung des Kongreßes eine außerordentlich wertvolle Stütze, da er sich in den Geschäftsgang sehr gut eingearbeitet hatte. Mit Fräulein VAHLTEICH arbeitete BERTA URSULA MÜLLER (Sekretärin d. Freiburger Klinik) in bestem Einvernehmen.

Die Einladung zur Tagung ging Ende Februar 49 heraus. Ankündigung der Gedächtnisfeier für LUDWIG REHN. Seiner Ehrung galt auch der 1. Hauptvortrag Chemie und Krebs, dargestellt am Anilinkrebs (LUDWIG REHN), Vortragender K. H. BAUER (Heidelberg).

2. Tag: DOMAGK-Elberfeld: Grundlagen der Chemotherapie bei den Sulfonamiden und verwandten Substanzen mit bsd. Berücksichtigung der Anwendung in der Chirurgie.

v. REDWITZ-Bonn: Klinische Erfahrungen mit der Anwendung der Chemotherapie in der Chirurgie.

3. Tag: FREY-München. Indikation u. Technik der Lungenlappenexstirpation.

4. Tag: BÜRKLE DE LA CAMP-Bochum: Wiederherstellung der Beweglichkeit versteifter Gelenke. —

Dies bedeutete 2 Tage allgemeine und zwei Tage spezielle Chirurgie. Unter diesen Hauptthemata und neben denselben läßt sich das übrige Programm mit 88 Vorträgen gut unterbringen. — Voraussetzung ist genaue Festlegung der Redezeit und Mitteilung im Programm. Die Beteiligung war eine recht große, das Interesse an den Sitzungen mit einer frischen Diskussion ein sehr erfreuliches. Das gute Mitgehen aller Beteiligten an den Verhandlungen erleichterte mir den Vorsitz außerordentlich. Das Ausland beginnt sich zu zeigen und an unserem Kongreß

Interesse zu nehmen. Sehr bemerkenswert eine freundschaftlich gehaltene Rede des französischen Chirurgen BUER aus Schlettstadt (Elsaß), welche mit großem Beifall aufgenommen wurde.

Den Abschluß des Kongreßes bildete eine Weinprobe in Bingen, zu welcher die Bürgerschaft B. eingeladen hatte.

Freiburg i. Br. im November 1950.

E. Rehn.

67. TAGUNG (1950) IN FRANKFURT/M.

Vorsitzender ERICH FREIHERR v. REDWITZ *(Bonn)*

*1. Aus der Eröffnungsansprache**

Nach einer durch die historischen Ereignisse erzwungenen Ruhe von 5 Jahren hat die Deutsche Gesellschaft für Chirurgie 1949 nach Abschluß der kriegerischen Ereignisse auf deutschem Boden zum ersten Male wieder in Frankfurt unter dem Vorsitz von EDUARD REHN getagt. Die Wiederaufnahme dieser Tagung im vorigen Jahr war ein schwieriges und mühsames Unternehmen. Ich bin Ihrer Zusicherung sicher, wenn ich Herrn REHN bei dieser Gelegenheit noch einmal den herzlichsten Dank der Gesellschaft für seine umsichtige und erfolgreiche Organisation und Leitung der 66. Tagung zum Ausdruck bringe. Sie erinnern sich seines eindrucksvollen und gleichzeitig niederschmetternden Berichts über die Verluste, welche die Gesellschaft in den Kriegsjahren an Mitgliedern und Gütern erlitten hat, und über die katastrophale Vermögenslage, in die sie geraten ist. Aus einer reichen Gesellschaft sind wir zu armen Leuten geworden. Wir haben nur wenige Bruchstücke gerettet und müssen versuchen, unter schwierigen Verhältnissen wieder aufzubauen. Der größte und unersetzliche Verlust bleibt der unserer wertvollen Bibliothek.

Die Chirurgie stellt ein hervorragendes kulturverbindendes Element dar. Die Geschichte der deutschen Chirurgie zeigt jedenfalls, daß sich die Chirurgie innerhalb des deutschsprachigen Gebiets selbst in den Zeiten des Bruderzwistes im 19. Jahrhundert als ein solches bewährt hat. Die Schicksale und Lebenswege einiger unserer größten Meister

* Langenbecks Arch. u. Dtsch. Z. Chir. **267**, 3 (1951).

bezeugen dies, am stärksten vielleicht der Lebensweg von THEODOR BILLROTH. In Bergen auf der Insel Rügen als Sohn eines protestantischen Pastors geboren, hat er in Göttingen und Berlin seine medizinische Ausbildung erhalten. Als junger Professor wurde er in die Schweiz auf den Lehrstuhl von Zürich berufen. Dort ist er zu einem hervorragenden Kliniker ausgereift. Von Zürich wurde er, der Preuße und Protestant, nach dem kaiserlichen Wien und in das katholische Österreich geholt im Jahre des Heils 1867, ein Jahr nach der Schlacht von Königgrätz.

Aus BILLROTHs Schule sind VINCENZ v. CZERNY nach Freiburg und Heidelberg, JOHANN v. MIKULICZ-RADECKI, dem die deutsche Chirurgie so unendlich viel verdankt und dessen wir heute anläßlich seines 100. Geburtstages gedenken wollen, nach Königsberg und Breslau, ANTON v. EISELSBERG nach Utrecht und Königsberg berufen worden, eine Generation später ist ERWIN PAYR von Graz nach Greifswald, Königsberg und Leipzig, PAUL CLAIRMONT von Wien nach Zürich, HANS v. HABERER von Innsbruch und Graz nach Düsseldorf und Köln gezogen. Rege war der Austausch zwischen der Schweiz und dem ehemaligen Deutschen Reich. Ich nenne nur die Namen CARL GARRÈ, EUGEN ENDERLEN, GERHARD HOTZ und FERDINAND SAUERBRUCH, die in beiden Ländern Chirurgie getrieben und gelehrt haben.

Wie gewaltig haben sich die Zeiten geändert. Heute leben wir in einer schweren Umbruchszeit, in einer Zeit größter politischer und sozialer Umwälzungen. Ob diese bald stürmisch beängstigend und zerstörend verlaufen, oder ob sie nur schleichend und langsam sich vollziehen, ihre Folgen werden für die Zukunft nicht minder schwerwiegend sein. Es muß den Historikern überlassen bleiben, festzustellen, ob unsere Erde in bestimmten Intervallen immer wieder von den Wellen solcher sozialer Beben erschüttert worden ist, und die Zusammenhänge zwischen den einzelnen geschichtlichen Eruptionen nachzuweisen.

Einige hellsichtige Propheten haben unserer Generation schon an der Wiege eine schwere Zukunft gesungen und die Gefahren aufgewiesen, welche der christlichen Kultur des Westens in Zukunft drohen werden. Aber wenn uns Klio, diese Meisterin unvorhergesehener Wendungen, in ihren Romanen nicht täuscht, und wenn uns nicht unsere besten und schönsten Hoffnungen trügen, so erleben wir jetzt die heftigen, freilich auch schmerzhaften Geburtswehen einer neuen, über nationale Vorurteile hinweggehenden Form der Beziehungen der Völker untereinander. Lassen Sie mich daher dem Wunsch und der Hoffnung Ausdruck geben, daß unsere schöne Kunst und Wissenschaft, von der GOETHE einmal gesagt hat:

„Der Chirurg widmet sich dem göttlichsten aller Geschäfte,
ohne Wunder zu heilen und ohne Worte Wunder zu tun“

sich auch in diesem Weltgeschehen als ein versöhnendes, kulturverbindendes Element erweisen wird und erlauben Sie mir, die Anwesenheit so vieler erlesener Gäste aus dem Ausland auf der Tagung als ein hoffnungsvolles Zeichen nach dieser Richtung zu deuten.

Publizistik gehört zu den Erscheinungen unserer umwälzenden Zeit. Auch die Heilkunde kann die Hilfe der großen Weltmacht Presse nicht entbehren, um sich ihre Stellung innerhalb der sich umordnenden Gesellschaft zu wahren. Aber Veröffentlichungen über medizinische Dinge in der Tagespresse müssen von Sachkenntnis getragen und mit Takt und Geschmack vor allem von *ärztlichen* Gesichtspunkten aus verfaßt sein. Wahres Arzttum gedeiht nur in der Stille ernsten Schaffens und sittlichen Ernstes. Es verträgt sich nicht mit sensationeller Propaganda und reklamehafter Anpreisung eigener Erfolge oder eigener Methoden. Solche Veröffentlichungen sind geeignet, in Laienkreisen falsche Vorstellungen und Hoffnungen oft in ärztlich und klinisch noch nicht ausgereiften Fragen zu erwecken. Zahlreiche Zuschriften und mehr oder minder takt- und geschmacklose Reportageproben, welche dem Vorsitzenden zusammen mit empörten Kritiken zugegangen sind, geben Anlaß zu der Forderung, nach dieser Richtung doch äußerste Zurückhaltung zu üben und auf keinen Fall einer Reportage zuzustimmen, die Ihnen nicht in Bild und Text zur endgültigen Genehmigung vorgelegen hat.

Wir haben voriges Jahr in einem Zirkus getagt; wir sind dieses Jahr in einer Messehalle versammelt. Lassen Sie uns bemüht sein, diese Tagung nicht zu einer chirurgischen Messe ausarten zu lassen, auf der Heilmethoden und Heilmittel angepriesen werden, eine Gefahr, die nach den Erfahrungen der letzten Jahre nicht gering ist.

2. *Abschlußbericht*

Die 67. Tagung fand vom 31. V.—3. VI. 1950 in der Messehalle in Frankfurt statt.

Auf der 66. Tagung in Frankfurt war ich als Nachfolger von E. Rehn zum Vorsitzenden für 1950 gewählt worden. Fromme, der 1943 zum Vorsitzenden für den nächsten Kongress gewählt worden war, hatte bereits 1949 erklärt, die Tagung in Frankfurt nicht von Dresden aus durchführen zu können und glaubt auch 1950 den Vorsitz nicht übernehmen zu können.

Man sollte in der Ausschußsitzung nach der Tagung 1949 beschliessen, die Tagung 1950 nach Möglichkeit wieder in dem traditionellen Tagungsort Berlin abzuhalten. Für den Fall, daß dies noch nicht möglich sein sollte, jedoch wieder Frankfurt zu wählen. Düsseldorf, Wiesbaden, Karlsruhe oder Bonn konnten nach näherer Prüfung der örtlichen Verhältnisse nicht in Betracht gezogen werden.

Herr Hübner, unser 1. Schriftführer, hatte sich stark für Berlin eingesetzt, wo der Titaniapalast in Steglitz als geeignete Verhandlungsstätte in Betracht kam. Aber eine noch von E. Rehn am 22. 10. 49 nach Frankfurt einberufene Ausschußsitzung entschied sich nach eingehender Prüfung der Sachlage dahin, daß Berlin für 1950 aus technischen Gründen nicht in Frage käme und Frankfurt gewählt werden solle.

Die Verhandlungen in Frankfurt selbst führten nach einigen Verzögerungen und Rückschlägen zu der Wahl der Messehalle als Tagungsstätte.

Die würdigste Tagungsstätte wäre wohl das Bundeshaus der Stadt Frankfurt gewesen, die alte pädagogische Akademie, welche sich im Umbau befand. Aber, nachdem die Wahl der Bundeshauptstadt auf Bonn gefallen war, waren die Umbauarbeiten liegen geblieben, so daß mit einer Fertigstellung der Kongressräume in diesem Gebäude nicht mehr zu rechnen war.

Durch die Initiative des Oberbürgermeisters der Stadt Frankfurt Kolb, der der D. G. f. Ch. sehr entgegenkam, gelang es im letzten Augenblick dann, die Messehalle als Tagungsstätte zu gewinnen.

Dank der Bemühungen von Professor Geissendörfer und Dr. Kurtz, seinem Oberarzt, konnten die Verhandlungen mit den städtischen Behörden einen zwar nicht geringen, aber tragbaren Mietpreis für die Hallen erzielen und alle Vorsorgen getroffen werden, um den Rahmen des Kongresses würdig zu gestalten. Die schwierige Frage der Akustik konnte mit Hilfe der Telefunkengesellschaft befriedigend gelöst werden und die Projektionsmöglichkeiten mit Hilfe der Firma Leitz (Wetzlar) günstig gestaltet werden.

Die wichtigsten Ereignisse des Jahres 1950 sind wohl die, welche zur Wiederaufnahme der internationalen Beziehungen der Gesellschaft führten.

Das International College of Surgeons in Chicago hatte unter der Praesidentschaft von K. Thorek die deutschen Chirurgen ohne weiteres wieder aufgenommen, die deutsche Sprache als Verhandlungssprache anerkannt. Es wurde ein deutsches Kapitel des International College unter dem Vorsitz von Herrn Konjetzny gegründet.

Die Societé Internationale de Chirurgie ist von sich aus an uns herangetreten und hat die deutschen Chirurgen aufgefordert ihre Plätze wieder in der Internationalen Gesellschaft einzunehmen, nachdem die Generalversammlung der Societé Internationale de Chirurgie 1949 in New Orleans sich einstimmig für die compromisslose Aufnahme der Deutschen Chirurgen ausgesprochen hatte. Durch Verhandlungen mit dem Generalsekretär der S. I. d. Ch., Herrn Dr. Dejardin (Brüssel), der zur Tagung als Gast kam, gelang es ein Deutsches Comité der S. I. d. Ch. zu bilden und so die alten Beziehungen wieder herzustellen.

Die Wiederaufnahme der Beziehungen hat sich diesmal rascher und reibungsloser gestaltet als nach dem I. Weltkrieg (s. d. Bemerkungen von PAYR und KÜTTNER). Dieser Verlauf ist allerdings eine natürliche Folge der allgemeinen politischen Entwicklung.

Zum Praesidenten des Comité Allemand wurde ich, Prof. NAEGELI (Tübingen) zum Schriftführer und Prof. BÜRKLE DE LA CAMP zum Schatzmeister gewählt.

Ausser Dr. DEJARDIN (Brüssel) dem Generalsekretär der Societé Internationale de Chirurgie und K. THOREK, dem Praesidenten der International College of Surgeons sowie Prof. SORREL, der Praesident der Academie de Chirurgie in Paris, und Sir GORDON GORDON TAYLOR sind die Herren M. BROSTER, PENNYBACKER, Prof. McINTOSH von der Royal Society of Medicine in officieller Eigenschaft zur Tagung gekommen.

Die Tagung nahm einen würdigen und guten Verlauf. Ich hatte jedenfalls den Eindruck eines harmonischen Zusammenarbeitens mit den Berliner und Frankfurter Herren und das Gefühl, daß man im allgemeinen mit dem Kongress zufrieden war.

Die Hauptthemata waren:

I. Der heutige Stand der Anaesthesieverfahren in der Chirurgie

H. WEESE (Düsseldorf) Grundsätzliches, Pharmakologisches zu den modernen Anaesthesieverfahren.

TORSTER GARDH (Stockholm) Die Technik der modernen Anaesthesieverfahren.

E. DERRA (Düsseldorf) Klinische Erfahrungen und Perspektiven.

II. Neuere Probleme in der Magenchirurgie.

N. GULEKE (Jena) Klinische Probleme.

F. BÜCHNER (Freiburg) Über den heutigen Stand der Lehre von der Pathogenese des peptischen Geschwürs.

III. Die Pathologie der Zwischenbandscheibe der Wirbelsäule, ihre klinischen Folgen und ihre Behandlung.

H. JUNGHANNS (Oldenburg) Die Pathologie der Bandscheibe.

J. REISCHAUER (Essen) Ischialgie u. Brachialgie u. ihre Beziehung zur Bandscheibe.

H. KUHLENDAHL (Düsseldorf) Die operative Behandlung der Wurzelkompressionssyndrome.

T. K. FISCHER (Zürich) Neue röntgenologische Methoden zur Darstellung von Bandscheibenveränderungen.

IV. Die Chirurgie der Drüsen mit innerer Sekretion.

W. DENK (Wien).

Am ersten Tag fand eine Gedenkfeier für JOHANNES v. MIKULICZ statt, zu der mehrere Mitglieder der Familie MIKULICZ erschienen waren. Nach der Gedenkrede von FERDINAND SAUERBRUCH sprach Sir GORDON GORDON TAYLOR, der sehr anerkennende Worte für die deutsche Chirurgie fand. Seine Rede und die Art seines Auftretens haben entschieden dazu beigetragen, der Feier eine gewisse Weihe zu verleihen. Am 2. Tag fand eine Feier für GUSTAV ADOLPH NEUBER statt, dessen Geburtstag sich 1950 ebenfalls zum 100. Male jährte. KONJETZNY (Hamburg) hielt eine kurze, inhaltsreiche und würdige Rede.

Die wissenschaftlichen Verhandlungen verliefen programmäßig. Die Referate waren erschöpfend und zum Teil ausgezeichnet. Die mit den Rednern vereinbarten Zeiten wurden im allgemeinen eingehalten, so daß das ganze große Programm abgewickelt werden konnte. Alle 4 Hauptthemen konnten durchgesprochen werden. Es wurden auch wieder Ansätze zu einer freien Discussion erreicht. Der Besuch war ein sehr reger, die Projektionen klappten vorzüglich, die Akustikfrage war ausgezeichnet gelöst. Der Festabend verlief bei starkem Besuch angeregt und harmonisch.

Die Rheinfahrt am Sonntag fand nur geringe Teilnahme. Den wenigen Teilnehmern wird aber die schöne Fahrt durch das Wisberttal und die Weinprobe und der Nachmittagskaffee auf der Burg Glock in guter Erinnerung bleiben.

Zum Vorsitzenden für 1951 wurde E. K. FREY (München), als nächster Tagungsort zunächst Frankfurt, als Tagungszeit die Woche nach Ostern gewählt.

Bonn, 1. Dezember 1950

68. TAGUNG (1951) IN MÜNCHEN

Vorsitzender EMIL K. FREY *(München)*

1. *Aus der Eröffnungsansprache**

Daß diese Tagung diesmal in München stattfindet, in dem von dem genialen Willen OSKAR VON MILLERs geschaffenen Deutschen Museum, diesem ragenden Zeichen deutscher Zusammenarbeit und Zusammengehörigkeit, möge von guter Vorbedeutung sein.

* Langenbecks Arch. u. Dtsch. Z. Chir. **270**, 3 (1951).

Auch ist es mir eine besondere Genugtuung, zahlreiche Chirurgen aus dem Auslande, aus der Schweiz und aus Schweden, aus Belgien und Frankreich, aus England und den Vereinigten Staaten, aus Spanien und Italien, aus Jugoslawien und der Türkei, aus Südamerika und aus Südafrika bewillkommnen zu dürfen. Ich freue mich herzlich, daß so viele von uns hochverehrte Kollegen und Freunde aus fremden Ländern zu uns kamen, denn nichts wird die so dringend notwendige Gemeinschaft

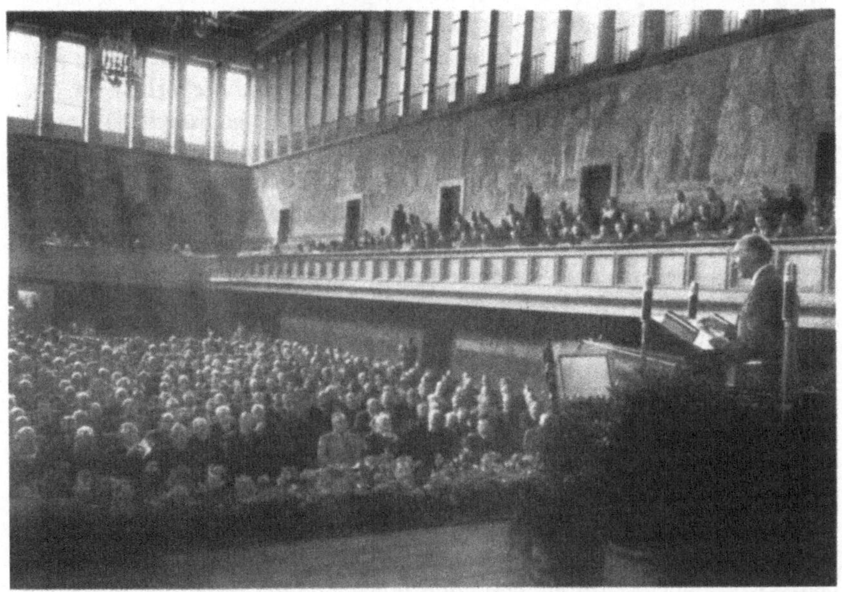

Abb. 29. Der Große Sitzungssaal im Deutschen Museum in München. Tagungsort der Deutschen Chirurgenkongresse seit 1951. Am Rednerpult C. CRAFOORD-Stockholm während seines Vortrages über „die Stockholmer Erfahrungen in der Chirurgie der großen Gefäße und des Herzens" (69. Tagung 1952)

der Völker mehr fördern, als der unbedingte und aufrichtige Wille, vorurteilslos sich gegenseitig kennen, verstehen und achten zu lernen.

Überall in der Welt gibt es gleichgesinnte Menschen, die zusammengehören. Sie sind die Säulen überstaatlichen menschlichen Begreifens. Es ist ein hohes Streben, das uns hier zusammenführt: zum Nutzen unserer Kranken zu denken und zu wirken. Um dieser Aufgabe zu dienen, reichen sich die Chirurgen aller Länder die Hände. So danke ich insbesondere den ausländischen Forschern, die unsere Tagung durch Vorträge bereichern und uns von ihren eigenen Arbeiten und den Fortschritten in ihren Ländern berichten werden.

Meine Damen und Herren! Es gibt Entwicklungen, die wir nicht aufhalten werden, sondern nur mit ruhiger Überlegung leiten können. In dem sich immer mehr ausweitenden Gebiete der Chirurgie lassen sich

Aufteilungen nicht mehr vermeiden. Wir müssen aber versuchen, sie in vernünftigen Grenzen zu halten und dafür sorgen, daß die allgemeine Chirurgie nicht ganz verschwindet. Vor allem aber wollen wir ehrlich sein, wenn wir uns fragen: wer ist heute, wenn er nicht bei der Entwicklung der einzelnen Fachgebiete vom Beginn an bevorzugter Stelle mitarbeiten konnte, in der Lage, das gesamte Ausmaß der Chirurgie: die Gehirnchirurgie, die Thoraxchirurgie, die Bauchchirurgie, die Urologie, die Orthopädie, die Unfallchirurgie wirklich noch ganz zu beherrschen? Es sind gewiß nur wenige. Ja, es ist gar nicht mehr wünschenswert, daß überall alles betrieben wird. Es wäre nicht im Sinne unserer Kranken, auf deren Wohl und auf deren Sicherheit es doch ankommt, wenn jeder Chirurg z. B. auch Operationen von Hirntumoren durchführen würde, wenn an allen Krankenhäusern Lungen- und Oesophagusresektionen oder Herzoperationen gemacht würden. Es ist für unsere Patienten sicher besser, wenn Eingriffe, deren Gelingen eine große Organisation und eine langjährige, besonders gerichtete Ausbildung und Erfahrung voraussetzen, an einzelnen Stellen konzentriert werden, wo man sich mit den speziellen Problemen besonders eingehend befaßt. Es ist nicht zu bestreiten, daß durch solche Konzentrationen in den letzten Entwicklungsperioden der Chirurgie die überzeugendsten Fortschritte erzielt wurden. Wir müssen daraus schließen, daß eine gewisse Einseitigkeit und Spezialisierung nicht nur unvermeidlich ist, sondern auch sehr sinnvoll sein kann, wenn sie von den richtigen Leuten am rechten Ort mit tiefstem Ernste geübt wird.

Aber es muß auch noch Stellen geben, an denen die gesamte Chirurgie vereinigt ist, gleichviel ob der einzelne Klinikleiter alle ihre Zweige selber beherrscht oder sie durch besonders ausgebildete Abteilungsärzte vertreten läßt. Denn sonst geht das Gesamtbild, die Zusammenschau, verloren. Ich habe es immer als einen großen Vorzug unserer Kongresse empfunden, daß sie einen Überblick über die gesamte Chirurgie gaben. Ich hoffe, es wird auch diesmal so sein.

Entwicklungen werden immer von Meinungsverschiedenheiten begleitet sein, die manchmal hart aufeinander prallen, was durchaus nicht schadet. Deshalb aber von einer Krisis zu sprechen, wie das öfter geschieht, dafür liegt kein Grund vor. Wir erleben eine wunderbare und an Wundern reiche Entwicklung der Medizin und der Chirurgie und erschauen trotz aller politischen Kümmernisse eine großartige Zeit.

Trotzdem haben wir auch unsere Sorgen, große Sorgen sogar, und eine der ernstesten betrifft die Stellung und die Entwicklung der Wissenschaft in den deutschen Landen. Und deshalb ist zu prüfen, ob unsere deutschen Leistungen neben den besten der übrigen Welt bestehen können.

Niemand bestreitet, daß die deutsche Wissenschaft und auch die deutsche Chirurgie lange Zeit, zum mindesten bis zum ersten Weltkrieg, führend waren.

Aber wir sind uns klar darüber, daß wissenschaftliche Forschung nur gedeiht und gedeihen kann, wenn ihre Kontinuität nicht ständig unterbrochen wird, wenn Ruhe und Sicherheit der Arbeit und Freiheit des Denkens und des Forschens gewährleistet sind. Es wäre sinnlos, nicht einzusehen oder nicht zugeben zu wollen, daß die führende Rolle, die die deutsche Wissenschaft einst unbestritten innehatte, vielfach an andere, unter glücklicheren Bedingungen arbeitende Länder — insbesondere Amerika — abgegeben werden mußte. Aber wir brauchen nicht zu verzagen: Die Grundeinstellung für wissenschaftliche Arbeit, das Streben nach Erkenntnis, nach Wahrheit und nach Klarheit ist uns nicht verlorengegangen und wo es noch schlummert, kann es gewiß geweckt und gefördert werden. Es lebt so viel Mut, so viel Wille zu ernster, ehrlicher Arbeit in den Jungen, daß wir der Zukunft voll Vertrauen entgegensehen können.

Und hier nun liegen unsere Sorgen: Die Einsicht, daß gerade die Entwicklung geistiger Arbeit von eminentester Bedeutung nicht nur für die Wissenschaft, sondern für unser ganzes Volk und seine Zukunft ist, zeichnet sich oft nicht klar genug ab. Man kann Wissenschaft heute nicht mehr mit Erfolg betreiben ohne bedeutende Hilfsmittel, ohne Raum, ohne Instrumente, ohne Mitarbeit ausreichender, langjährig geschulter Kräfte und ohne Geld.

Es wird allzuoft übersehen, daß kein Kapital so hohe Zinsen erwarten läßt, wie das einzige, uns noch verbliebene, das geistige Kapital.

Niemand verkennt unsere materiell äußerst betrübliche Lage und die Unvermeidbarkeit gewaltiger Ausgaben für Besatzungskosten, Kriegsopfer, Flüchtlinge, soziale Fürsorge usw. Wir begreifen, daß für die Wissenschaft nicht mehr sehr viel übrigbleibt. Aber daß so wenig übrigbleibt, daß bei der Verteilung des Wenigen die Wissenschaft nicht stärker berücksichtigt wird, das verstehen wir nicht.

Meine Damen und Herren! Jedem wissenschaftlichen Streben liegt bewußt oder unbewußt die Überzeugung zugrunde, daß überall in der Welt, sei es oben in den Sternen, sei es unten auf der Erde, Ordnung und Gesetz herrschen. Sie zu erkennen und zu ergründen, ist Ziel wissenschaftlicher Forschung.

Der Außenstehende wird dies oft schwer würdigen können; denn nicht jedem ist es bekannt, wie oft zunächst recht zwecklos erscheinende Arbeit sich später als sehr nützlich, ja bahnbrechend erwies.

Es wiederholt sich stets dasselbe: Die wissenschaftliche Forschung geht voran, der praktische Erfolg kommt früher oder später nach.

Man hat den überaus gewagten Versuch unternommen, große Menschheitsfragen allein durch Verstand und Wille, durch Geist und durch Gewalt zu lösen, aber ohne Herz und ohne Liebe.

Das Experiment, vermeintliche Überlegenheit mit Gewalt zu beweisen, ist mißglückt und wenn es auch immer noch fortgeführt und von neuem versucht wird, so ist es doch zum Mißlingen verurteilt.

Wie schön klang einst das Wort LEO TOLSTOIS: „Ich anerkenne kein anderes Zeichen der Überlegenheit, als die Güte", wie wundervoll ersah DANTE in seiner „Göttlichen Komödie" nach der Wanderung durch das Inferno das hehre Leuchten des Paradieses:

„Luce intellectual piena d'amore"

„Licht der Erkenntnis, ganz erfüllt von Liebe."

So sagen es uns die größten Geister der Vergangenheit und Gegenwart: auch Geist und Erkenntnis allein reichen nicht aus, wenn sie nicht von Liebe geleitet sind.

2. *Abschlußbericht*

Die 68. Tagung der Deutschen Gesellschaft für Chirurgie fand diesmal wieder — wie in früheren Zeiten — in der Woche nach Ostern statt und zwar in München. Eine an sämtliche Mitglieder des Ausschusses gerichtete Anfrage, in der als Tagungsorte Frankfurt und München zur Discussion gestellt wurden, war (mit erheblicher Majorität) mit der Befürwortung von München beantwortet worden.

Dies wurde von den allermeisten Kongreßteilnehmern aufs wärmste begrüßt; abgesehen von der besonderen Beliebtheit der Stadt München stand im Kongreßsaal des Deutschen Museums ein für unsere Zwecke hervorragend geeigneter Raum zur Verfügung: Der prächtige von OSKAR VON MILLER geschaffene Sitzungssaal mit seinen ausgezeichneten technischen Einrichtungen, mit seinen großzügigen Nebenräumen und den breiten Gängen, die für die Unterbringung der Ausstellung hervorragend geeignet waren.

Der Besuch des Kongresses war ein außerordentlich starker. Sehr erfreulich war auch die Teilnahme des Auslandes. Allein aus Frankreich kamen vier Redner: LÉRICHE, FONTAINE, MARC ISELIN, CLOUÉ.

Obwohl in den letzten Jahren die Zahl der regionären Tagungen übergroß angewachsen ist, waren Vortragsmeldungen in sehr hoher Zahl eingegangen. Eine erfreuliche Begeisterung der jüngeren Kollegen zu wissenschaftlicher Arbeit war trotz der schwierigen äußeren Umstände, die der Forschung abhold sind, unverkennbar.

Die Tagung wurde mit einem kurzen weihevollen Orgelspiel eingeleitet.

In meiner Eröffnungsrede betonte ich, daß die heute Führenden offenbar nicht immer die Einsicht besitzen, daß die Entwicklung geistiger Arbeit von eminentester Bedeutung für unser Volk und seine Zukunft ist und kein Kapital so hohe Zinsen erwarten läßt wie das in die Wissenschaft investierte. Die Besonderheit der Weltsituation veranlaßte mich auch davon zu sprechen, daß das Kernproblem unserer Zeit im Menschlichen liege und es ein höchst gefährlicher Versuch sei, große Menschheitsfragen allein durch Verstand und Wille, durch Geist und Gewalt zu lösen — aber ohne Herz und ohne Liebe.

Wohl jeder Vorsitzende unserer Gesellschaft hat sich darüber Gedanken gemacht, ob es nicht besser wäre statt einer großen Fülle kurzer Einzelvorträge eine beschränkte Zahl richtiger Themata zu wählen und diese eingehend diskutieren zu lassen. Ich wollte aber doch möglichst vielen jungen Kollegen Gelegenheit geben sich der Gesellschaft vorzustellen und von ihren Arbeiten zu berichten und ich glaube, daß trotzdem die aktuellen Fragen nicht zu kurz gekommen sind.

Der 1. Vormittag war der Allgemeinen Chirurgie gewidmet und zwar dem Thema: „Prophylaxe und Behandlung von Thrombose und Embolie", E. Rehn hielt den Hauptvortrag. 17 Redner beteiligten sich an der Diskussion. Am Nachmittag gab Hellner einen Überblick über die „Behandlung und Prognose der Knochensarkome". Die noch verbleibende Zeit gehörte der Bauchchirurgie.

Auch der zweite Vormittag galt der Allgemeinen Chirurgie. Bodechtel (Düsseldorf) und Vossschulte (München) sprachen klar und übersichtlich über „Entstehung und Behandlung chronischer Schmerzzustände". 15 Diskussionsredner hatten sich zur Besprechung dieses Problems gemeldet.

Das 3. Hauptthema lautete: Pathogenese und Behandlung der Hochdruckkrankheit. Vorzüglich war das internistische Co-Referat von Hoff (Aachen), klar und kritisch das chirurgische Referat Brunners (Zürich).

Aus dem Gebiete der Urologie wurden zwei Fragen herausgegriffen, die mir wesentlich erschienen: Die Cystektomie beim Blasencarcinom und die Urogenitaltuberkulose unter besonderer Berücksichtigung der chemotherapeutischen Behandlung. Die Referate waren Boeminghaus (Düsseldorf) und Boshamer (Wuppertal) anvertraut. Urologische Themata hatte ich auch aus dem Grunde gewählt, die Zugehörigkeit der Urologie zur Chirurgie zu betonen. Die bei den letzten beiden Kongressen favorisierte Thoraxchirurgie, einschließlich der modernen Narkose kam diesmal in kürzeren Einzelvorträgen, aber doch ausreichend zur Geltung.

Über die Behandlung der frischen und gedeckten traumatischen Hirnschädigung sprach am Samstag vormittag Tönnis. Auch hier folgte eine ausgedehnte Diskussion. Der Nachmittag wurde — wie üblich — mit Vorträgen aus der Extremitätenchirurgie beschlossen.

Die Disziplin der Redner war erfreulich. (Das Programm lief reibungslos ab.) Die Sitzungen konnten jeweils pünktlich auf die Minute nach völliger Abwicklung des Programms geschlossen werden.

Am Donnerstag Abend fand in den Räumen des Regina-Palast-Hotels der gesellschaftliche Abend statt, zu dem erstmals auch die Damen der Kollegen eingeladen waren. Etwa 1200 Personen nahmen daran teil.

Da die Tagung der Deutschen Gesellschaft für Chirurgie zum 1. Male in München stattfand, machten Vorbereitung und Organisation reichlich Mühe und Arbeit. Ich bin insbesondere dem engeren Kreis meiner Mitarbeiter dankbar, die sich mit großer Begeisterung und Hingabe für unsere Ziele einsetzte.

Zu Ehrenmitgliedern wurden GUSTAF PETRÈN (Lund) und WILHELM HENSCHEN (Basel) ernannt. Zum Vorsitzenden für das Jahr 1951/52 wurde K. H. BAUER (Heidelberg) gewählt.

München 14. November 1951

E. K. Frey.

69. TAGUNG (1952) IN MÜNCHEN

Vorsitzender K. H. BAUER *(Heidelberg)*

*1. Aus der Eröffnungsansprache**

Wer wollte es bestreiten: unter allen Ärzten hat der *Chirurg* eine *Sonderstellung*. Alle anderen Ärzte wirken auf den Kranken indirekt, sei es durch Medikamente oder Kuren, durch Strahlen oder Verordnungen. Einzig der Operateur greift *direkt* und mitten in den Organismus seines Mitmenschen ein. Man kann Arzneien, Seren, Diäten, ja selbst Operationen verordnen, aber nicht „die Operation" rettet den Kranken, sondern nur sein Operateur mit seiner Hände und seines Geistes direktem Bewirken.

Noch ein Zweites kennzeichnet den operierenden Arzt: die oft *unmittelbare Krankheitsbefreiung* durch Herausnahme wirklich der Krankheit selbst.

* Langenbecks Arch. u. Dtsch. Z. Chir. **273**, 3 (1952/53).

Und das Dritte: Ist die interne Medizin die hohe Schule ärztlichen Erkennens, so findet — zusammengedrängt in eine kurze Spanne Zeit — *in der Operation ärztliches Handeln* — unbestreitbar — seine *höchste Konzentration.* Im Kampf mit der Krankheit, im Wettlauf mit der Zeit und im Ringen mit dem Tode noch in schier verzweifelter Lage wird die Chirurgie zur hohen Schule ärztlichen Handelns! Wie oft wird unter den Händen des Operateurs hohe Lebensgefahr der Durchgang zum Leben!

Aber schon Ovid sagt: Es gibt nichts, was hilft, was nicht zugleich auch schaden könnte. Die *Kehrseite* jeder Operation ist die unvermeidbare Wundsetzung, die Krankheitswegnahme nur gegen *Risiken.* Vieler Sonnenglanz über unserer Chirurgie wird beschattet durch den Umstand, daß alles diagnostische Kalkül, alles Können und auch die letzte Sorgfalt nicht davor schützt, daß im Einzelfalle die Rechnung oft genug nicht aufgeht. Der Chirurg kennt, wie wenig andere, die Freuden des Sieges über die Krankheit, zugleich aber auch alle Bitterkeiten der Niederlage. Beide Pole sind weit gespannt.

So ist die chirurgische *Grundsituation* immer die gleiche: von seiten des Kranken, wenn er seinen Körper dem Operateur überantwortet, ein Höchstmaß menschlichen Vertrauens, für den Chirurgen eine schier übermenschliche Verantwortung! Und was liegt darin für ein Vertrauen auf eigenes Können, wenn der Operateur alle Gefahren in Rechnung stellt und immer wieder den hohen Einsatz, oft genug den des Lebens selber, wagt! So ist es zu allen Zeiten so, daß Entschlußkraft, Geistesgegenwart, technisches Können und wirkliches Handeln den Chirurgen charakterisieren. *Im Höchstmaß ärztlicher Verantwortung kulminiert die Sonderstellung des Chirurgen.*

So möchte es scheinen, als ob das *Bild des Chirurgen* seit je das gleiche geblieben ist. In vielem: ja! In vielem aber hat es sich *gewandelt.* Zunächst schon äußerlich.

Der Chirurg von heute ist nicht mehr eine Sonderform des Grandseigneurs. Die Demokratie stuft ihn ein nach seinem *Wert innerhalb der sozialen Rangordnung.* Aber seine Unentbehrlichkeit in Situationen hoher individueller Not, die oft dramatische Sinnfälligkeit seines Eingreifens und der Seltenheitswert höchster Leistungsstufe sichern ihm in der sozialen Hierarchie einen guten Platz und — Publizität, auch ohne Nachhilfe.

Gewandelt hat sich ferner seine *Arbeit im Operationssaal.* In dem Maße, wie die großen Fortschritte der Allgemeinen Chirurgie (moderne Anaesthesie, Chemotherapie der Infektion, Schockbekämpfung usw.) alle Eingriffe weiter humanisiert und gefahrenärmer gemacht haben, in gleichem Maße haben *neue, übergroße Operationen* Platz gegriffen.

Gewandelt hat sich ferner unsere *wissenschaftliche Grundhaltung.* Der rein operativen Technik, so wichtig sie ist, sind klare Grenzen gesetzt und die postoperative Mortalität enthüllt diese Grenzen schonungslos. Um die Operationsgefahren zu mindern und um folgerichtig vor- und nachzubehandeln, werden die Chirurgen immer internistischer und die Tagung wird zeigen, wie stark heute die Physiologie, aber auch die Pharmakologie unser chirurgisches Denken beeinflußt haben.

Gewandelt hat sich weiterhin vielerorts die *Stellung* des Chirurgen im Krankenhausbetrieb. Für seine Berufsausübung braucht der Chirurg natürlich das Krankenhaus und seine Einrichtungen. Daraus haben sich aber mancherlei Angriffe auf die Stellung des Chirurgen entwickelt. Sie alle kennen das Wort vom „Chefarzt als Erfüllungsgehilfen der Krankenhausverwaltung".

Aber nicht nur die Kommunen, auch der *Staat* versucht Eingriffe in den Verantwortungsbereich des Chirurgen.

Nicht viel anders ist es mit *Einzelbehörden* und *Organisationen*. Das Berufsgeheimnis ist dutzendfach durchlöchert, das Krankenblatt nicht mehr ausreichend geschützt, die Haftpflichtansprüche an Chirurgen nehmen zu. Immer mehr Instanzen wollen dem Chirurgen dreinreden. Es ist klar, irgendwo muß das alles eine letzte Wurzel haben. Nie wird jemand gehört haben, daß je ein Jurist für einen Irrtum — wie Urteile höherer Instanzen zeigen, irren ja auch Juristen — daß je ein Jurist für einen Irrtum haftpflichtig gemacht wurde. Umgekehrt gibt es wohl kaum einen Chirurgen, der dem niemals ausgesetzt gewesen wäre. Woher diese Diskrepanz zwischen zwei gleichrangigen akademischen Berufen? Sehr einfach: seit je und immer noch erblickt die Rechtsprechung in der Operation im Sinne des Strafgesetzbuches tatbestandsmäßig eine Körperverletzung. Aus diesem unerträglichen Grundübel erwachsen viele Konsequenzen. Not tun — ich zitiere einen Juristen! — not tun neue Gesetzesbestimmungen, die eine Operation nach Sache und Sinn klar unterscheiden vom Messerstich eines Raufboldes (EBERHARD SCHMIDT).

Entscheidend aber bleibt die *aktive Einschaltung* in alle Fragen, die uns Chirurgen direkt betreffen. Nicht daß ich einer Interessenpolitik das Wort rede! Wir Chirurgen sind alle Individualisten und so von Natur aus keine Kollektivpolitiker. Aber hüten wir uns andererseits vor der „Ohne-mich"-Politik der völligen Interesselosigkeit! Indifferentismus leistet totalitärem Regiertwerden Vorspann. *Was wir nicht selber tun, das wird mit uns getan!*

Der Krankenhausverwalter kann nicht dominieren, sondern nur dienen. Noch ist *der Kranke* kein Kollektiv, sondern ein Individuum. Er *will nicht verwaltet, sondern behandelt werden.*

Der Chefarzt ist nicht „Erfüllungsgehilfe der Krankenhausverwaltung", sondern der *Krankenhausverwalter* ist der *Entlastungsgehilfe des Chefarztes.* So und nicht anders ist es natürliches Recht.

Ein anderes brennendes Problem ist die drohende Zersplitterung unseres Faches durch die *Spezialisierung*. Sie wird hier stürmisch gefordert, dort tief beklagt. Gibt es überhaupt eine einigende Formel?

Bei der Spezialisierung werden leicht zwei Dinge durcheinandergeworfen. Für die *Wissenschaft* ist die Spezialisierung schlechthin ihr Schicksal. Wer hier wirklich Neues leisten will, kann es nur durch Beschränkung auf ein und später vielleicht auf mehrere Gebiete. Den großen Berg des Unerforschten kann man nur durch Arbeitsteilung abtragen.

Aber etwas anderes ist die Wissenschaft, etwas anderes die tägliche ärztliche *Praxis*. Hier ist das Substrat, unser Gegenüber, immer ein ganzer Mensch! Man kann ihn nicht ungestraft allzusehr regionalisieren, sonst endigt man — man hat ihn ja anderwärts schon — beim Facharzt für Proktologie oder für Varicositäten.

Ich glaube, wir kommen aus der Sackgasse nur heraus, wenn wir uns der *Polarität* dieser Fragen bewußt werden. Ist der Spezialist der eine Pol, so ist klar, er braucht einen *Gegenpol*. Das befreiende Wort stammt, wie so oft, von GOETHE. Er sagt: „Zur Einsicht in den geringsten Teil ist die Übersicht des Ganzen nötig."

Für diese Übersicht des Ganzen müssen auch in der Chirurgie *Probleme des ganzen Menschen* irgendwo ihre Heimstätte haben. Das gegenüber der extremen Spezialisierung unbedingt nötige *Gegengewicht*, das ist unsere — gestehen wir es offen! — heißgeliebte *Allgemeine Chirurgie*.

Was wir aber können, das ist, jede noch bestehende *allgemeinchirurgische Klinik zu einem föderalistischen System aller chirurgischen Spezialfächer auszubauen*, den kleineren Abteilungen größere Selbständigkeit einräumen, sie aber alle zusammenhalten durch das eiserne Band der Allgemeinen Chirurgie. Sie allein ist die *magna charta operationum*. Sie allein bewahrt vor Einseitigkeit und macht alle zum Nutznießer ihrer immer neuen Fortschritte. Das „Unter einem Dach"-Prinzip bringt Vorteile für alle Beteiligten; jeder lernt von jedem!

Einem freilich müssen sich beide beugen, der Spezialist und der Allgemeinchirurg. Nur zu leicht wird *er* vergessen, er, die Hauptperson all unserer Kongresse, er, der selber nie anwesend ist und um den sich doch alles dreht, er — das Maß aller unserer Dinge, er, *der kranke* und wieder gesunden wollende *Mensch*. Im Bestreben, ihm zu dienen, *muß* es Spannungen geben, denn nur der Wettstreit steigert die Leistung. Und wie schon HERAKLIT sagt: „Aus dem Kriege des Entgegengesetzten entsteht alles Werden".

Und wie in der Chirurgie Spezialist und Allgemeinchirurg polar verschiedene, aber gerade dadurch sich wechselnd bedingende Kräfte sind, so muß schließlich jeder Chirurg, wer er sei, mit FAUST sagen können:

„Zwei Seelen wohnen, ach, in meiner Brust!“ Auf der einen Seite der *rationale Geist* nüchtern-naturwissenschaftlicher Beobachtung, Untersuchung und Behandlung der *Krankheit*, auf der anderen Seite der ewig-ärztliche Drang, dem *Kranken* in seiner ganzen somatischen und somatopsychischen Not zu helfen. Dazu bedarf es der Güte, Liebe und Menschlichkeit.

Übersehen wir nicht: *nur das hippokratische Bild des helfenden Arztes entspricht dem Bedürfnis des menschlichen Herzens!*

Aber, wer noch ein Ideal sein eigen nennt, muß auch dafür — *kämpfen!*

2. Abschlußbericht

Zunächst ein Wort des Dankes! Jeder Vorsitzende fernab vom Tagungsort wohnend ist auf „chirurgische“ Hilfe in der Kongressstadt angewiesen. Wir verdanken Herrn FREY das Erlebnis „München 1951“. Ich hoffe, daß die erste Wiederholung 1952 der Première nicht nachgestanden ist. Wieder hat München — nach L. CURTIUS „Deutschlands geliebteste Stadt“ — seinen ganzen Charme — auch im Frühlingswetter entfaltet. Vergessen wir aber nicht die Organisation! Diese, wie überhaupt alles spezifisch Münchnerische hat von Anfang bis Ende vorzüglich funktioniert. So verdanke ich und mit mir unsere Gesellschaft Herrn FREY und seiner Klinik unendlich viel! Ich möchte es nochmals bezeugen!

Was der Vorsitzende für den Kongress tun kann, ist die Auswahl der Themen und Referenten und die Sorge für die Atmosphäre. Der Kongressatmosphäre suchte ich mit meiner Eröffnungsrede „über die geistige Situation unseres Faches“ eine fortschrittliche und kämpferische Note zu geben. Ich glaube nicht, daß sich der Kongress auf den Rahmen von 1890 beschränken kann, seit sich die Chirurgie seit dem Kriege so ungeahnt entwickelt hat. So habe ich denn zwei Parallelsitzungen, eine für moderne Anaesthesie (Vorsitz E. K. FREY) und eine über experimentelle Chirurgie (Vorsitz Frh. v. REDWITZ) ausgerichtet. Für die erstere war der Gedanke bestimmend, daß für die jungen aufstrebenden Anaesthesisten die tägliche Zusammenarbeit zwischen Narkotiseur und Operateur im Operationssaal sich auch durch Zusammenarbeit auf dem Kongress widerspiegeln solle. In der Sitzung für experimentelle Chirurgie sollte der junge Nachwuchs genügend Zeit haben, Zeugnis von seinem rein wissenschaftlichen Streben abzulegen.

Der Kongress muß aber m. E. nicht nur der gewaltigen Erweiterung der Chirurgie Rechnung tragen, sondern auch dem Kampf um die Freiheit unseres Berufsstandes. Es kann kein Zweifel sein, daß wir trotz unseres unersetzlichen Wirkens und unseren großen Arbeitseinsatzes vielfach übergangen werden und ins Hintertreffen zu geraten drohen.

Übergriffe von Krankenhausverwaltungen, Eingriffe des Staates, die zahlreichen Folgerungen aus der Tatsache, daß die Operation strafrechtlich immer noch eine Körperverletzung darstellt, verlangen Handeln. „Was wir nicht selber tun, das wird mit uns getan!"

Demzufolge wurde der These vom Krankenhausarzt als Erfüllungsgehilfen der Krankenhausverwaltung ebenso scharf der Kampf angesagt, wie der Forderung „alle Unfallverletzten ohne Ausnahme (!) in reine (!!) Unfallkrankenhäuser; wie aller Überspecialisierung überhaupt. Ich glaube, wir müssen uns immer wieder zu unserem deutschen Ideal der allgemeinchirurgischen Klinik als einem föderalistischen System aller chirurgischen Specialfächer bekennen.

Von den Referaten sollten die über Pathologische Physiologie in der Chirurgie (H. SCHAEFER-Heidelberg und F. LINDER-Berlin) dem Grundgedanken dienen, daß eine moderne Chirurgie über alles Anatomisch-Technische hinaus ohne physiologische Unterbauung und Überwachung nicht mehr denkbar ist. Humanisierung der Eingriffe, Verkleinerung der Risiken und Erfolgssicherung haben in physiologischen Methoden ihre tiefste Wurzel.

Das Referat über Blutersatz (BÜRKLE DE LA CAMP) wurde zur Grundlage für die erste Resolution, mit dem sich der Kongress an die breite Öffentlichkeit wandte — als Protest gegen das „Blutspendegesetz" mit seinem Versuch einer direkten staatlichen Einmischung in eine rein therapeutische Maßnahme.

Ausgesprochen standespolitischen Hintergrund hatten die 3 Referate über Rechtsfragen in der Chirurgie (R. STICH-Göttingen und die beiden Heidelberger Strafrechtler EBERHARD SCHMIDT und K. ENGISCH). Sie mündeten aus in einer 2. Resolution — gerichtet an die gesetzgebenden Instanzen — mit der Forderung nach präcisen Vorschlägen für eine Reform des Strafrechts mit dem Ziel, daß endlich die Operation nach Sinn und Sache klar unterschieden werde „vom Messerstich eines Raufboldes".

Beide Resolutionen haben in der Presse und Öffentlichkeit ein allseitig lebhaftes und zustimmendes Echo gefunden.

2 Referate dienten aktuellen Problemen der speziellen Chirurgie: CRAFOORD-Stockholm sprach über die Chirurgie des Herzens und der großen Gefäße, SPATH-Graz über die Chirurgie der Pleura.

Das letzte Referat betraf die Chirurgie im Dienst der Krebsverhütung (R. GEISSENDÖRFER-Frankfurt). Es sollte der Vorstellung Bahn brechen, daß ebenso wichtig, wie die Frühdiagnose, Früherfassung und Frühbehandlung des fertigen Krebses die Behandlung und Beseitigung des Vorkrebses in all seinen Erscheinungsformen ist.

Mit den zahlreichen Hauptvorträgen habe ich zugleich meiner Überzeugung Ausdruck verliehen, daß der „große" Kongress für die Willensbildung und Entwicklungsgestaltung großer Referate nicht entsagen kann. Für die kleineren Fragen sind kleine Kongresse übergenug vorhanden.

Zu Ehrenmitgliedern wurden DENK-Wien und COENEN (Münster) gewählt.

Die Fortentwicklung der internationalen Bedeutung Deutschlands gestattete erstmals wieder die Ernennung von korrespondierenden Mitgliedern: LERICHE-Paris, PHEMISTER-Chicago (posthum), Sir GORDON GORDON TAYLOR (London) und DEJARDIN (Brüssel).

Zum Vorsitzenden für 1952/53 wurde E. BORCHERS (Aachen) gewählt.

Der Kongress war sehr gut besucht. Am ersten Tage waren die 2000 Sitzplätze des Deutschen Museums restlos besetzt. Ich glaube, sagen zu dürfen, daß der Kongress als Beweis unseres Behauptungswillens, als Zeugnis für neue wissenschaftliche Tätigkeit in Deutschland und für einen guten Geist der deutschen Chirurgen positiv gewertet werden darf.

Etwas scheinbar Äußerliches möchte ich meinen Nachfolgern im Vorsitz noch empfehlen: einen Presseempfang am Vorabend des Kongresses. Er war sehr gut besucht und hat uns viel genutzt. Man sollte sogar auch noch einen Empfang am Schluß der Tagung in Erwägung ziehen.

Meinem Nachfolger wünsche ich von ganzem Herzen die gleiche Freude und Befriedigung, mit der ich auf mein „Präsidentenjahr" zurückblicke — und einen vollen Erfolg im Dienste unserer Gesellschaft.

Heidelberg, den 28. Oktober 1952

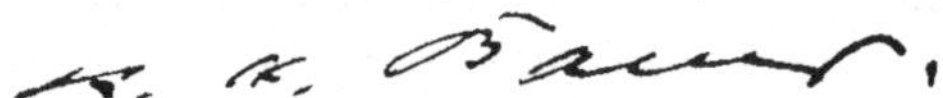

70. TAGUNG (1953) IN MÜNCHEN

Vorsitzender EDUARD BORCHERS *(Aachen)*

*1. Aus der Eröffnungsansprache**

Meine Damen und Herren! Es ist der *70. Kongreß der Deutschen Gesellschaft für Chirurgie*, in den wir soeben eingetreten sind, und gleichzeitig der 81. Geburtstag. Welch eine Fülle des Geschehens und des Fortschrittes umfassen diese Jahre, in denen die Medizin und mit ihr die Chirurgie *hauptsächlich von Deutschland aus* sich entfaltet haben aus einer lange Zeit geschlossen gebliebenen und nur widerwillig sich öffnenden *Knospe* zu einer *Blüte* von unerhörter Pracht. Die Anfänge dieses Aufblühens der wissenschaftlichen *Medizin* sind auf die Mitte des

* Langenbecks Arch. u. Dtsch. Z. Chir. **276**, 3 (1953).

19. Jahrhunderts zu verlegen; in der *Chirurgie* fallen sie zeitlich zusammen etwa mit der Gründung unserer Gesellschaft in den 70er Jahren.

Die *Gründungsgeschichte* unserer Gesellschaft aber ist diese: Drei Männer sind es gewesen, die sich im März 1872 mit einem Rundschreiben an eine größere Anzahl deutscher Chirurgen gewandt und erklärt haben, sie hätten beschlossen die Gründung einer *Gesellschaft für Chirurgie* in Verbindung mit einem jährlich wiederkehrenden 3—4tägigen Kongreß an einem ständigen Versammlungsort. Diese 3 Männer sind gewesen GUSTAV SIMON in Rostock, von dem die erste Anregung ausgegangen war, BERNHARD V. LANGENBECK in Berlin und RICHARD V. VOLKMANN in Halle. Dieser Entschluß sei hervorgegangen aus dem lebhaft gefühlten Bedürfnis, bei dem stets wachsenden Umfange unserer Wissenschaft die chirurgischen Arbeitskräfte zu einigen, den persönlichen Austausch der Ideen zu erleichtern und gemeinsame Arbeiten zu fördern.

Bis auf weiteres seien als Versammlungs*ort* Berlin und als *Zeit* die Tage nach Ostern in Aussicht genommen; den Vorsitz werde v. LANGENBECK übernehmen. So zu lesen in TRENDELENBURGS „Geschichte der ersten 25 Jahre der Deutschen Gesellschaft für Chirurgie". Auf dem den Älteren unter uns bekannten *Gründerbilde* aus dem alten Langenbeck-Hause ist dargestellt der gesamte Vorstand zur Zeit der Gründung unserer Gesellschaft*.

Es meldeten sich zunächst 127 deutsche Chirurgen zum Beitritt — 109 aus Deutschland und 18 aus der Schweiz, Österreich und Rußland. Die erste Sitzung ist abgehalten worden am 10. 4. 72 im „*Hotel de Rome*" Unter den Linden, die folgenden Sitzungen haben stattgefunden teils in der Aula der Berliner Universität, teils im alten Clinicum in der Ziegelstraße. Ab 1878 tagte man auch im *Operationssaal der Charité* und schließlich im *Operationssaale* der alten *Ziegelstraßen-Klinik*. Später gelegentlich auch im *Beethovensaale der Philharmonie* und im großen Saale der *Hochschule für Musik*.

Aber die Mitgliederzahl nahm ständig zu und die Ansprüche wurden größer. So kam es dann schließlich mit großzügiger Unterstützung des Kaiserpaares zum Bau des ersten eigenen Heimes, des neben der Ziegelstraßen-Klinik errichteten „*Langenbeck-Hauses*", und später während des 1. Weltkrieges zum Bau des „Langenbeck-Virchow-Hauses", in welchem die Tagungen unserer Gesellschaft bis in die Jahre des 2. Weltkrieges hinein stattgefunden haben.

Die Mitgliederzahl war bis 1910 auf über 2000 angestiegen mit fast 1000 Kongreßteilnehmern, und als 1926 die Mitgliederzahl mit 2500 annähernd ihren Höchststand erreichte, hatte man schon wieder Unterbringungssorgen.

In den Namen der Vorsitzenden vor und auch noch nach 1900 spiegelt sich wider ein großer Teil der *Geschichte des goldenen Zeitalters*

* s. Abb. 1, S. 1.

der deutschen Chirurgie! Denn die Ausrichtung dieser Chirurgie in Deutschland ist bestimmt worden *nicht* vom *Staate*, wie CHURCHILL meint, sondern durch die Deutsche Gesellschaft für Chirurgie, wie KIRSCHNER sehr richtig einst schon festgestellt hat. Die Deutsche Gesellschaft für Chirurgie hatte die Möglichkeit, eine solche Ausrichtung durchzuführen um so mehr, als die Aufstellung und Durchführung des wissenschaftlichen Programms von jeher Sache des Vorsitzenden gewesen ist, also auf einer Art demokratischen Führerprinzips basiert. Dieses Unabhängig-sein-Wollen vom Staate ist zum Ausdruck gekommen schon bei der Gründung unserer Gesellschaft, als ein angebotener *Staatszuschuß* abgelehnt worden ist. Die deutschen Universitäten, in deren Kliniken damals die beste Chirurgie gemacht, die meisten ihrer Grundlagen erarbeitet wurden und der Nachwuchs herangebildet worden ist, sind immer gewesen ein Hort der Unabhängigkeit und freiester Forschung. Die *Humanitas* hat nicht nur in den westlichen Ländern eine Rolle gespielt, sondern ist auch in Deutschland eine der „tragenden Säulen" der Krankenbetreuung gewesen — auch schon, als es anfänglich nur der *Staat* war, der sich ihrer annahm. Die deutschen Universitätskliniken sind gewesen außerdem die Stätten, an denen das *Berufsethos* den jungen Ärzten eingeprägt wurde so eindringlich, daß die Ärzte keines anderen Volkes uns darin übertroffen haben dürften. Und wenn es später in den Jahren tyrannischer Diktatur vorübergehend anders geworden und zu Verfehlungen einzelner gekommen ist, so kann damit belastet werden weder der alte hochanständige Staat, noch auch das „System der Medizin", unter dem die deutsche Chirurgie ihre von aller Welt anerkannten Leistungen vollbracht hat. Nirgends in der Welt *ging* es früher und *geht* es heute wieder im ganzen Bereiche der Medizin anständiger und humaner zu als in Deutschland.

Was aber die deutschen chirurgischen Leistungen der damaligen Zeit betrifft, so können hier nur die wichtigsten von ihnen als Merksteine einer grundlegenden Entwicklung Erwähnung finden:

1. Die Weiterentwicklung der Listerschen Antisepsis nach 1870 sowie die Entwicklung der Asepsis durch SEMMELWEISS, NEUBER und VON BERGMANN mit seinem Assistenten SCHIMMELBUSCH.

2. Der Ausbau und die Neuschaffung einer Operationsmethodik mit einer förmlichen Flut neuer Eingriffe, besonders auch an den *inneren* Organen des Körpers, das blutleere Operieren an den Extremitäten nach v. ESMARCH.

3. Die Erfindung der Infiltrationsanästhesie durch LUDWIG SCHLEICH der Rückenmarksanästhesie durch AUGUST BIER sowie der Aufbau einer Leitungsanästhesie durch HEINRICH BRAUN.

4. Die Entdeckung der *Röntgen*strahlen und ihre Verwendung in der Medizin.

5. Die Neuschaffung einer Chirurgie der Brusthöhlenorgane durch SAUERBRUCH — man weiß nicht, wo man aufhören soll.

Das sog. „deutsche System der Medizin" fand damals begeisterte Anhänger, besonders in der *neuen* Welt. Die Medizinschule der Johns-Hopkins-Universität in Baltimore ist durch ihren Schöpfer HALSTED 1893 aufgebaut und organisiert worden nach ausschließlich deutschen Mustern. Nach ihrer glänzenden Bewährung haben sie sich von hier aus ausgebreitet über das ganze große Land. Das sagen uns Amerikaner, die es wissen müssen. Hier liegen wohl auch mit die Wurzeln der erstaunlichen Kraft, mit der heute in den Staaten die wissenschaftliche Medizin so erfolgreich vorangetrieben wird — erfolgreich vor allem auch in der Chirurgie.

Klagen sind eingelaufen über die Art und Weise, in der *Krankenkassen und Behörden* einen Druck glauben ausüben zu dürfen und Ärzte im Hinblick auf die *Bekanntgabe des Inhaltes der Krankenblätter* oder sogar auf die *Herausgabe von Krankenblättern.* Es empfiehlt sich dringend, solche Zumutungen kategorisch abzulehnen unter dem Hinweis darauf, daß Krankenblätter *private Urkunden* sind, die von *Ärzten ausschließlich für Ärzte* angelegt werden, und auf deren Inhalt niemand ein Recht hat, außer dem Arzt selbst. Auskünfte über den Inhalt der Krankenblätter dürfen gegeben werden nur mit dem Einverständnis der betreffenden Kranken und unter strenger Wahrung des ärztlichen Berufsgeheimnisses. Es ist Sache des *Arztes* zu entscheiden, wann er glaubt, es preisgeben zu dürfen.

2. *Abschlußbericht*

Die ungeheure Ausweitung des Wissensgebietes auch der Chirurgie hat es schon seit vielen Jahren immer schwieriger werden lassen, die an Zahl und auch wohl an Länge immer mehr zunehmenden Vorträge einem noch tragbaren Programm einzuordnen. Von jeher ist mit Recht Klage geführt worden darüber, daß für die so wichtige Aussprache zu wenig Zeit zur Verfügung gestellt werde. Auch dieses Mal hat die übergroße Zahl der Anmeldungen eine strenge Auswahl notwendig gemacht. Die deshalb von mir in Aussicht genommene Beschränkung wurde aber zunichte gemacht dadurch, daß auch die *Anaesthesisten* mit ihrem Programm zu Worte kommen wollten. Sie hatten sich zusammengeschlossen zu der „Deutschen Gesellschaft für Anaesthesie" mit einer gewissen Neigung, eigene Congresse abzuhalten, wie das im Auslande schon geschehen war. Da die „D. Ges. f. Chir." aber Interesse daran hatte, eine Absplitterung zu vermeiden, mußten Conzessionen gemacht werden. Sie haben bestanden darin, daß den Anaesthesisten ein ganzer Vormittag zur Verfügung gestellt wurde, auf dem sie ihr Programm abwickeln konnten unter dem Vorsitz des Chirurgen.

Diese zusätzliche Belastung des Arbeits-Pensums hat erstmalig in der Geschichte unserer Gesellschaft die Hinzunahme eines *fünften Tages notwendig* gemacht in der Weise, daß der Beginn des Congresses auf den Dienstag nach Ostern vorverlegt worden ist.

Bewährt hat sich die *Vorverlegung der Ausschuss-Sitzung* vom Dezember oder November auf den Oktober, um dem Vorsitzenden und den Referenten mehr Zeit zur Verfügung zu stellen für ihre Arbeit. —

Der *Eröffnungs-Ansprache* hatte ich als Hauptthema die *Geschichte der „D. Ges. f. Chir.“* zugrunde gelegt, sowie deren Rolle bei der Entwicklung der modernen Chirurgie in der Absicht, die junge Generation mit Stolz zu erfüllen auf das Erbe ihrer Väter und Minderwertigkeitsgefühle zu beseitigen, die seit der Zeit des Zusammenbruches überall festgestellt werden konnten. „*Praktische Chirurgie*“ sollte das Leitmotiv sein für das wissenschaftliche Programm, um mit ihm beizutragen dazu, die durch die hinter uns liegende Zeit entstandenen Lücken auszufüllen! Es hat sich aber gezeigt, daß wir in Deutschland schon das Wichtigste und Wesentliche wieder aufgeholt haben, und das Ausland uns nicht mehr viel vormachen kann. Wenn es auch längst nicht mehr möglich ist, auf unseren Congressen die aktuellen Probleme der gesamten Chirurgie abzuhandeln, so ist doch viel zur Zeit Wichtiges zur Sprache gebracht worden: In der *Chirurgie des Sympathicus* war es notwendig geworden, eine Klärung mancher Fragen herbeizuführen und „die Spreu vom Weizen zu sondern“. Auf dem Gebiete der *Urologie* waren es die Polresektionen und die Nierenbecken-Plastiken, die praktische Bedeutung erlangt haben und referiert worden sind. Der zweite Tag war den Fracturen und Gelenken gewidmet mit Rücksicht auf die enorme Zunahme der Unfall-Verletzungen. Der drohenden Zerschlagung der deutschen Chirurgie durch die von BÖHLER geforderte und heftig propagierte Errichtung zahlreicher *Unfall-Krankenhäuser* (5—600 nur für Deutschland!) galt es zu begegnen; es war höchste Gefahr. Nach einem hierauf ausgerichteten sehr sachlich gehaltenen Vortrage K. H. BAUERS ist eine Resolution gefaßt worden mit der Forderung, daß die D. Ges. f. Chir. gehört werden wolle in allen Fragen, die die Versorgung Unfall-Verletzter zum Gegenstand hätten. Diese Resolution hat ein weites Echo gefunden und Verhandlungen mit den Berufsgenossenschaften ausgelöst, durch welche die zweifellos drohende Gefahr beseitigt und ein volles Einvernehmen hergestellt werden konnte. Das Fracturen-Haupt-Thema, die *Unterschenkelbrüche*, ist erstmalig statt durch nur *einen* Referenten, von deren *drei* behandelt worden, von denen jeder nur einen Abschnitt seinem Referat zugrunde legen durfte (kniernaher, Schaft-, und fußnaher Teil). Diese Gliederung hat sich als nützlich erwiesen, gute Ergebnisse gehabt und ist von den Hörern begrüßt worden.

Hier sei eingeschaltet, daß noch eine andere Neueinrichtung sich bewährt hat, nämlich die, den wichtigsten Hauptreferaten einen einleitenden Vortrag von 15—20 Min. Dauer vorausgehen zu lassen, in dem Allgemeines und Grundsätzliches zur Sprache gebracht wurde zur Unterbauung des Hauptvortrages. Das hatte zur Folge, daß der Hauptreferent sich auf sein eigentliches Thema beschränken konnte und das Thema weniger ermüdete.

Das ist auch der Fall gewesen bei der *Thorax-Chirurgie*, dessen wesentlicher Bestandteil die „Chirurgie der Speiseröhre" gebildet hat, und so hat auch die *Bauch-Chirurgie* begonnen mit einem Vortrage über „Grundlagen der modernen Dickdarm-Chirurgie", dem das eigentliche Hauptthema gefolgt ist.

Eine Neuerung hat es auch bedeutet, daß der *Lichtbilder*-„Abend" in einen Lichtbilder-„Nachmittag" verwandelt worden ist, um den Hörern nach dem anstrengenden Tage wenigstens den Abend frei zu halten für die Erholung.

Am Samstage, dem 5. Congress-Tage, sind die *Anaesthesisten* zu Wort gekommen mit einem interessanten und umfangreichen Programm, das nur dadurch vollständig abgewickelt werden konnte, daß schon am Vortage eine *Parallel-Sitzung* in einem Nebenraume abgehalten wurde mit solchen Vorträgen, welche die Chirurgen weniger interessierten. Gegenstand größerer Referate waren die künstliche Blutdruck-Senkung, der „Winterschlaf" und die bronchoskopische Technik.

Die Akustik des so repräsentativen Congress-Saales im Deutschen Museum, die zu ernsten Beanstandungen Anlass gegeben hatte, liess auch dieses Mal zu wünschen übrig. Obwohl viel geschehen war, die Lautsprecher-Anlage zu verbessern, ist es nicht gelungen, die Mängel (Über-Akustik) zu beseitigen ...

Aachen, Dezember 1953

Eduard Borchers

71. TAGUNG (1954) IN MÜNCHEN

Vorsitzender OTTO GOETZE *(Erlangen)*

*1. Aus der Eröffnungsansprache**

Lassen Sie mich noch eines Mannes gedenken, der vor kurzer Zeit 80 Jahre alt geworden wäre und den ich mit Stolz und Dankbarkeit meinen Lehrer nennen durfte. Es ist VIKTOR SCHMIEDEN.

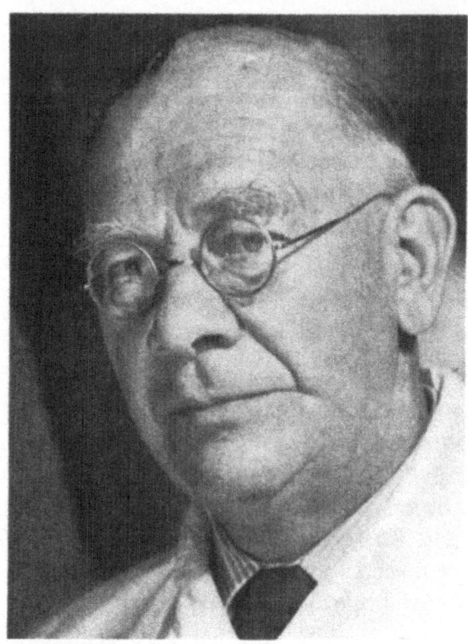

Abb. 30. OTTO GOETZE

Die große manuelle Geschicklichkeit, die VIKTOR SCHMIEDEN angeboren war, wurde dadurch gefördert, daß der Vater seinen Sohn das Buchbinderhandwerk erlernen ließ. Diese seine mit äußerster Sorgfalt geparte Geschicklichkeit stempelten ihn sein Leben lang zu einem Operationskünstler ersten Ranges.

Als Chirurg war SCHMIEDEN Assistent bei v. BERGMANN, SCHEDE und AUGUST BIER. 1907 nahm ihn BIER mit nach Berlin, wo er 10 Jahre bei ihm war. — Es waren, wie SCHMIEDEN selbst in seinem späteren Lebenslauf schreibt, Jahre der Entscheidung. 1913 wurde SCHMIEDEN in seinem 39. Lebensjahr als Ordinarius für Chirurgie nach Halle a. d. S. berufen.

Während des 1. Weltkrieges, wo er an der französischen Westfront beratender Chirurg des 4. Armeekorps war und später auch in dieser Eigenschaft die Balkanländer kennenlernte, war er mit nie erlahmendem Fleiß tätig und schuf die Grundlagen für seine Lehrbücher der Kriegschirurgie, die alsbald zum treuen Begleiter vieler Kriegschirurgen wurden. Einen Ruf nach Würzburg als Nachfolger ENDERLENs lehnte er ab, folgte aber einem solchen im Herbst 1919 nach Frankfurt a. M., wo er die Nachfolge von LUDWIG REHN antrat.

Mit dieser herrlichen Stadt der aufstrebenden Universität verwuchs SCHMIEDEN als überzeugter Bürger. Er wurde Prorektor der Universität

* Langenbecks Arch. u. Dtsch. Z. Chir. **279**, 3 (1954).

Frankfurt, und im Jahre 1931 Vorsitzender der Deutschen Gesellschaft für Chirurgie. SCHMIEDEN war dadurch ein so außerordentlich überzeugender Lehrmeister, daß er bei aller straffen Organisation der Klinik und bei seiner mustergültigen Pünktlichkeit selten ein grobes Wort verlor, sondern alles, was er erreichte, durch sein eigenes Beispiel vorlebte. Er zeigte uns am besten, wie er die Wirkung seiner großen Arztpersönlichkeit bei seinen Kranken erzielte, wenn er in seiner ruhigen Sprache ihnen gegenübertrat und mit wenigen Worten und durch ein kluges Auge das Gefühl bei ihnen erzeugte: hier steht ein wirklicher Arzt, hier kommt mein Retter.

SCHMIEDEN war in erster Linie Bauchchirurg in der Überzeugung, daß in der Bauchchirurgie die häufigsten und verantwortungsvollsten Operationen für den praktischen Chirurgen liegen.

Er war einer der ersten Kriegschirurgen, die für die frühzeitige Operation der Bauchschüsse im Felde eintraten. Er erzielte selbst hervorragende Erfolge und hielt das Hauptreferat auf der Brüsseler Chirurgentagung 1915. Von anderen operativen Gebieten nenne ich noch seine bekannten schönen Arbeiten über das Panzerherz und über den Suboccipitalstich.

Besonders bekannt wurde er durch sein erstmalig 1910 erschienenes Lehrbuch des chirurgischen Operationskurses. Dieses Buch mit seinen schönen Abbildungen, seiner Knappheit und Klarheit, das in vielen Auflagen erschienen ist, darf als ein vorbildliches Lehrbuch für Studenten bezeichnet werden und ist ein gutes Nachschlagewerk für schnelle Eingriffe, besonders für den Kriegschirurgen. Später gab er zusammen mit AUGUST BORCHARD eine eigene Kriegschirurgie heraus, die ebenfalls fast jeden Chirurgen im Feld begleitete. Er krönte seine von ihm herausgegebene Lehrbuchreihe durch die Neuherausgabe der Operationslehre von BIER, BRAUN und KÜMMELL, zusammen mit SAUERBRUCH.

Was wir am meisten an SCHMIEDEN zu bewundern haben, ist nicht die Tatsache, daß er gute und neue Operationen gefunden und ausgebaut hat und auch nicht, welche äußeren Ehren ihm zuteil wurden. Wir müssen an ihm besonders seine Zivilcourage, seine persönliche Tapferkeit bewundern.

In hohem Alter ließ er sich, genau so wie er es immer gelehrt hatte, ein akutes Gallenblasenempyem operieren, und zwar gegen besten ärztlichen Rat. Es ging alles gut, und es blieb natürlich eine Schleimfistel zurück. Mit dieser hätte er steinalt werden können. Aber gemäß seiner allgemeinen Pflichteinstellung, genau für seine Person das zu machen, was er seinen Patienten empfahl, ließ er sich nachträglich auch noch die 2. Operation, die Ektomie der Gallenblase, machen. In dieser Tatsache und diesem seinem Entschluß wird jeder erfahrene Arzt die

Krönung seiner ärztlichen Indikation erblicken, die man nur als beispielgebende Tapferkeit bezeichnen kann.

Nur eine Sache ist grundsätzlich neu: Wir wollen durch die Initiative des Vorsitzenden der Deutschen Gesellschaft für Innere Medizin, H. H. Berg-Hamburg, einen ersten Versuch machen, einen 5. Tag hinzuzufügen, um gemeinsam mit den Internisten zu tagen. Für den Vormittag sind die „akut bedrohlichen Erkrankungen der Bauchhöhle" als Thema vorgesehen, um auf diesem die Chirurgen und Internisten gleichermaßen interessierenden Gebiet eine gegenseitige Angleichung zu bringen. Ich sagte Ihnen vorhin schon, daß die Erkrankungen der Bauchhöhle aus praktischen Gründen immer noch eine ganz große Bedeutung haben. Der Nachmittag bringt ein zweites Thema, das für die zukünftige Entwicklung der gesamten Medizin von allergrößter Bedeutung ist: Die potenzierte Narkose und die kontrollierte Hypothermie.

2. Rede des Bayerischen Ministerpräsidenten Dr. Hans Ehard *auf der 71. Tagung (1954)*

Der Grundgedanke, in diesem Heft nur Chirurgen über ihren Chirurgenkongreß sprechen zu lassen, soll an dieser Stelle einmal durchbrochen werden. Auf der 71. Tagung hat Herr Ministerpräsident Dr. jur. H. Ehard bedeutsame Ausführungen zu dem alle Ärzte bewegenden Problem einseitig sensationeller Presseberichte gemacht. Da sie nach wie vor aktuell sind, sollen seine Ausführungen auch hier wiederholt werden.

Ministerpräsident Dr. jur. Hans Ehard: Herr Präsident! Meine sehr verehrten Damen und Herren!

Ihr Kongreß eröffnet eine stolze Reihe wissenschaftlicher Veranstaltungen und Tagungen in der bayerischen Landeshauptstadt. Unter den Kongressen Münchens nehmen die Zusammenkünfte der Organisationen der medizinischen Disziplinen einen besonderen Platz ein. Auf ihren Arbeitstagungen werden die Fortschritte der medizinischen Forschung bekannt gemacht und diskutiert. Sie haben auch die durch die Zwangspause des Krieges verursachten Mängel des Gedankenaustausches über den Stand der Forschung innerhalb Deutschlands und mit dem Ausland behoben.

Sie lenken gleichzeitig das Interesse der Öffentlichkeit auf Fragen des ärztlichen Standes und der ärztlichen Behandlungsmethode. Die Weckung dieser Aufmerksamkeit ist notwendig angesichts der vielfältigen Gefahren, die dem Menschen in der feindlichen Umwelt der Technik drohen. Die Weckung dieses Interesses ist aber auch notwendig, weil hurtige Federn Tag für Tag sich mühen, medizinische Probleme auf ihre Weise und von ihrem Standpunkt zu behandeln.

Die staatlichen Bemühungen für den ärztlichen Stand bleiben ohne Erfolg, solange Kräfte am Werk sind, die bewußt oder unbewußt versuchen, das Band des Vertrauens zwischen Patient und Arzt, zwischen Volk und ärztlichem Berufsstand zu lockern und zu erschüttern. Publizisten glaubten sich in letzter Zeit veranlaßt, die Frage zu stellen, ob man den „Ärzten noch Vertrauen schenken" dürfe. Bereits ihre Fragestellung zeigt, welchen Mißverständnissen das Verhältnis zwischen Patient und Arzt ausgesetzt ist. Diese Fragestellung ist durch Umstände und Tatsachen nicht ausreichend begründet, die von Ihnen zugegeben und bedauert werden. Die Berichterstattung ist heute bereit, tief beklagenswerte Ereignisse bei einzelnen Operationen in sensationeller Form aufzugreifen und bekanntzumachen, wobei dem Leser der Eindruck nahegebracht wird, solche Vorkommnisse seien die tägliche Regel.

Operateure, die unter Mißachtung der ärztlichen Pflicht das ihnen anvertraute Leben in Gefahr bringen, sind glücklicherweise in der Minderzahl. Weil aber von ihnen berichtet, von der Mehrzahl aber geschwiegen wird, entsteht in der Öffentlichkeit ein Zerrbild des Chirurgen. Der Leser solcher Berichte ist entweder bereits Patient gewesen oder kann es in einigen Tagen bereits sein. Seine Begegnung mit dem Arzt, vornehmlich mit dem Chirurgen, ist — nach der Lektüre solcher Berichte — belastet mit Voreingenommenheit, mit Zweifel, ja sogar mit Furcht. Diese Haltung erschwert die Begegnung zwischen Patient und Arzt. Sie erschwert aber auch die Heilung des Leidens, dessentwegen der Kranke sich dem Arzte anvertraut. Die dabei entstandenen psychologischen Schädigungen des Patienten sind nicht zu spezifizieren. Schuld daran trägt der Umstand, daß die Berichterstattung in einer Weise verallgemeinert, daß der Leser nicht mehr in der Lage ist, die Zahl verantwortungsbewußt vorbereiteter und durchgeführter Operationen neben der geringen Zahl von Operationen, bei deren Vorbereitung und Durchführung Mängel aufgetreten sind, zu unterscheiden.

Die Wirklichkeit sieht aber anders aus, daß Tag für Tag Leben und Arbeitskraft Tausender von Menschen durch Geschick und Verantwortungsbewußtsein der Chirurgen gerettet werden. Von dieser in der Stille geleisteten täglichen Arbeit spricht sehr selten ein Bericht, obwohl gerade diese Leistung ärztlicher Pflichterfüllung und ärztlichen Könnens eine echte menschliche Sensation ist. Sie rechtfertigt in vollem Umfange das Vertrauen unseres Volkes zu seinen Ärzten. Bedauernswerte Einzelvorkommnisse sind keine ausreichende Begründung dafür, um das Vertrauen in die Gesamtheit der Ärzte zu erschüttern. Die Leistungen *Ihrer* Disziplin in Vergangenheit und Gegenwart sind groß und eindrucksvoll. Sie haben Hunderttausenden von Soldaten auf den Schlachtfeldern und in den Lazaretten das Leben gerettet. Sie haben Frauen, Kindern und Greisen in den Bombennächten unserer Großstädte unermüdlich Hilfe gebracht. Sie haben auch ihr Berufsethos in einer Zeit bewahrt, in der oft allgemeine Pflichten des Arztes vergessen wurden. Es besteht deshalb keine Veranlassung, das große uneingeschränkte Vertrauen des Patienten dem Arzt gegenüber auszuschalten oder zu beeinflussen. Wer es trotzdem unternimmt, greift leichtfertig und fahrlässig den ärztlichen Stand an und zerstört im Patienten wertvolle Voraussetzungen für dessen Gesundung.

Ich bin überzeugt, daß der weitaus größere Teil unseres Volkes sich nicht beirren läßt in seinem Vertrauen gegenüber den Ärzten. Ich bin auch überzeugt, daß Sie, meine Damen und Herren, es an Opferbereitschaft für den kranken Menschen auch in Zukunft nicht fehlen lassen. Wenn der Öffentlichkeit Pflichten Ihrem Stand gegenüber erwachsen sind, sind es Pflichten der Dankbarkeit und der Hilfe.

3. Abschlußbericht des Vorsitzenden O. GOETZE

Die 71. Tagung unserer Gesellschaft fand wiederum in der Woche nach Ostern im Deutschen Museum in München statt. Sie stand im Andenken meines verehrten Lehrers VIKTOR SCHMIEDEN, der am 19. Januar 1954 80 Jahre alt geworden wäre und dem am Ende seines Lebens die tausendfach verdiente Anerkennung nicht zuteil geworden ist. Dass bei der Eröffnung Frau WANDA SCHMIEDEN mit Sohn, Tochter und dem ältesten Enkelsohn teilnehmen konnte, war mir die größte Freude.

Schon bald nach der ersten Ausschußsitzung am 10. Oktober 53 in Erlangen, bei welcher alle Vorschläge freundlich aufgenommen waren, standen die Vorbereitungen zum Kongreß unter einem grauen Vorzeichen, denn drei unserer Hauptreferenten, LEZIUS, WEESE und HOLLENBACH, wurden durch einen plötzlichen Tod aus ihrer Arbeit gerissen. Dazu kam meine eigene Erkrankung wenige Wochen vor Beginn, die mich bis auf den heutigen Tag noch sehr hemmt und zuguterletzt noch am Ostermontag eine recht deplazierte, um so schmerzhaftere Handgelenksverletzung.

Deshalb bin ich unendlich dankbar für alle Hilfe, die schliesslich und endlich den Kongress erst möglich werden liess. Allen voran gilt dies meinem Freund BORCHERS, der in selbstloser Weise überall für mich einsprang für die bis ins Kleinste getroffenen Vorbereitungen und Hilfeleistungen an Ort und Stelle bei aller eigenen Überlastung, allen Mitarbeitern in Berlin, München und Erlangen und allen Referenten und Rednern, die jedes aufgeworfene Thema freudig aufgriffen und entfalteten, mit einer Unmenge von Vortragsanmeldungen beantworteten, so dass schliesslich weit über 100 abgelehnt werden mussten, die mir aber auch mit anerkennenswerter Disziplin die reibungslose Abwicklung des Programms sehr erleichterten. Erfreulich war dabei auch festzustellen, wie eifrig die jüngere Generation sich beteiligte, und dass wieder zahlreiche Wissenschaftler aus dem Ausland anwesend waren u. sprachen.

Bei der 2. Ausschußsitzung am 20. April war der erstmalig ausgeschriebene *Langenbeckpreis* nach Prüfung von 7 eingereichten Arbeiten Herrn GRUNDMANN aus Tübingen für seine „Experimentellen Untersuchungen zur Pathogenese der Osteomyelitis“ in Höhe von 2000 und Herrn LÜDEKE aus München für seine Arbeit „Bronchialcarcinom und Obstruktionspneumonitis“ in Höhe von 1000 DM zuerkannt worden. Anschliessend daran lud uns, wie jedes Jahr, Oberbürgermeister Wimmer in den Ratskeller ein.

Der erste Vormittag war in der Hauptsache der *Verwendung konservierten Knochenmaterials* gewidmet. Herr GOHRBANDT und Herr BÜRKLE DE LA CAMP hielten die ausgezeichneten Referate und eine reichhaltige Diskussion schloss sich an. Der Nachmittag hatte das *Mamma-Ca* als Hauptthema, von Herrn WANKE behandelt mit dem radiologischen Correferat von Herrn KOHLER. Am zweiten Tag sprach Herr GULEKE umfassend über die Klippen der chirurgischen *Begutachtung* und Herr BAUER behandelte das wachsende Problem der *Verkehrsunfälle* aufs Eindringlichste, so daß man nur hoffen möchte, auf Grund seiner Ergebnisse bald eine Besserung zu sehen. Auch hieran schloss sich eine lange Reihe einschlägiger Vorträge. Der Nachmittag brachte interessanteste *Filmvorführungen*. Der Festabend im Bayerischen Hof verlief recht lebhaft. Es war meiner Frau gelungen, in einem Séparé Familie SCHMIEDEN und einige Damen zu versammeln, wie 1934 im Esplanade, um auch den Ansprachen beim Festessen der Herren folgen zu können und nach dem offiziellen Teil sich den Chirurgen zuzugesellen.

Damit hatte ich Glück, dass ich selber mein eigenes Forschungsgebiet, das *Rectum-Ca*, wählen konnte, denn es war schon 20 Jahre nicht mehr vor diesem Forum als Hauptthema vorgenommen worden, und zwar teilten sich FISCHER-Kiel, STELZNER-Erlangen für Herrn HOLLENBACH und Herrn FINSTERER-Wien in die riesige Aufgabe. *Gehirnchirurgie* und eine Nachlese kleinerer aktueller Themen folgten am Nachmittag. Der Samstag brachte wie schon 2mal bewährt neben der Hauptsitzung, die mit 5 Hauptvorträgen die *Herzchirurgie*, insbesondere die Feindiagnostik erschöpfte (FORSSMANN, der einst an sich selbst die erste *Herzkatheterung* vorgenommen hatte, MEESEN, GROSSE-BROCKHOFF, BEYER und DERRA), in einer Sondersitzung der Deutschen, Österreichischen und Schweizerischen Anaesthesiologen unter dem Vorsitz von Herrn BOVAY-Lausanne vor Allem die ausführliche Besprechung der *Anaesthesie bei neurochirurgischen Eingriffen*, wobei Herr HUNTER aus Manchester den einleitenden Vortrag hielt. Der Nachmittag fand die Anaesthesiologen vereint mit unserer Gesellschaft unter dem Vorsitz des Herrn BARK. Die *Narkosetiefebestimmung* und die Frage: *Lungenfunktion und Narkose* standen zur Debatte.

Erstmalig seit Bestehen unserer beiden Gesellschaften haben wir dann am Sonntag, dem 25. April die *Deutschen Internisten und Chirurgen* zu einer *gemeinsamen Sitzung* über gemeinsame Probleme vereint, was wegen des ohnehin zeitlich direkt anschliessenden Kongresses der Deutschen Gesellschaft für Innere Medizin geradezu verlockend war. Das Programm für diesen Tag hatte ich mir mit H. H. BERG, dem Vorsitzenden der Internisten und Herrn KAUFMANN, ihrem Schriftführer, schon gleich nach dem vorigen Kongress zu überlegen begonnen und es gab Schwierigkeiten und Arbeit genug, bis dieser hübsche Gedanke verwirklicht werden konnte.

Die Internisten kamen uns von Wiesbaden bis zur Theresienhöhe in München entgegen, wohin auch wir für diesen Tag in den grossen Kongresssaal umzogen, da das Deutsche Museum unmöglich alle hätte aufnehmen können, reicht es ja knapp für die Chirurgen allein. (Zuvor hatte es viele Verhandlungen und persönliche Raumbesichtigungen in München gegeben, weil ursprünglich die Chirurgen so ihren ganzen Kongress in dem grossen Ausstellungspark der Theresienhöhe hätten abhalten sollen.) Die Konservative siegte noch einmal: Für den Normalkongress blieben wir dem Deutschen Museum treu.

Ich glaube, dass die angeschlagenen Themen des gemeinsamen Tages: Vormittags das *akute Abdomen* und nachmittags die *potenzierte Narkose* und *kontrollierte Hypothermie* grossen Anklang bei beiden Disziplinen fanden. Die Hauptreferate der Vormittagssitzung, in welcher Herr BERG den Vorsitz führte, hatten Herr ZENKER (für LEZIUS) und JUNGHANNS sowie von seiten der Internisten die Herren HENNING, BOLLER, PREVOT und FRIMANN-DAHL-Oslo übernommen. In der Nachmittagssitzung, die ich leitete, referierten die Herren REHN-Freiburg, LABORIT und JUVENELLE-Paris, WEGELIUS, LIND und SARAFAS-Stockholm, WIRTH-Wuppertal (für WEESE), FLÜGEL-Erlangen und ZÜRN-München.

Wenn auch die recht anstrengenden Kongressvorbereitungen ausserordentlich viel Arbeit und Nervenkraft kosteten, so bin ich doch reich beschenkt durch die sehr rege Beteiligung bei unserer Tagung, durch die frischen Diskussionen, besonders auch auf meinem Spezialgebiet, dem Rectumcarcinom.

Ich wünsche meinem Nachfolger Herrn BÜRKLE DE LA CAMP alles Gute für seinen Kongress!

Erlangen, im Januar 1955

Otto Goetze

72. TAGUNG (1955) IN MÜNCHEN

Vorsitzender HEINZ BÜRKLE DE LA CAMP *(Bochum)*

*1. Aus der Eröffnungsrede**

Meine Damen, meine Herren, bitte erlauben Sie mir nun, daß ich zur *Unfallchirurgie in Deutschland* einmal meine eigene Meinung sage. Es ist von dieser Stelle aus mehrfach zu diesem Thema Stellung genommen worden.

Ich bin ja nun mitten im Ruhrgebiet am ältesten Unfallkrankenhaus, den 1892 erbauten Berufsgenossenschaftlichen Krankenanstalten „Bergmannsheil" in Bochum, die ich hier nur als Beispiel herausstellen will, tätig und habe dort in mehr als 21 Jahren einen guten Überblick über Aufgaben, Sinn und Zweck einer solchen Anstalt gewonnen. Als ich 1933 die Nachfolge von G. MAGNUS antrat, gestand mir die Bergbau-Berufsgenossenschaft in guter Einsicht das Recht zu, von den vorhandenen 400 chirurgischen Betten $^1/_4$ mit *Kranken* nach eigener Auswahl zu belegen, da ich den Standpunkt vertrat, daß in einem Krankenhaus, in dem die Verletzten des Bergbaus nicht nur mit Wunden und Knochenbrüchen, sondern mit vielfachen Unfallschäden des ganzen Körpers, darunter vielen inneren Verletzungen der Körperhöhlen und ihrer Organe, eingeliefert werden, die *gesamte Allgemeinchirurgie* betrieben werden muß.

Nur wer die Chirurgie der Bauchhöhle bei Krankheiten ausführt, wird auch bei der *Verletzung* des Magen-Darmkanals, der Milz, des Pankreas, der Leber nicht nur den richtigen chirurgischen Weg beschreiten, sondern — was mindestens ebenso wichtig ist — die richtige Diagnose stellen und den geeigneten Zeitpunkt zum Eingriff erkennen.

Nur der Chirurg, der intrathorakale Eingriffe bei Krankheiten ausführt, wird auch bei der Lungenberstung, bei der Sprengschußverletzung des Brustkorbs und bei der Herzverletzung mit seinen geschulten Mitarbeitern unter den notwendigen Voraussetzungen und mit den richtigen Hilfsmitteln die Organ- oder Gefäßverletzung im Brustkorbinnern erkennen und versorgen können. Und ebenso ist es bei den zahlreichen offenen Schädelverletzungen.

Das traumatische Aneurysma kann nur derjenige beseitigen, der die dazu erforderliche chirurgische Ausbildung und Erfahrung in Gefäßoperationen hat.

Wir nehmen z. B. bewußt Abstand von der Behandlung der Hirntumoren, die wir dem Neurochirurgen aus den gleichen eben genannten Gründen überlassen, da er ja in diesem Sonderfach Meister ist.

Und auch die angeborenen und erworbenen Herzfehler, die Pulmonalstenose, den offenen Ductus Botalli geben wir dorthin, wo besondere

* Langenbecks Arch. u. Dtsch. Z. Chir. **282**, 3 (1955).

Könner mit ihrer Ausbildung und Ausrüstung diese Operationen bis ins feinste beherrschen.

Dagegen müssen wir unter anderem festhalten an der *urologischen Chirurgie*, um auch die vielen Verletzungen der Harnorgane und Harnwege erkennen, beurteilen und behandeln zu können, die uns mit gleichzeitig bestehenden Becken- oder Wirbelsäulenbrüchen zugeführt werden.

Der *schwere Unfall* betrifft ja den ganzen Menschen, nur der leichte beschädigt allein einen Körperabschnitt.

Und wenn ich nicht meine Assistenten auf dem gesamten Gebiete der Chirurgie zufriedenstellend ausbilden kann, dann fehlt mir auch der Mitarbeiterstab, auf den ich angewiesen bin, um solche Verletzungen mit voller Verantwortlichkeit zu behandeln.

Und auch so ist es möglich, einen schädlichen Wechsel der Assistenten zu vermeiden, die ja Fachärzte für Chirurgie werden wollen und müssen und die zur Unfallbegutachtung eine jahrelange Erfahrung benötigen.

Aber nicht nur der Versorgung der frischen Verletzungen gilt unsere Arbeit. Die *Wiederertüchtigung*, die *Beseitigung von Unfallfolgen* und damit die *wiederherstellenden Operationen* zählen auch zu unseren Aufgaben.

Hier bestehen zwar Überschneidungen mit dem Tochterfach Orthopädie, die in der Behandlung der *frischen* Verletzungen nicht vorkommen, oder besser gesagt, nicht vorkommen sollten. Diese Überschneidungen sind aber nicht geeignet, das gute Einvernehmen mit den Orthopäden zu trüben. Ich sehe darin sogar ein sehr erfreuliches Nebeneinanderarbeiten, das beiden Fächern zum Vorteil gelangt.

Und schließlich ist ja mein Lehrer ERICH LEXER der Vater der Wiederherstellungschirurgie.

So, meine Damen und Herren, sehe ich die Aufgabe des Unfallkrankenhauses in Deutschland.

Es besteht, wie ich weiß, keineswegs der Plan, Unfallkrankenhäuser in noch größerer Zahl zu errichten oder gar ein Netz solcher Anstalten über unserem Lande auszubreiten.

Etwas ganz anderes sind die *Unfallabteilungen* am allgemein-chirurgischen Krankenhaus. Eine solche Einrichtung kann sehr sinnvoll sein, denn sie würde sich auf die Behandlung von Wunden, Frakturen und Gelenkverletzungen beschränken, während die Höhlenverletzungen, die Verletzungen der Harnorgane, der Kopfnebenhöhlen, der Augen, der Ohren am *gleichen* Krankenhaus vom Allgemeinchirurgen oder von einem anderen Facharzt behandelt würden.

Die Möglichkeit der *Selbständigkeit* des Leiters einer solchen Unfallabteilung hängt weniger von der Bettenzahl als von den zur Verfügung stehenden Hilfskräften ab.

Das *Unfallkrankenhaus* in Deutschland wäre also, wie das bei uns im Ruhrgebiet der Fall ist, ein die gesamte Allgemeinchirurgie betreibendes

Haus, bei dem aber die Unfallchirurgie im Vordergrunde steht, denn dieses Krankenhaus ist ja für *alle* Arten von Unfallverletzungen auf sich selbst angewiesen. Die *Unfallabteilung* dagegen wäre eine Station zur Behandlung von Wunden, Frakturen und Gelenkverletzungen, die die Höhlen- und Organverletzungen dem Allgemeinchirurgen des Krankenhauses, dem sie angeschlossen ist, weiterleitet.

Den *Facharzt für Unfallchirurgie* brauchen wir meines Erachtens in Deutschland nicht. Man sollte nicht versuchen, am Stamme der Chirurgie erneut die Säge anzulegen, um etwas abzutrennen. Die Unfallchirurgie ist die Wurzel der Chirurgie. Denn aus der Behandlung von Wunden und Verletzungen hat sich unser Fach bis zur heutigen Höhe entwickelt. Kein Gärtner aber wird einem Baum, der Früchte tragen soll, die Wurzel abtrennen.

2. Abschlußbericht

Ich darf das 3. Buch der „Vertraulichen Mitteilungen für den ersten Vorsitzenden der Deutschen Gesellschaft für Chirurgie, besonders für den Fall, daß derselbe nicht in Berlin ansässig sein sollte" — so lautet die Inschrift im 1. Buch, geschrieben 1887 von RICHARD VON VOLKMANN — beginnen. Ich tue das in ehrfurchtsvollem und dankbarem Gedenken an alle die Männer, die als Vorsitzende in den beiden vorangegangenen Büchern sich verewigt haben. In besonderer Dankbarkeit gedenke ich meines großen Meisters ERICH LEXER, der 1923 und 1936 den Vorsitz führte. Dankbarkeit erfüllt mich auch gegenüber allen, die mich mit so großer Stimmenzahl gewählt und mich bei den Vorbereitungen und der Durchführung des Kongreßes unterstützt haben.

Am 9. Oktober 1954 versammelte sich der Ausschuß im Lesezimmer der Bücherei der Chirurgischen Klinik „Bergmannsheil" in Bochum. Die ausgewählten Hauptthemen wurden gutgeheißen, alle übrigen Punkte der Sitzung konnten glatt abgewickelt werden. ...

Die 72. Tagung fand wieder in München statt, wieder in der traditionellen Woche nach Ostern, vom 13. bis 16. April 1955. München, die Stadt, in der ich bei ERICH LEXER Oberarzt war, bevor ich Chefarzt am „Bergmannsheil" wurde, birgt für mich die Erinnerung an meine Habilitation und an meine Ernennung zum a. o. Universitätsprofessor. Nach der Ausschußsitzung am 12. 4. 55 waren die Ausschußmitglieder und zahlreiche Gäste zum Begrüßungsmittagessen eingeladen von Oberbürgermeister Wimmer in den Ratskeller.

In meiner Eröffnungsansprache mußte ich der im verflossenen Jahr verstorbenen 5 Mitglieder gedenken, besonders der beiden Ehrenmitglieder W. ANSCHÜTZ und FR. VOELCKER. Ich nahm dann noch das Wort zur Erinnerung an die 100. Wiederkehr des Geburtstages von

W. MÜLLER und beleuchtete die Lage der Unfallchirurgie in Deutschland.

H. FUSS, Duisburg-Hamborn, hielt den ersten Hauptvortrag über „Möglichkeiten und Grenzen der Wundprophylaxe", warnte vor übertriebener Hoffnung auf antibiotische und bakteriostatische Mittel und blieb bei der Empfehlung der genauen operativen Wundbehandlung.

E. GOHRBANDT, Berlin, behandelte mit einigen seiner Mitarbeiter „Die Bedeutung des zugrundegehenden Eiweißes (körpereigenen) für die Chirurgie".

„Die Behandlung der Verbrennungskrankheit" besprach G. HEGEMANN, Marburg.

Ein Filmabend mit ausgezeichneten Filmen beschloß den ersten Tag.

Mit gewohnter Gewandtheit sprach K. H. BAUER, Heidelberg, über „Die Wandlungen der Anaesthesie vom Standpunkt des Operateurs".

G. KÜNTSCHER, Schleswig, berichtete über „15 Jahre Marknagel". Ihm schloß sich der Hauptvortrag von C. REIMERS, Wuppertal-Elberfeld, „Die Behandlung der Frakturen des oberen Femurdrittels" an.

Das schon bekannte Düsseldorfer Triumvirat löste die Aufgabe, über die Verletzungen des Herzens zu sprechen, und zwar der Pathologe H. MEESEN über „Pathologisch-anatomische Befunde bei Herztrauma", der Internist F. GROSSE-BROCKHOFF über „Traumatologie des Herzens und seiner großen Gefäße" und schließlich über das gleiche Thema noch der Chirurg E. DERRA.

„Die Chirurgie des Zwerchfells" stellte F. SPATH, Graz, dar.

In einer Sondersitzung unter der Leitung von E. BORCHERS wurde die Angiographie abgehandelt mit den Hauptvorträgen von

W. TÖNNIS, Köln, „Artdiagnose der Großhirngeschwülste durch Serienangiographie",

H. VIETEN, Düsseldorf, „Angiographische Funktionsdiagnostik im Bereich des Thorax",

K. E. LOOSE, Itzehoe, „Abdominelle und retroabdominelle Angiographie" und

R. FONTAINE, Straßburg, „Angiographie der Gliedmaßen". Diese Sondersitzung fand sehr großen Beifall. Von überragender Erfahrung war der Hauptvortrag von A. BRUNNER, Zürich, durchdrungen: „Die Resektionsbehandlung der Bronchiektasien." „Probleme der Pankreaschirurgie" erörterte K. VOSSSCHULTE, Gießen.

In einer weiteren Sondersitzung, die unter der Leitung von E. REHN stand, wurde die plastische, ästhetische und Wiederherstellungschirurgie abgehandelt, von H. v. SEEMEN eingeleitet mit „Wege und Grenzen der plastischen und Wiederherstellungschirurgie". Auch diese Sondersitzung fand begeisterte Aufnahme.

Zur Chirurgie der großen Körpervenen sprachen: H. KALK, Kassel, (Internist) „Über den Hochdruck der Pfortader und die Indikation zu seiner chirurgischen Behandlung", ferner R. WANKE, Kiel, „Die Chirurgie der Pfortader, der unteren Hohlvene und der Beckenvenen" und H. JUNGE, Kiel, „Die Chirurgie der oberen Hohlvene und der Schlüsselbeinachselvenen".

Starke Beteiligung fand das Thema „Chirurgie der Gallenwege" mit den Hauptvorträgen: H. BAUR, München (Internist), „Neuere Fragen der Diagnose, Antibiose und Milieuentgleisung bei chirurgischen Gallenwegerkrankungen",

W. BLOCK, Berlin, „Mißerfolge und Beschwerden nach Gallensteinoperationen im Blickwinkel der Pathophysiologie", und

A. W. FISCHER, Kiel, „Choledochus- und Hepaticusstein".

Den letzten Hauptvortrag hielt der Urologe F. MAY, München, „Die Chirurgie der Harnröhre".

Zu allen Hauptvorträgen waren zahlreiche kürzere Vorträge angemeldet, die zum Teil „in Bereitschaft" gestellt wurden, um Zeit für die Aussprache zu gewinnen. Alle gemeldeten Ausspracheredner konnten zu Wort kommen. Die Tagung war zwar angefüllt mit Vorträgen, und viele Gebiete der Chirurgie wurden besprochen, aber die Zeiten der einzelnen Sitzungen wurden nicht überschritten. Manchem älteren Teilnehmer mag der Kongreß zu anstrengend gewesen sein, — aber schließlich ist eine Tagung der Arbeit gewidmet. Erfreulicherweise kamen sehr viele junge Forscher zu Wort und Wiederholungen konnten vermieden werden. Die unerwartet vielen Zuschriften, die ich nach der Tagung erhalten durfte, — es waren über hundert — gaben mir die Gewißheit, daß die Mehrzahl der Kongreßteilnehmer mit der Vielzahl der Themen und der Abwechslung zufrieden war. Das ist der schönste Lohn für die große Arbeit dieses einen Jahres.

Bedauerlicherweise läuft eine sehr große Zahl von Vorträgen erst in den letzten Tagen vor Meldeschluß oder sogar erst in den darauf folgenden Tagen ein. Der Vorsitzende muß damit rechnen und sollte nicht zu frühzeitig Zusagen geben, wenn er nicht in zeitliche Bedrängnis geraten will, — denn unter den spät gemeldeten findet sich noch mancher wirklich gute Vortrag, auf den man nicht verzichten möchte. Viele gut denkende Köpfe können nun mal nicht pünktlich sein!

Um eine Absplitterung von der Mutter Chirurgie zu verhindern, wurde eine „Arbeitsgemeinschaft für plastische, ästhetische und Wiederherstellungschirurgie" innerhalb unserer Gesellschaft gegründet, deren Organisation Herrn v. SEEMEN, München, übertragen wurde. Es sei späteren Vorsitzenden ans Herz gelegt, dieser Arbeitsgemeinschaft ausreichend Zeit während der Kongresse zu geben, um über ihre neuesten Ergebnisse und Erfahrungen berichten zu können.

Der Festabend bedarf einer neuen Gestaltung. Er wird ungenügend besucht, weil die Damen aus Raummangel nicht dazu eingeladen werden können. Eine Lösung ist aber jetzt wahrscheinlich möglich, man sollte sie anstreben. Dann werden sich auch die „alten Herren", die sich jetzt noch gegen eine Beteiligung der Damen sträuben, davon überzeugen lassen, wie richtig es ist, den Festabend nur mit unseren Damen zu veranstalten. Wir müssen auch in dieser Frage mit der Zeit gehen.

Ganz besonders aber müssen wir uns die Betreuung der ausländischen Gäste angelegen sein lassen. Die ausländischen Gäste und chirurgischen Freunde wollen ebenso herzlich aufgenommen sein, wie sie uns in ihren Ländern empfangen.

Als Ehrenmitglieder wurden A. FROMME, Dresden, und E. REHN, Freiburg, gewählt, zwei hochverdiente Chirurgen, denen die Gesellschaft großen Dank schuldet.

Nach 50 Jahren wurde erstmals wieder ein Schweizer Chirurg zum Vorsitzenden gewählt, der Sauerbruch-Schüler ALFRED BRUNNER in Zürich, der gleich nach Beendigung des 2. Weltkrieges die Brücken herzlicher Verbundenheit und treuer Freundschaft — allen Widersachern zum Trotz — zu uns deutschen Chirurgen geschlagen hat. Seine mannhafte Treue und sein Mut zum Bekenntnis erfüllen uns mit Dank, seine Leistungen als Chirurg fordern unsere Hochachtung. Ich freue mich, daß ich ihm das Amt des Vorsitzenden übergeben darf, ich biete ihm — dem Freund — meine Hilfe an und wünsche ihm alles Gute für „sein" Jahr und ein volles Gelingen seines Kongresses.

Hiermit beschließe ich meine Tätigkeit als Vorsitzender dieser hohen Gesellschaft für das Jahr 1955, die ich vom 1. 5. 1954 bis heute inne hatte, da mein Vorgänger OTTO GOETZE, Erlangen, wegen schwerer Erkrankung schon gleich nach der 71. Tagung, die er nur unter Aufbietung seiner Energie noch leiten konnte, seine Arbeit einstellen mußte. OTTO GOETZE, dieser prächtige Mensch und hervorragende Chirurg ist inzwischen von uns gegangen. Schon bei der 72. Tagung konnte er nicht mehr anwesend sein. Sein Amt des stellvertretenden Vorsitzenden übernahm auf Beschluß des Ausschusses JOHANNES VOLKMANN, Greifswald, um auf diese Weise auch unsere Verbundenheit mit den ostzonalen Chirurgen zu bekunden. Möge auch diese Trennung bald beseitigt werden, — in unserer Gesellschaft besteht sie nicht, obwohl unsere Ostzonenkollegen nur mit Schwierigkeiten die Reise für unsere Tagungen machen können.

Es lebe unsere Deutsche Gesellschaft für Chirurgie.

Bochum, 30. September 1955.

Heinz Bürkle de la Camp.

73. TAGUNG (1956) IN MÜNCHEN

Vorsitzender ALFRED BRUNNER *(Zürich)*

*1. Aus der Eröffnungsansprache**

Es ist mehr als ein halbes Jahrhundert verstrichen, seitdem 1905 zum letztenmal ein Schweizer, RUDOLF ULRICH KRÖNLEIN, den Vorsitz der Deutschen Gesellschaft für Chirurgie innehatte, nachdem ihm 3 Jahre vorher THEODOR KOCHER vorangegangen war.

Ich bin mir bewußt, daß ich in erster Linie als Schweizer hier stehe. Ihr Vorstand wollte mit dem Vorschlag meiner Person zum Ausdruck bringen, daß die Chirurgen der deutschen Schweiz zur Deutschen Gesellschaft für Chirurgie gehören und vielleicht auch nach dem Krieg den Anschluß an die internationale Chirurgie etwas erleichtert haben.

Wenn wir uns die Frage stellen, ob die Schweiz gewisse Beiträge zur Entwicklung der Chirurgie geleistet hat, so ist die Antwort nicht ganz negativ. Ich darf daran erinnern, daß der große PARACELSUS, der den ersten Streich gegen die blinde Verehrung von GALEN und AVICENNA geführt und damit die Reformation der Medizin eingeleitet hat, bei Einsiedeln geboren ist und kurze Zeit in Basel gewirkt hat.

In Basel erschien 1543 bei Oporinus das berühmte Werk VESALS „De humani corporis fabrica libri septem", das für den Ausbau der Chirurgie von größter Bedeutung war. In Lausanne wirkte unter bernischer Oberhoheit eine Zeitlang der vertriebene Provenzale PIERRE FRANCO, der zum erstenmal die Sectio alta ausführte, als er einen Blasenstein vom Damm her nicht entfernen konnte. In einem kleinen Buch brachte er 1556 viel Neues auf dem Gebiet der Bruch- und Hasenschartenoperationen. Er war auch ein Meister des Starstiches.

WILHELM FABRY VON HILDEN ist in der Nähe von Düsseldorf geboren, verbrachte aber die entscheidenden Jahres seines Lebens 1598 bis 1634 mit kurzen Unterbrechungen in der Schweiz. Unter seinen chirurgischen Leistungen sind zu erwähnen die Erfindung des Knebeltourniquets, die Ausräumung der axillaren Drüsen bei Mammacarcinom, die Entfernung eines Eisensplitters aus dem Auge mit Hilfe eines Magneten. In einer Schrift in deutscher Sprache: „Von der Fürtrefflichkeit und Nutz der Anatomy" wies er 1624 auf die Bedeutung gründlicher anatomischer Kenntnisse nicht nur für die Wundärzte, sondern auch für jeden Gebildeten hin.

Aus dem 18. Jahrhundert ist zu erwähnen, daß einer der Generalchirurgen Friedrichs des Großen, BILGER aus Chur, Stellung nahm gegen die nach seiner Meinung zu häufigen Amputationen im Lager der französischen Chirurgen.

* Langenbecks Arch. u. Dtsch. Z. Chir. **284**, 3 (1956).

Nachdem im Dezember 1846 die ersten Äthernarkosen in England und Frankreich ausgeführt worden waren, machte DENNE in Bern am 23. Januar 1847 wohl die erste Narkose im deutschen Sprachgebiet. Um die Einführung der Listerschen Lehre in der Schweiz hat sich AUGUST SOCIN (1837—1899) in Basel die größten Verdienste erworben. Er konnte die Erfolge der neuen Wundbehandlung namentlich unter Beweis stellen, als er 1870 die Leitung eines großen Lazarettes in Karlsruhe übernommen hatte. SOCIN gehörte auch zu den ersten, die unter dem Schutze der Antisepsis 1877 die Exstirpation des Bruchsackes, Verschluß des Bruchsackhalses und der Bruchpforte vorgenommen haben.

Zur gleichen Zeit wirkte in Bern seit 1872 der geniale THEODOR KOCHER (1841—1917), der in 45 Jahren akademischer Forschungstätigkeit ein gewaltiges Lebenswerk vollendet hat, das ihm Weltruhm einbrachte (FONIO). Von 1872 an bemühte er sich um die Verbesserung der operativen Behandlung des Kropfes. Nach seinen eigenen Angaben hat er 7050 Kropfoperationen ausgeführt. Seine Abhandlung über die Kachexia strumipriva gehört zu den klassischen Arbeiten der Chirurgie. 1909 erhielt er den Nobel-Preis für Physiologie und Medizin auf Grund seiner Strumaforschungen. Seine Operationslehre, die in 5 Auflagen und in verschiedenen Übersetzungen in fremde Sprachen erschien, war eine Zeitlang die Operationslehre. Auf allen Gebieten hat KOCHER eigene, wohldurchdachte Methoden angegeben; wir erinnern nur an seine schonenden Schnittführungen bei Gelenkresektionen.

In Zürich hatte von 1881—1910 R. U. KRÖNLEIN (1847—1910) den chirurgischen Lehrstuhl inne. Er war von seinem Lehrer B. v. LANGENBECK wärmstens empfohlen worden.

1881 machte er 4 Monate nach BILLROTH die erste Magenresektion in Zürich. 1884 nahm er wohl als erster bei einer Perforationsperitonitis die Entfernung des perforierten Wurmfortsatzes vor. Er hat sich mit KOCHER und CÉSAR ROUX für die Frühoperation der Appendicitis eingesetzt. KRÖNLEIN hat mit seinen Arbeiten über die operative Behandlung der Hirnblutungen bahnbrechend gewirkt; sein Kraniometer zur Lokalisierung der Blutungen aus der A. meningea media hat noch heute seinen Wert behalten. Die osteoplastische Freilegung retrobulbärer Tumoren trägt seinen Namen. Er hatte schon 1879 in Berlin einen vereiterten Lungeninfarkt mit Empyem durch breite Eröffnung zur Ausheilung gebracht und hielt die chirurgische Behandlung von Lungenabscessen sehr wohl für möglich.

Nebenbei sei erwähnt, daß auch Welschschweizer wie JACQUES LOUIS REVERDIN in Genf und CÉSAR ROUX in Lausanne am Ausbau der Chirurgie entscheidend mitgewirkt haben.

COURVOISIER, ein Schüler von SOCIN, hat 1883 vorgeschlagen, bei der Gastroenterostomie die Anastomose retrokolisch auszuführen und wies 1891 durch Eröffnung und Drainage des Choledochus den Weg, um schweren Formen des Steinleidens und den Infektionen der Gallenwege zu begegnen.

HEINRICH BIRCHER, der Vater unseres Ehrenmitgliedes und sein Vorgänger am Kantonspital Aarau, hat 1894 zum Ersatz der Speiseröhre antethorakal einen Hautschlauch gebildet.

C. SCHLATTER hat 1898 als Sekundärarzt der Chirurgischen Klinik in Zürich die erste erfolgreiche totale Magenresektion ausgeführt; sein Name lebt auch weiter in der von ihm beschriebenen Erkrankung der Tibiaapophyse.

Für die Älteren unter Ihnen hat auch der Name CONRAD BRUNNER einen besonderen Klang. FRITZ KÖNIG sprach in seinem Nachruf 1928 von den wissenschaftlichen Leistungen, die ihm für alle Zeiten einen Ehrenplatz in der Chirurgie sichern. Das *Handbuch der Wundbehandlung*, das auf jahrelangen persönlichen Forschungen auf den verschiedensten Gebieten der Wundinfektion mit Sorgfalt und Zuverlässigkeit aufgebaut worden war, bleibt ein grundlegendes Werk.

In gleicher Weise hat sich FRITZ DE QUERVAIN durch seine *Spezielle chirurgische Diagnostik* ein Denkmal gesetzt, ganz abgesehen davon, daß seine Kropfforschungen, die Tendovaginitis stenosans und die interkarpale Luxationsfraktur seinen Namen weitertragen.

Aus der neueren Zeit wären noch verschiedene Chirurgen zu nennen, die Bausteine zum Ausbau der Chirurgie beigetragen haben. Ich erinnere an die Nagelextension von STEINMANN, an die LOOSERschen Umbauzonen, die Spongiosaplastik von MATTI, die erst auf dem nicht ungewöhnlichen Wege über Amerika die ihr gebührende Beachtung gefunden hat.

Die Medizin kennt keine Landesgrenzen. Daß ein Schweizer die Ehre hat, in der Deutschen Gesellschaft für Chirurgie dieses Jahr den Vorsitz zu führen, beweist den aufgeschlossenen Geist der deutschen Kollegen. Möge diese großzügige Einstellung auch außerhalb der Chirurgie sich durchsetzen, so daß die Schranken an den Grenzen schließlich ganz verschwinden.

2. *Abschlußbericht*

Wenn man die Berichte der früheren Vorsitzenden liest, stellt man mit einiger Überraschung fest, dass es schon vor 30 Jahren Mühe machte, alle Anmeldungen zu berücksichtigen. Auf der andern Seite wird immer wieder auf eine gewisse Übersättigung mit Kongressen hingewiesen. Von ganz verschiedenen Seiten wurde der Wunsch geäussert, das Programm nach Möglichkeit zu entlasten, damit die Teilnehmer aufnahmefähig bleiben können. Ich suchte dieses Ziel dadurch zu erreichen, dass von vornherein die Zahl der freien Vorträge eingeschränkt wurde. Für die

Hauptvorträge wurden Themen gewählt, die auch für die Chirurgen ausserhalb der Hochschulen von besonderem Interesse sein konnten. Damit wieder einmal eine richtige Diskussion in Gang kommen konnte, wurden 4 Wochen vor der Tagung allen Mitgliedern Zusammenfassungen der 12 Hauptvorträge zugestellt. Auf diese Weise wussten alle, die sich zum Thema mit Vorträgen meldeten, was der Hauptreferent sagen wird. Auf diese Weise konnten einzelne Themen wirklich erschöpfend behandelt werden.

Die 73. Tagung wurde in traditioneller Weise in der Osterwoche vom 4.—7. April im festlichen, gediegenen Rahmen des Deutschen Museums in München abgehalten.

Da nach 51 Jahren wieder einmal ein Schweizer Ordinarius die große Ehre des Vorsitzes hatte, wurde in der Eröffnungsrede etwas näher eingegangen auf die Beiträge, die Schweizer Chirurgen in der Vergangenheit zur Entwicklung der Chirurgie geleistet haben.

Zu den Hauptvorträgen über das Sudeck-Syndrom von R. Reichle-Stuttgart und über Tetanus von I. I. Schlegel-Zürich hatten sich so viele Redner gemeldet, dass damit eine ganze Vormittags- bzw. Nachmittagssitzung in Anspruch genommen wurde. Es fanden verschiedene Fragen von grossem praktischen Interesse ihre Abklärung. Beim Tetanus war man sich darüber einig, dass der Prophylaxe die grösste Bedeutung zukommt. Eine von A. Hübner eingebrachte Resolution fand allgemeine Zustimmung.

R. Zenker-Marburg gab eine ausgezeichnete zusammenfassende Darstellung der Verletzungen der Lunge und des Brustfelles. Auf vielseitigen Wunsch wurde G. Maurer-München beauftragt über „Moderne Chirurgie und kleine Krankenhäuser“ zu sprechen; er hat sich dieser Aufgabe mit viel Geschick unterzogen. W. Felix-Berlin gab auf Grund eigener Forschungen eine erschöpfende Darstellung der so wichtigen Luftembolie. Grosses Aufsehen erregte der in Form, Inhalt und Illustration gleich vollendete Vortrag meines Schülers F. Durcher über die Colitis ulcerosa; er brachte für viele Chirurgen etwas wirklich Neues. Grossen Anklang fanden auch die Ausführungen von W. Dick-Tübingen über Carcinomrezidivoperationen. Der Hauptvortrag von A. Lehner-Luzern über Cholangiographie und Manometrie wurde wertvoll ergänzt durch den Gast P. Mallet-Guy aus Lyon. Als prominenten ausländischen Gast durften wir auch I. F. Nuboer aus Utrecht über die operative Behandlung des doppelten Aortenbogens sprechen hören. Zindler-Düsseldorf sprach über Hypothermie, v. Seemen-München über Elektrochirurgie, G. Mayor-Zürich über Blasencarcinom und H. Boeminghaus-Düsseldorf über die Methoden der künstlichen Harnableitung in den Darm. Durch die ergänzenden Vorträge wurde auch hier eine gewisse Abklärung namentlich der Anzeigestellung erreicht. Die „Hüftplastiken“

kamen leider etwas zu kurz, weil der Hauptreferent K. NIEDERECKER-Würzburg wegen eines Autounfalles verzichten mußte. Es wurde in einer regen Aussprache aber doch Einigkeit darüber erzielt, dass man mit der Einpflanzung von Fremdkörpern zurückhaltend sein muss.

In einer Parallelsitzung wurden am Samstag Vormittag unter der Leitung von Herrn BÜRKLE DE LA CAMP Filme vorgeführt. Es hat sich gezeigt, dass diese Demonstrationen zahlenmäßig grösseres Interesse gefunden haben, als die urologischen Vorträge, eine Tatsache, die bei der künftigen Programmgestaltung von Bedeutung sein kann.

Zum Vorsitzenden für 1956/57 wurde mit sehr grossem Mehr Herr REICHLE-Stuttgart gewählt.

Der Festabend wurde wieder einmal mit Damen im Hotel Regina abgehalten. Ich habe den Eindruck, dass eine allgemein befriedigende Lösung dieser gesellschaftlichen Veranstaltung noch nicht gefunden ist.

Zürich, 29. September 1956

A. Brunner

74. TAGUNG (1957) IN MÜNCHEN

Vorsitzender RUDOLF REICHLE *(Stuttgart)*

*1. Aus der Eröffnungsansprache**

Auch die *Gegenwart* hat ihre drängenden Probleme:

Der unbestrittenen *Überfüllung des ärztlichen Berufes im ganzen* steht die eigenartige Tatsache gegenüber, das mancherorts ein Mangel an *chirurgischen* Assistenten besteht, da jüngere Ärzte, die an sich gerne eine chirurgische Fachausbildung anstreben würden, bei der Fragwürdigkeit späterer Entwicklungsmöglichkeiten davor zurückschrecken, sich für 3, 4 und mehr Jahre an die Chirurgie zu binden. Ein weiterer Grund ist die an manchen Stellen sehr schematisch gehandhabte *zeitliche Begrenzung* der Assistentenstellen, die zu vorzeitiger Niederlassung zwingt und die beabsichtigte Weiterausbildung unterbindet.

Ein *Ausweg* wenigstens für die nächste Zeit wäre vielleicht die zusätzliche *Schaffung gehobener*, d. h. besser besoldeter und zeitlich

* Langenbecks Arch. u. Dtsch. Z. Chir. 287, 3 (1957).

weniger eng befristeter Assistentenstellen, in denen geeignete, ältere Mitarbeiter abwarten können, bis sich ihnen ein Übergang zu selbständiger Tätigkeit bietet.

Auch ein Wort zur *Schwesternfrage* scheint mir hier angezeigt: Nach amtlichen Ermittlungen — berechnet auf die Zahl der Krankenbetten — ist in den letzten Jahren bei uns ein deutlicher Schwesternmangel eingetreten; dazu kommt noch ein steigender Mehrbedarf an Pflegekräften durch Neubauten und Vergrößerung von Krankenhäusern. Die durchschnittliche *Arbeitszeit der Krankenschwestern* übersteigt sicher häufig 60 Wochenstunden um ein Beträchtliches. *Überlastung* durch *berufsfremde* Tätigkeit (Hausarbeit, Putzen usw.), ungenügende Freizeit- und Erholungsmöglichkeiten, mangelhafte Unterbringung und zu geringe geldliche Entlohnung sind Klagen, welche die Anziehungskraft des Schwesternberufes auf junge Mädchen verringern.

Eine *gesetzliche Regelung* der Arbeitszeit für alle Schwestern, etwa auf 48 Wochenstunden, würde einen zusätzlichen Bedarf von vielen Tausend Schwestern bedeuten und somit genau das Gegenteil einer Entlastung erreichen; sie scheitert aber auch an der verschiedenen Struktur der Schwesternverbände.

Neben der Errichtung von sog. *Schwesternvorschulen* zur Gewinnung der jüngeren weiblichen Jahrgänge, dürfte, realistisch gesehen, eine zunächst *beschränkte Kürzung* der Arbeitszeit mit gleichzeitiger *Verringerung der Arbeitslast* das Empfehlenswerte sein. Notwendig ist ferner eine durchdachte Rationalisierung aller mechanischen Arbeitsvorgänge und eine *Modernisierung* veralterter Krankenhausbetriebe.

Dies setzt aber eine fühlbare *Vermehrung des Hauspersonals* voraus, was aus finanziellen Gründen und bei dem derzeitigen Arbeitsmarkt auf Schwierigkeiten stoßen wird.

Der Schrei nach *Unterstützung durch den Staat* ist daher naheliegend und verständlich; denn ihm obliegt als vornehmste Pflicht die Sorge für die Armen und Kranken, er hat aber ebenso das größte Interesse an einer *arbeitsfreudigen und leistungsfähigen Schwesternschaft.*

Als verantwortliche Leiter von Kliniken und Krankenhäusern dürfen wir in dieser Frage nicht beiseite stehen; die Entlastung unserer treuesten Helferinnen verlangt unsere *aktive* Mitarbeit, mit gesetzlichen Maßnahmen *allein* ist dieses vielschichtige Problem nicht zu lösen. Eines aber darf ich noch anfügen: Der Schwesternberuf, unserer eigenen ärztlichen Arbeit wesensverwandt, ist und bleibt ein *Opferberuf* und dient niemals *nur* dem Gelderwerb. Es würde um vieles dunkler werden in unseren Krankenhäusern, wenn sie nicht auch in Zukunft erhellt blieben von echtem Samaritergeist.

2. Abschlußbericht

Zu der die 74. Tagung unserer Gesellschaft vorbereitenden Ausschußsitzung trafen sich die Ausschußmitglieder am 30. 9. 56 diesmal in Hof Reutenen bei Lindau i. B. Die vom Vorsitzenden für den Kongreß vorgeschlagenen Hauptvorträge wurden gebilligt.

Als Ergebnis der „Vorschau auf die 75. Tagung (1958)“ wurde beschlossen, diese Tagung als Jubiläumstagung in festlichem Rahmen zu begehen. Als Vorsitzender für 1958 wurde Herr K. H. BAUER-Heidelberg einstimmig vom Ausschuß zur Wahl vorgeschlagen.

Die 74. Tagung fand vom 24.—27. April 1957 in München, Deutsches Museum, statt; ein großes Verdienst an dem reibungslosen Ablauf gebührt der örtlichen Kongreßleitung (Herr G. MAURER).

Das wissenschaftliche Programm umfaßte 111 Vorträge und zahlreiche Aussprachebemerkungen; die Hauptvorträge behandelten folgende Themen:

1. Aktuelle Krebsfragen: Herr K. H. BAUER-Heidelberg.

2. Hospitalismus: Herr H. KUNZ-Wien und Herr W. KIKUTH-Düsseldorf.

3. Chirurgie im Alter: Herr G. SCHETTLER-Stuttgart und Herr R. NISSEN-Basel.

4. Mediastinum: Herr K. MÜLLER-Zürich.

5. Chirurgie der Aorta und der großen Schlagadern: Herr G. HEBERER-Marburg/L.

6. Indikation und Ergebnisse der erweiterten Magenresektion: Herr H. KUNTZEN-Jena.

7. Anurie als Komplikation bei chirurgischen Erkrankungen: Herr E. LETTERER-Tübingen und Herr R. GEISSENDÖRFER-Frankfurt/M.

8. Die klinische Bedeutung der Fettembolie: Herr R. STICH-Göttingen.

Sehr eingehend wurde außerdem die Chirurgie der Hand besprochen, woran sich insbesondere auch ausländische Chirurgen beteiligten. Das Interesse, das — trotz der verlängerten Sitzungsdauer — Referate und Vorträge durchweg fanden, bewies der ungewöhnlich starke Besuch, und aus vielen späteren Zuschriften durfte ich entnehmen, daß die Mitglieder sich sehr angesprochen fühlten. Die Beteiligung ausländischer Chirurgen steigt von Jahr zu Jahr, nicht nur aus europäischen Ländern, sondern auch aus Übersee.

Aus Zeitmangel konnten auch in diesem Jahr viele Vortragsanmeldungen nicht ins Programm aufgenommen werden; letzten Endes handelt es sich hierbei um eine prinzipielle Frage des Kongreßvorsitzenden.

Durch die Auswahl der Hauptvorträge sucht ja jeder Vorsitzende „seinem" Kongreß ein bestimmtes „Gesicht" zu geben und ihm besonders am Herzen liegende Fragen abhandeln zu lassen.

Von den Vortragsanmeldungen werden naturgemäß die eines der Hauptthemen ergänzenden Vorträge bevorzugt werden, so daß, wenn Ende Dezember oder erst *nach* Meldeschluß die übliche Hochflut von Anmeldungen einsetzt, leicht Schwierigkeiten eintreten, die dann in einer oft bedauerlichen Kürzung der Redezeit, in einer verstimmenden Ablehnung oder in einer ebenso unerwünschten Verlängerung der täglichen Sitzungsdauer ihren Ausweg finden.

Eine Patentlösung hierfür gibt es wohl nicht; aber ich muß rückblickend gestehen, daß auch dieses Jahr das Programm überlastet war, und nur die Disziplin der Redner eine zeitgewisse Abwicklung ermöglichte. Vielleicht empfiehlt es sich, die Zahl der Hauptvorträge zu verringern, wenn auch zweifellos eine erschöpfend und unter verschiedenen Gesichtspunkten durchgeführte Erörterung *eines* Themas bei den Zuhörern größeres Interesse findet, als zahlreiche kaleidoskopartig aneinandergereihte Einzelvorträge. Immer wichtiger werden die Filmvorträge, sie dürften in Zukunft einen bevorzugten Platz verdienen.

In der 2. Generalversammlung erfolgte ein Vorstoß gegen die bisherige Form des Vorschlags zur Wahl des neuen Vorsitzenden durch den Ausschuß. Es wird zu prüfen sein, inwieweit begründete Wünsche der Mitglieder eine Änderung des m. E. bisher durchaus bewährten Verfahrens veranlassen könnten ...

Zum Vorsitzenden für 1958 wurde Herr K. H. Bauer-Heidelberg gewählt. 3 unserer Ehrenmitglieder: H. Coenen-Münster/Westf., E. Bircher-Aarau und C. Henschen-Basel waren im Berichtsjahr gestorben. An ihre Stelle treten durch Wahl der Generalversammlung die Herren: E. K. Frey-München, E. Heller-Leipzig und E. Freiherr v. Redwitz-Seeseiten.

Als Tagungsort für 1958 wurde wiederum München bestimmt; ab 1959 sollen unsere Tagungen, falls die Möglichkeit dazu besteht, wieder in Berlin stattfinden.

An gesellschaftlichen Veranstaltungen sind zu erwähnen die schon traditionelle Einladung des Ausschusses seitens der Münchener Stadtverwaltung, ferner — erstmals — ein Cocktailempfang für unsere ausländischen Gäste im Hotel „vier Jahreszeiten", der viel Anklang fand und sich wohl einbürgern dürfte.

Der Festabend mit Damen fand diesmal im „Haus der Kunst" statt, räumlich und hinsichtlich der Küche eine große Verbesserung gegenüber den Vorjahren ...

Die Teilnahme an der Tagung der ostdeutschen Chirurgen, Oktober 56, in Dresden vermittelte allen westdeutschen Teilnehmern sehr nachhaltige Eindrücke und wurde von den dortigen Kollegen herzlich begrüßt. Leider war Herr A. FROMME wegen einer Gallensteinoperation verhindert, die von ihm so liebevoll vorbereitete Tagung zu leiten ...

Mit dem heutigen Tag übergebe ich den Vorsitz an Herrn K. H. BAUER-Heidelberg und wünsche ihm einen glanzvollen Verlauf des Jubiläumskongresses 1958.

Stuttgart, 30. September 1957

AUSBLICK

Die in diesem Büchlein zusammengefaßten Auslassungen der jeweiligen Vorsitzenden über „ihren" Kongreß ersetzen natürlich nicht die „Kongreßverhandlungen", ergänzen sie aber wirksam.

Die Tagungsberichte geben den tatsächlichen Kongreßverlauf objektiv wieder — und zwar in mustergültiger Weise. Die „Eröffnungsansprachen" und „Abschlußberichte" lassen aber darüber hinaus jene Subjektivismen erkennen, die ihrerseits dem Ganzen erst ihren Reiz verleihen. Denn wo erführe man sonst etwas über die Nöte und Sorgen der Zeit? Oder wo andererseits etwas über die Regungen der Freude und des Stolzes? Äußerungen darüber lassen ja tiefer blicken als Tabellen und Kurven von Vorträgen. Tatsächlich sind beide Arten von Berichten komplementär. Sie gehören untrennbar zusammen, aber man kann jeden immer nur für sich allein betrachten.

Die Berichte sind sehr verschieden, so verschieden, wie die Persönlichkeiten, die sie verfaßten. Aber Würde und Bürde des Vorsitzes binden stark, und so sind sie alle einig in der Liebe zu unserer altehrwürdigen, sturmerprobten Gesellschaft und zu ihren in der Tradition 86 langer Jahre geprägten Formen. Einig sind sich die Berichte auch in dem unbeirrbaren Glauben an die weitere Fortentwicklung unseres Faches. Nur ganz selten einmal klingt — es ist das das untrüglichste Zeichen des „Alters" — die Meinung durch, die Entwicklung der Chirurgie ginge mit ihrer Zeit endgültig ihrem Abschluß entgegen. Weitaus die meisten aber huldigen dem Glauben: Was an Wahrheit gewonnen ist, geht nie mehr verloren und immer wird neue Wahrheit erkämpft und verteidigt. Der Irrtum stirbt von selbst.

Eines freilich werden Viele vermissen: Die Verknüpfung aller Mannigfaltigkeit zur Einheit eines Ganzen. Hier sollte nichts vorweggenommen werden, wird ja die Synthese aller Fortschritte seit der 50. Tagung Aufgabe und Inhalt der Eröffnungsansprache des Vorsitzenden der 75. Tagung sein.

VII. DIE 75.—99. TAGUNG (1958—1982) ERÖFFNUNGSANSPRACHEN UND ABSCHLUSSBERICHTE

75. TAGUNG (1958) IN MÜNCHEN

Vorsitzender KARL HEINRICH BAUER *(Heidelberg)*

1. Aus der Eröffnungsansprache *

Ein Schicksalstag ist es, wenn die älteste unter vergleichbaren Fachgesellschaften ein neues Vierteljahrhundert ihrer Kongresse beginnt.

Ein Jubiläum ist noch kein Grund zum Jubilieren, Grund genug jedoch zu *Selbstbesinnung* und zu *Rückschau* und *Ausschau.*

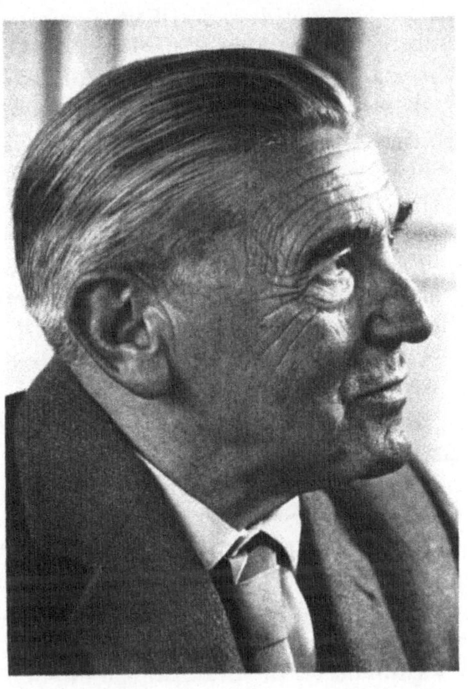

Abb 31. KARL HEINRICH BAUER

Jubiläen sollten dem altrömischen Gott der Tore, dem doppelgesichtigen Janus, geweiht sein. Schlüssel und Wanderstab waren seine Attribute. Schließen wir rückschauend das alte Vierteljahrhundert ab, bevor wir vorwärtsschauend mit dem Wanderstab ins Land der Zukunft schreiten!

Was ist nun seit unserem 50. Chirurgenkongreß — seit 1926 also — neu hinzugekommen? Geblieben sind aus der Gründerzeit der Chirurgie Antisepsis, Asepsis und Narkose, für alle Zeit die Grundvoraussetzungen allen operativen Handelns. Geblieben sind die Prinzipien der Wund- und Frakturbehandlung, viele, viele operative Methoden in all ihren Varianten und das altbewährte Rüstzeug allgemein-ärztlicher Diagnostik.

Alles andere nahezu hat sich gewandelt. Wir sind in eine *Neue Ära* eingetreten. Die Seite der Aktiva ist groß.

In der *Allgemeinen Chirurgie* ist das wahrhaft Revolutionäre die *Chemotherapie der bakteriellen Infektion*, sei es durch *Sulfonamide*, an-

* Langenbecks Arch. u. Dtsch. Z. Chir. **289**, 3 (1958).

gefangen mit DOMAGKS Prontosil 1935, sei es durch *Antibiotica*, beginnend mit FLEMINGS Penicillin 1941.

Was hat sich nicht alles unter ihrem Einfluß gewandelt! Viele Krankheiten haben ihre Schrecken verloren, andere haben ihr Wesen völlig verändert. Die Zahl der Panaritien und Phlegmonen ist zurückgegangen. Die Knochenmarkseiterung ist seltener und wesentlich harmloser geworden. Die eitrige Bauchfellentzündung ist fast völlig geschwunden. Wir kennen kaum mehr eine allgemeine Sepsis. Selbst die eitrige Hirnhautentzündung hat noch eine Chance der Heilung. Überall ist die Sterblichkeit stark gesunken *und* — für den Chirurgen die Hauptsache! — die *Chemoprophylaxe der Wundinfektion*, diese Art von *innerer* Asepsis, ermöglicht heute unter starker Reduktion der Infektionsgefahr Operationen bislang nicht gekannter Ausdehnung.

Einen Großteil des Fortschritts verdanken wir der Anaesthesie. Der heutige Anaesthesist ist aber nicht bloß der Spezialist für die Narkose, sondern während der Operation *Spezialist zugleich für alle allgemeinchirurgischen Maßnahmen*, als da sind Infusionen, Transfusionen, Überwachung von Atmung, Herz, Kreislauf usw. Der Operateur konzentriert sich ausschließlich auf seine Operation, der Anaesthesist sorgt für alles Nicht-Operative! ... Beim Operieren pressierts infolgedessen auch sehr viel weniger. Der französische Moralist VAUVENARGUES sagt einmal:

„Die Vollkommenheit einer Uhr besteht nicht darin, *schnell*, sondern *richtig* zu gehen.“

Haargenau dasselbe gilt auch für eine Operation. ... Die Morgengabe der jungen Anaesthesie an die alte alma mater chirurgicae ist die Humanisierung jeglicher Operation, die Minderung der Risiken und die Steigerung aller Möglichkeiten.

In die Berichtszeit fällt weiter der Ausbau der *Bluttransfusion*. Ein jahrhundertealter Traum ist mit ihr in Erfüllung gegangen. Als Student in Würzburg erlebte ich mit, wie ENDERLEN einem Kanonier mit Milzruptur durch knifflige Arterien-Venennaht Blut von seinem Leutnant transfundierte. Die Blutgruppen waren noch unbekannt. *Niemand* wußte, wieviel Blut hinüberfloß. ENDERLEN, selbst ein starker Raucher, ließ den Spender eine Virginia rauchen. Als dieser aufhörte zu rauchen, hörte ENDERLEN auf, zu transfundieren. So fing es an.

Sicherlich ist es Ihrem inneren Ohre nicht entgangen, daß *ein* Wörtlein überall themisch durchklang, das Wort „*Prophylaxe*“:

Prophylaxe gegen Bakterien von außen: Asepsis.

Prophylaxe gegen körperinnere Bakterien: Antibiotica.

Prophylaxe gegen Kreislauf- und Lungenbelastung: Gegenmittel der Anaesthesie.

Prophylaxe gegen den Schock: Gegenmittel Bluttransfusion.

Prophylaxe gegen Thromboembolie: Antikoagulantien.

Wo also Gefahr droht, haben wir heute irgendeine „Anti ...", irgendein Antidot. Der vielseitige *Einbau vorbeugender Sicherheitsmaßnahmen ist ein wesentliches Signum moderner Chirurgie.*

Ein paar Bemerkungen zum *Krebsproblem*! Zu allen Zeiten waren Traumen und Krebs die großen Lehrmeister der Chirurgen. In die Berichtszeit fallen die Anfänge einer Biochemie der Tumoren, vor allem aber die Ursachenaufklärung hinsichtlich Krebsnoxen bekannter chemischer Struktur und strahlenphysikalischer Herkunft. Bis heute sind an die 300 Krebsnoxen bekannt. ... In der *Krebsbekämpfung* sind die letzten bislang nicht angehbaren Organkrebse, das Bronchial-, das Speiseröhren- und das Pankreascarcinom, operierbar geworden. Des ferneren hat uns die antihormonelle Behandlung und die operative Endokrinotherapie bei Krebsen sekundärer Geschlechtsorgane eine dritte Waffe gegen den Krebs in die Hand gegeben. Auch die Chemotherapie hat für gewisse Tumoren erste Möglichkeiten aufgezeigt. Die *Krebsverhütung*, noch vor wenigen Jahren als Utopie verspottet, zeitigt gerade in der Chirurgie durch die Beseitigung von Vorkrebskrankheiten eindeutige Erfolge.

Hochaktuell sind die Operationen am Herzen, nicht so sehr wegen ihrer zahlenmäßigen Bedeutung — sie ist relativ gering — vielmehr wegen ihrer operativ-technischen Faszination und Schwerpunktbildung. Es ist damit wie mit einem Stein. Ist er erst ins Wasser geworfen, macht er sich selbst zum Mittelpunkt.

Immer galt das pulsierende Herz als Symbol des Lebens und als letzte, chirurgisch uneinnehmbare Festung. Aber seit LUDWIG REHNS erster erfolgreicher Herznaht sind Operationen am Herzen und seit SCHMIEDENS Panzerherzoperationen solche am Herzbeutel etwas Geläufiges geworden, und heute werden Operationen am Herzen und an den großen Gefäßen bei arbeitendem Organ vielerorts ausgeführt.

Atemberaubend ist die Anwendung einer *Herz-Lungen-Maschine*. Schon der Name! Welch ein schockierender Dreiklang: Herz-...Lungen-... Maschine! Nomen atque omen!

Aber selbst damit ist es noch nicht genug! Solange die Menschheit existiert, gilt der Satz LEONARDO DA VINCIS:

„Das Herz ruht nimmer, außer für immer."

Heute gilt dieser Satz nur beschränkt. ... Bei Operationen mit der Herz-Lungen-Maschine *muß* das *Herz* des Kranken bewußt, planmäßig und *künstlich zum Herzstillstand gebracht* werden. Es geschieht dies durch das von dem Engländer MELROSE eingeführte Kaliumcitrat, welches in das ausgeschaltete Herz injiziert wird.

Wohl niemand kann sich dieser Dämonie der Technik entziehen. Ist es nicht Hybris? Hat ein Arzt überhaupt das Recht, das schlagende Herz seines Mitmenschen anzuhalten?

Nun, wie immer: schließlich ist der Erfolg das Argument, das jeden Einwand schlägt. Die Vorversuche gehen jahrzehntelang zurück — auch der Nobelpreisträger CARREL und der Ozeanflieger LINDBERGH sowie zahllose Laboratorien in aller Welt sind daran beteiligt. Viele Millionen wurden investiert. Groß ist die Zahl der Modelle. Die Anwendung am Menschen kostete hohe Verluste. Aber schließlich ist es kühnen Männern — fünf davon habe ich eingeladen, zu uns zu sprechen — gelungen, bei erträglicher Mortalität zu beweisen: Es geht!

Ob es nicht doch eines Tages *einfacher* gehen wird, das halte ich für noch nicht entschieden. Jeder hofft es! Aber sicherlich ist der *künstliche Herzstillstand* und der *extrakorporale Kreislauf* mit Hilfe der *Herz-Lungen-Maschine das bislang kühnste Unterfangen der ganzen Medizin.*

Werden wir uns bewußt, was das bedeutet! Ursprünglich waren Operationen ausschließlich das Werk unserer Hände und Instrumente, gesteuert von einem wissensbeladenen Gehirn und gebremst von einem hellwachen Gewissen. Es folgte die Ära zusätzlicher Geräte und Apparate. Nunmehr sind es erstmals *hochkomplizierte Maschinen*, die ihren *Einzug in den Operationssaal* halten und in einer Art von *Parabiose zwischen Mensch und Maschine* zeitweise *vitale Funktionen des Organismus* übernehmen. Die *temporäre maschinelle Automatisation von Lebensfunktionen ist Wirklichkeit geworden.*

Natürlich brauchts immer einen versierten Operateur. Ist aber das Herz erst abgeschaltet, so sind die Maschine und ihre ärztliche Überwachung das Wichtigste. Und der entscheidende ärztlich-therapeutische Akt? Den Defekt in der Herzscheidewand zunähen, das überläßt ein amerikanischer Kollege bereits einem jungen Volontär!

Noch nie gab es ein solches Ausmaß ärztlicher Verantwortung! Wieder einmal sind wir stolz auf einen großen Fortschritt und haben doch zugleich Furcht vor ihm.

Die *uns* gestellte Aufgabe sehe ich darin — ich für meine Person halte das für durchaus möglich! —, den Maschinismus mit überwinden und ersetzen zu helfen.

Eines allerdings *braucht man* dazu — die Stille, den Frieden und die *Einsamkeit des Versuchslabors*! Forschungsarbeit und Jupiterlampen vertragen sich nicht. Und wenn ich schon bei den Jupiterlampen bin: an der Schwelle zum Operationssaal beginnt des Chirurgen Heiligtum. Fernsehgeräte fürs Publikum entheiligen ihn, wenigstens nach Ansicht der meisten! Wo es um Menschenleben geht, sollte kein Raum sein für den Reizhunger der Massen! Außerdem warnt schon die Bibel! Wer's nachlesen will: TOBIAS 4, Vers 16.

Es ist etwas Unheimliches um diesen Wandel. Das Plötzliche, das Allseitige und nach allen Seiten Gleichzeitige, kurz das Explosive! Und dazu noch das Kumulative! Und sicher ist zwischen Ausarbeitung und Vortrag schon wieder einiges überholt. Ja, auch die Chirurgen sind Kinder der Zeit, zugleich Ausbeuter, zugleich Nutznießer all der Fortschritte ringsum in anderen medizinischen Fächern und Naturwissenschaften.

Der Wandel rührt an die *Fundamente* unseres Faches. Immer schon war der Chirurg Spezialist für Verletzungen, die andere setzen, mit den Operationen ist er zugleich der Spezialist für Verwundungen, die er selber setzt. So ist der *Chirurg zugleich Traumatologe und zugleich Traumatiker.* Vor die chirurgische Heilung haben eben die Götter die chirurgische „Verwundung" gesetzt.

Das *Revolutionäre an der neuen Ära ist der Umstand, daß es dem Chirurgen möglich geworden ist, in die Naturkonstanten des Menschen einzugreifen und sie künstlich abzuändern:*

durch die Muskelrelaxantien den gesamten *Muskeltonus*,
durch die Ganglienblocker die *Naturkonstante des Blutdrucks*,
durch Antikoagulantien die Konstanz der *Blutungs- und Gerinnungszeit*,
durch die künstliche Hypothermie die Naturkonstante der *Körpertemperatur*,
durch „Oxygenatoren" die *Lungenfunktion*,
durch Cardioplegica den *Herzschlag*,
durch Herz-Lungen-Maschinen *Herz-*, *Kreislauf- und Lungenfunktion* zugleich.

Nun, wie immer: Großer neuer Gewinn bringt auch große neue *Sorgen*. Ich nenne zuerst den weiteren Zuwachs an *Verantwortung*. Sie steigt nicht linear, sondern exponentiell. ... *Im Höchstmaß ärztlicher Verantwortung kulminiert die Sonderstellung des Chirurgen.*

Eine andere Sorge betrifft die Gefahr der *Entpersönlichung* im Verhältnis *Arzt und Patient* unter dem Einfluß weiterer Technisierung von Diagnostik und Therapie. Freilich spielen hier auch äußere Einflüsse mit herein. Was drängt sich heute nicht alles zwischen den Kranken und seinen Arzt! Die zunehmende Einmischung nichtärztlicher Stellen in rein ärztliche Belange, der chematische Dirigismus sozialer Großorganisationen, ihr Formalismus und Formular-ismus, der wachsende Staatszugriff mit immer neuen Meldepflichten, Zwangsfürsorgen und vieles andere mehr lasten schwer auf dem Arztberuf.

Wir haben auch Sorgen in *ärztlich-ethischer Hinsicht.* Technik berauscht, Technik entseelt. Weniger denn je hat der Chirurg Grund zum Renommieren. Ich erinnere an GOETHEs unaussprechlich schönen Satz, die Chirurgie betreffend. Er enthält die Wendung von „... ohne Worte

Wunder tun". Ich glaube „ohne Worte" — dies dreimal unterstrichen! — *das* ist das Entscheidende! *Gerade der jetzige Chirurg hat allen Grund zur Bescheidenheit.* Seine Operation ist ja längst nicht mehr *nur* seiner Hände Werk. Viele Helfer helfen heute mit. Auch ist die Operation nicht *nur* der Erfolg *seiner* persönlichen Operationskunst. Wenn der Chirurg operiert, so operiert stets sein Lehrer mit. Von ihm hat er das meiste gelernt.

Wer Geburtstag feiert, hat natürlich auch *Wünsche.* Not tut ein Gesetzesparagraph, der die wissensreiche, planmäßige, auf großer Erfahrung beruhende kunstvolle, oft Stunden dauernde Operation zum Zwecke der Heilung herausnimmt aus den Paragraphen der Körperverletzung und — ich zitiere den bekannten Strafrechtler EBERHARD SCHMIDT — „den Eingriff des Chirurgen der Sache und Sinnbedeutung nach zu unterscheiden weiß vom Messerstich eines Raufboldes".

Nun hat aber doch ein sehr gewiegter Experte, ein weit bekannter Internist, als die ersten Erfolge der Antibiotica und Cytostatica erkennbar wurden, kühn prophezeit, das goldene Zeitalter der inneren Medizin sei angebrochen, und das Ende der Chirurgie stünde nahe bevor.

Nun, wir Chirurgen wollen, wenn das Paradies anbricht, gerne umsatteln — wie mancher würde z.B. gerne Jäger, mancher Weingärtner werden! —, aber wir leben vorläufig noch nicht im Paradies, sondern auf einem Planeten, dessen Menschheit ihren gewaltigen Bevölkerungsüberschuß nur durch rastlos vorangetriebene Energiewirtschaft ernähren und erhalten kann. Wo aber Energien gebändigt werden, werden sie morgen irgendwo und irgendwie und immer wieder neu entfesselt.

Die moderne Welt ist eine Welt, aus der die Sicherheit sich zurückgezogen hat.

Nun haben wir uns freilich seit Hiroshima an den Gedanken gewöhnen müssen, daß sich die Menschheit durch Entfesselung der Atomenergie einmal selbst vernichten könnte und damit natürlich auch alle Chirurgie.

Nun selbst diese Sorge ist vielleicht nicht ganz berechtigt, denn bleiben in den Pyrenäen, im Kaukasus oder Himalaya nur ein paar Dutzend primitiver Höhlenbewohner zurück, so darf man sicher sein, sie werden sich bald wieder mit Steinen bewerfen und — die *Chirurgie wird wieder von neuem beginnen.*

2. Ernst v. Bergmann-Gedenkmünze

Vorstand und Ausschuß haben in der Ausschußsitzung vom 5.10.57 in Heidelberg beschlossen, aus Anlaß der 75. Tagung eine Gedenkmünze für wissenschaftliche Verdienste um die Deutsche Chirurgie zu stiften. Es ist eine tragische Fügung des Schicksals, daß einer der letzten und zugleich bedeutendste Schüler v. BERGMANNS, Herr GULEKE, heute nicht von dieser Stelle aus über seinen großen Lehrer sprechen darf. ...

Nun darf ich für den am Karfreitag verstorbenen Herrn GULEKE, seinem Auftrag entsprechend, aus seiner Gedächtnisrede vorlesen:

(An Stelle des am 3.4.58 verstorbenen Ehrenmitgliedes Professor Dr. N. GULEKE trägt der Vorsitzende Professor Dr. K. H. BAUER Auszüge aus seiner Gedächtnisrede auf E. v. BERGMANN vor.)

ERNST V. BERGMANN. Von N. GULEKE †

Ein glückliches Schicksal hat es gefügt, daß der entscheidende Abschnitt im Leben E. v. BERGMANNs der des gereiften Mannesalters auf der Höhe seines Schaffens, in die zweite Hälfte des vorigen Jahrhunderts fiel — in eine Zeit ungeahnter, großartiger Entwicklung der Chirurgie, die durch die Einführung der Narkose und die Entdeckung der Bakterien begründet zu einer völligen Umwälzung der praktischen Tätigkeit der Chirurgen und der medizinischen Wissenschaft geführt hat. Diese Epoche wurde zum Ausgangspunkt der uns heute so imponierenden Fortentwicklung der modernen Chirurgie. v. BERGMANN hat sie nicht nur miterlebt, sondern auch mitgestaltet, wie allein schon die Einführung der Asepsis durch ihn und seine Schüler beweist. Mit Recht zählt er daher zu unseren Großen, die wir Jüngeren mit Ehrfurcht als die „*Heroen*" in der Geschichte der deutschen Chirurgie bezeichnen.

E. v. BERGMANN wurde am 16. Dezember 1836 in Riga geboren. Er entstammte einer alten deutsch-baltischen Pastorenfamilie in Livland und wuchs auf dem ländlichen Pastorat seines Vaters auf. Den Einfluß seines Elternhauses und der baltischen Heimat, des Jahrhunderte alten traditionellen Vorpostens bewußten Deutschtums im Osten, hat er während seines ganzen späteren Lebens nie verleugnet. Er absolvierte das Studium der Medizin als flotter, lebenslustiger Korporationsstudent an der Universität Dorpat, die im vorigen Jahrhundert dank der Lehrtätigkeit hervorragender deutscher Dozenten völlig deutschen Charakter und trotz der engen Verhältnisse der Kleinstadt in der wissenschaftlichen Welt einen hervorragenden Ruf hatte. Hier wurde er Assistent an der Chirurgischen Klinik unter der Leitung von v. ADELMANN und v. OETTINGEN und habilitierte sich auf Anforderung der Fakultät 1863 mit einer Arbeit über die *Fettembolie*.... Diese seine Habilitationsarbeit über Fettembolie wurde allgemein als so hervorragend anerkannt, daß sie ihrem Autor weit über Deutschlands Grenzen hinaus einen bekannten Namen schuf.

Seine Lehrtätigkeit als Dozent für Chirurgie und Ophthalmologie wurde durch zwei langdauernde Studienreisen und durch die Teilnahme an den 3 Kriegen der damaligen Zeit unterbrochen — eine wahre wissenschaftliche Fundgrube für den besonders für die Frage der Wundheilung und Wundeiterung sich interessierenden, bislang an die kleinen Verhältnisse in Dorpat gewohnten Klinikleiter. Er war hier inzwischen zum Ordinarius aufgerückt und hatte sich einen so befriedigenden Wirkungskreis geschaffen, daß er mehrere Berufungen, nach Freiburg, Bern und Kiew, ablehnte. 1878 folgte er aber doch dem Ruf nach Würzburg und 4 Jahre später nach Berlin, wo er die Nachfolge BERNHARD V. LANGENBECKS antrat und damit den ersten Lehrstuhl in Deutschland übernahm, den er bis zu seinem Tode innehatte.

Die Aufgabe, dieser Stellung ihre Bedeutung zu bewahren, war groß und verantwortungsvoll, da diese im Blickfeld der Weltöffentlichkeit stand. Das beleuchtete bald nach der Übernahme des Berliner Lehrstuhles der Kampf um die Diagnose der Erkrankung des damaligen deutschen Kronprinzen FRIEDRICH, bei dem V. BERGMANN mit dem Internisten GERHARDT schon früh den Kehlkopfkrebs erkannte und die Operation forderte. Der auf Wunsch der Kronprinzessin hinzugezogene Londoner Laryngologe MACKENZIE bestritt aber die Richtigkeit dieser Diagnose und bagatellisierte die Erkrankung, bis es für jeden radikalen Eingriff zu spät war, und der unglückliche Kranke, der inzwischen Kaiser FRIEDRICH III. geworden war, 3 Monate nach seinem Regierungsantritt seinem Leiden erlag. Die Kontroverse zwischen den deutschen Ärzten und MACKENZIE gelangte in die breiteste Öffentlichkeit. Sie führte zu einer üblen Presse-Kampagne mit politischem Hintergrund und zu gehässigen Angriffen auf V. BERGMANN persönlich, denen dieser neben der Verantwortung für seine Diagnose standhalten mußte, bis der Ausgang der Krankheit bewies, daß er recht hatte. E. V. BERGMANN hat schwer unter der Belastung dieser Zeit gelitten, dem Ansehen der deutschen Ärzte aber einen unschätzbaren Dienst erwiesen.

Zu seinem ärztlichen und operativen Können, das die Kranken aus allen Ländern der Welt oft als ultimum refugium anzog, kam nun seine wissenschaftliche Forscherarbeit, die die verschiedensten Gebiete der Chirurgie betraf. Sie galt vor allem aber zwei Gebieten: der Erforschung der Wundheilung, ihrer Störungen und deren Bekämpfung, und der Hirnchirurgie.

V. BERGMANN lehnte in seiner Grundauffassung alles naturphilosophisch Spekulative, wie es bis zu seiner Zeit vielfach vertreten wurde, strikte ab. Er stand ganz auf dem Boden der exakten naturwissenschaftlichen Forschung, die sich auf die Untersuchung am Krankenbett, bei Sektionen und unter dem Mikroskop stützte. Die Ergebnisse der damals aufkommenden Zellenlehre von VIRCHOW und der Entdeckung der Bakterien und ihre Bedeutung für die Heilungsvorgänge in den Wunden durch PASTEUR, ROBERT KOCH u.a. griff er mit beispielhafter Aufgeschlossenheit auf, und es ist hoch interessant, in seinen Arbeiten zu verfolgen, wie er mit nie nachlassender Zähigkeit seinen Kampf gegen die Wundstörungen, anfangs ohne Kenntnis der Bakterien, in späterer Zeit unter Verwertung dieser Erkenntnisse, zeitlebens fortsetzte.

... Im russisch-türkischen Krieg bewies er an Hand von 15 kalibergratigen Kniegelenkschüssen, die er nur im Gipsverband ruhigstellte, ohne an den Wunden zu rühren und von denen er alle bis auf einen ohne Wundkomplikationen zur Heilung brachte, gegenüber der gleichen Zahl gleichartiger Verletzter, die von den russischen Ärzten in der üblichen Weise mit Sondierung, Geschoßsuchen und offener Tamponade behandelt wurden, und die fast alle an Wundfieber starben, die Überlegenheit seines Vorgehens und rettete hierdurch unzähligen Verwundeten Leben und Glieder. ... Seine Bemühungen um die Bekämpfung der Wundinfektion führten ihn neben NEUBER über die Antisepsis LISTERs hinaus zur Einführung der Asepsis, ... Der Name E. v. BERGMANNs wird mit dem der Asepsis zu allen Zeiten verbunden bleiben.

Auf seinem zweiten Hauptarbeitsgebiet, dem der Hirnchirurgie, war v. BERGMANN zu seiner Zeit der führende Chirurg in Deutschland. ... Es ist erwähnenswert, daß v. BERGMANN schon 1881 bei frischen, komplizierten Schädelbrüchen an Stelle der Tamponade und offenen Wundbehandlung den primären Nahtverschluß nach Reinigung der Wunde, eventuell mit Verschiebung eines Hautlappens, empfahl. Er eilte hiermit seiner Zeit weit voraus, da sich dieses Vorgehen erst Jahrzehnte später allgemein durchgesetzt hat.

Nach damaligem Brauch operierte er viel im Kolleg. Aber wenn er auf Grund eigener Erfahrungen die Krankheitsbilder in mitreißender, klassisch vollendeter Form darstellte, sind diese Vorträge allen, die sie hörten, unvergeßlich geblieben. Neben seiner Redegabe war es das Bestreben, die Wahrheit zu finden, seine unerbittliche scharfe Kritik auch an den eigenen Leistungen und seine tiefe menschliche Anteilnahme an dem Geschick seiner Kranken, die bei unerwarteten Todesfällen erschütternd zum Ausdruck kam, die ihm nicht nur die Bewunderung, sondern auch die Liebe seiner Schüler eintrug.

Überhaupt ist die Bedeutung E. v. BERGMANNs ohne Berücksichtigung seiner Persönlichkeit gar nicht wiederzugeben. Er war eine kraftvolle imposante Erscheinung mit weltmännisch sicherem Auftreten, begabt mit einer unverwüstlichen Arbeitskraft, ein begnadeter Redner mit der Gabe, dank seiner schlichten Art und seiner warmen Anteilnahme an den Sorgen seiner Mitmenschen, rasch inneren Kontakt zu ihnen zu bekommen. Nicht ohne Grund sagte BILLROTH, daß von v. BERGMANN ein Zauber ausgehe, dem sich niemand entziehen könne.

... Ein besonderes Verdienst hat sich v. BERGMANN aber um unsere Gesellschaft erworben, da er ihr durch jahrelange Werbearbeit ein eigenes Heim im alten Langenbeck-Haus schuf, in dem die Tagungen der Deutschen Gesellschaft für Chirurgie von 1892–1920 abgehalten wurden, bis es den Ansprüchen der wachsenden Gesellschaft nicht mehr genügte und durch das Langenbeck-Virchow-Haus in der Luisenstraße ersetzt werden mußte. Dieses wurde bei der Beschießung Berlins 1945 mit seiner Bibliothek und den unersetzlichen Gemälden der früher führenden Chirurgen beschädigt. Auch unsere Bibliothek wurde von v. BERGMANN trotz anfänglichen Widerspruchs (1894) geschaffen.

Neben zahlreichen Ehrungen ... hat die Deutsche Gesellschaft für Chirurgie ihren Dank und ihre Anerkennung dadurch zum Ausdruck gebracht, daß sie ihn 5mal zu ihrem Vorsitzenden und zu einem ihrer ersten Ehrenmitglieder gewählt hat. Sie wählte ihn aber auch mit Mehrheit zum Vorsitzenden ihrer 25jährigen ersten Jubiläumstagung. TRENDELENBURG schrieb dazu in seiner Chronik: ,,Keinen Besseren konnte die Wahl treffen ... Er war dem Auslande gegenüber der gegebene Vertreter der deutschen Chirurgie, wegen seines Organisationstalentes und seiner Redegabe wie kein anderer geeignet, die Jubiläumsfeier vorzubereiten und festlich zu gestalten."

In der Eröffnungsrede zu diesem Kongreß bezeichnete er es als die vornehmste Aufgabe unserer Gesellschaft, Hüterin der Reinheit und Wahrheit in Lehre und Forschung zu sein. ,,Unsere Tagungen sollen dienen, nicht Schule zu machen, wie sie der einzelne Lehrer aus den ihn huldigenden Schülern bildet, sondern durch die Vereinigung unabhängiger und gleichstehender Männer zu gleichem Zweck und Ziel die Kritik zu schaffen, sie zu erhalten und zu schärfen."

Mit diesen Worten hat E. v. BERGMANN der Deutschen Gesellschaft für Chirurgie ein Vermächtnis hinterlassen, dem wir auch weiterhin treu bleiben wollen. Möge die neu geschaffene Gedenkmünze dazu beitragen, das Gedächtnis an diese Verpflichtung, aber auch an die große Persönlichkeit E. v. BERGMANNS stets wach zu halten.

Der Vorsitzende K. H. BAUER würdigte NICOLAI GULEKE in der Totengedenkfeier und schloß mit den Worten:

,,GULEKE war Balte von Geburt, Balte von Lebensauffassung und Haltung. Er erinnerte an einen alten Ordensritter, der im Grenzland eisern seine Pflicht erfüllt. Ich glaube, es trifft auf ihn ein Wort von ORTEGA Y GASSET zu: ,,Für mich ist Adel gleichbedeutend mit gespanntem Leben, Leben, das immer in Bereitschaft ist, sich selbst zu übertreffen, von dem, was er erreicht hat, fortzuschreiten zu dem, was er sich als Pflicht und Forderung vorsetzt!"

3. Einen Festvortrag hielt EMIL KARL FREY *(München)*

Vom Sinn der Wissenschaft aus der Sicht eines Chirurgen

Uns allen ist bewußt, daß wir in einer entscheidenden Epoche der Menschheitsgeschichte leben, inmitten eines ungeheuren Geschehens, das durch die Ergebnisse naturwissenschaftlicher Forschungen ausgelöst wurde, und von dem noch nicht entschieden ist, ob es den größten Segen für die Menschheit bedeutet oder das Ende aller Kultur.

Von dieser stürmischen Bewegung wurde auch die Medizin und in Sonderheit die Chirurgie ergriffen. Mit erstaunlicher Geschwindigkeit erfolgten nicht nur ein Ausbau alles Bestehenden, sondern auch kaum erwartete Neugestaltungen, deren rasche Weiterentwicklung überall erkennbar ist.

Den Sinn der Wissenschaft hat ARISTOTELES in einer weltanschaulichen Lehre, die $1^1/_2$ Jahrtausende das Abendland beherrschte, umrissen. Danach sollten alle Wissenschaften auf den Grundlagen der platonischen Ideenlehre zusammengefaßt werden. Denken und Sein, Begriff und Form sollten sich entsprechen. Die Entwicklung des Seelischen galt als entscheidend für die Rangordnung der Welt.

Die Philosophie ... war jedem einzelnen Wissenschaftszweig übergeordnet. Philosophie bildete die Grundlage für Physik und Astronomie, für Technik und Kunst und auch für Medizin.

In großartiger Weite und Tiefe umfaßte dieses Denken alle den Menschen zugänglichen Begriffe und führte mit zwingender Logik zur Ehrfurcht vor dem Höchsten.

Viel, fast alles hat sich in unserer Zeit geändert. Die Wissensgebiete sind so riesig groß geworden, daß kein noch so universeller Geist sie mehr umfassen kann. ... Eine quälende Unruhe beschattet unser Dasein und läßt uns nur noch wenig Zeit zu tieferer Besinnung. ... Um so notwendiger erscheint es, eines der höchsten Güter zu wahren, die das Schicksal dem Menschen schenkte, die geistige Freiheit. Sie entspricht dem tiefen Verlangen zu ergründen, was man noch nicht weiß, neugierig hinter die Dinge zu schauen und sich mit dem Unendlichen auseinanderzusetzen. ...

Doch wird der, der in dieser Zeit gewaltiger Ausweitungen bestrebt ist, Vorhandenem aus Eigenem Neues hinzuzufügen, sich — wenn nicht ein alles überragender Geist in ihm wohnt — auf ein kleineres Gebiet beschränken und zwangsläufig eine gewisse Einseitigkeit auf sich nehmen müssen.

Aus dieser Enge, die der Idee der Universitas widerspricht, führt aber ein Weg heraus. Es ist die Zusammenarbeit mit den Vertretern anderer Disziplinen, die man heute gerne als Teamwork bezeichnet. (Es folgt eine Darstellung über die Auffindung des Kallikreins gemeinsam mit HEINRICH KRAUT 1927.)

Ich möchte aber versichern, daß bei besonnener Rückschau die Zeit des Suchens und der Erwartung, des Hoffens und des Bangens, auch im Hinblick auf die Entfaltung der eigenen Persönlichkeit, als die wertvollste und die schönste erscheint, daß Ruhe und Sicherheit erzielten

Erfolges das Hochgefühl spannungsreicher früherer Jahre nie erreichen können.

Nur selten wird es einem Wissenschaftler vergönnt sein, an das erträumte Ziel zu gelangen, aber das ist auch nicht entscheidend. Jede Wissenschaft ist nur ein Hingehen auf ein Ziel, dessen Wegstrecke wir nicht überschauen können, und in diesem Hingehen liegt der Sinn und auch das Glück aller Forschung.

Wenn wir die Ereignisse der letzten Jahrzehnte mit ihrer menschenverachtenden Tendenz überschauen, die einem der schönsten Ziele der Wissenschaft, das ich eingangs erwähnte: Nicht nur einzelne Menschen, sondern auch Nationen zu friedlicher und freundschaftlicher Zusammenarbeit zu führen, so sehr entgegenstehen, so können wir zu keinem anderen Schluß kommen, als daß es trotz gewaltiger naturwissenschaftlicher Fortschritte mit dem Gewissen des Einzelnen und dem Gewissen der Welt nicht mehr stimmt, mit dem Gewissen, das allein uns den Weg zur Wahrheit zeigt und deshalb auch in der Wissenschaft Führer bleiben muß. Fehlt es, so muß sich ein Gefühl der Öde, der Angst und der Unruhe, ja der moralischen Minderwertigkeit ergeben.

Das ist die Tragik unserer Zeit, die wir doch bejahen möchten, und für die wir mitverantwortlich sind. Denn auch die Chirurgie steht mitten im Leben, mitten in der Zeit. Mag unser Einfluß nicht wesentlich erscheinen, niemand wird behaupten können, daß er nicht vorhanden sei und wir dem Zeitgeschehen ohne eigene Verantwortung gegenüberstehen.

Forschung tut not, aber sie muß von einem starken Glauben an die geistigen und ewigen Werte getragen und geleitet sein, auf daß sich im Einklang mit der Harmonie der Welt der tiefste Sinn der Wissenschaft erfülle.

4. Abschlußbericht

Bereits auf der Ausschußsitzung in Hof Reutenen (Herbst 1956) war unter dem Vorsitz von Herrn Reichle beschlossen worden, den 75. Chirurgenkongreß als *Festtagung* zu begehen, nicht so sehr wegen der Zufälligkeit der Zahl, denn vielmehr als gegebenen Anlaß, sich bei dieser besonderen Gelegenheit der *Wandlungen der Chirurgie* bewußt zu werden, die sich in und seit dem 2. Weltkrieg angebahnt hatten.

Als Vorsitzender suchte ich dem *Jubiläumscharakter* der 75. Tagung dadurch gerecht zu werden, daß ich dem Kongreß äußerlich und innerlich eine Sondernote zu geben mich bemühte: *äußerlich* durch ein einleitendes *Festkonzert* der Münchener Philharmoniker, durch die Herausgabe einer (nebenbei von unserem Verleger Dr. Ferdinand Springer der Gesellschaft zum Jubiläum geschenkten) kleinen *Festschrift* „Die deutschen Chirurgenkongresse seit der 50. Tagung aus der Sicht ihrer Vorsitzenden“ und durch die Stiftung einer *E. v. Bergmann-Gedenkmünze* für Verdienste um die deutsche Chirurgie. Der *innere Wert* der Jubiläumstagung sollte durch eine „*Rückschau und Ausschau*“ in der Eröffnungsrede, durch den „Einleitenden Vortrag“ des derzeitigen Seniors der amtierenden deutschen Ordinarien E. K. Frey „*Vom Sinn der Wissenschaft*“ und durch die Herausstellung der aktuellen offenen Herzchirurgie, sei es mit Hilfe von „Herz-Lungen-Maschinen“, sei es unter Anwendung extrem tiefer Hyperthermie hervorgehoben werden.

Ich war mir bewußt, daß die Einladung an eine Reihe ausländischer Chirurgen manche Kritik auslösen würde. Es schien mir aber richtiger, offen zu bekennen, daß wir hier „nachhinken“, und auf unser langjähriges Abgeschiedensein „in einer belagerten und dann zerstörten Festung“ hinzuweisen, als Vogel-Strauß-Politik zu treiben. Die Fanfaren fremden Ruhmes sind immer noch der stärkste Weckruf, aufzuholen und gleichzuziehen.

Der Versuch, die *Sitzungsdauer* wieder — wie früher in Berlin — auf 9—13 und 14—16 Uhr zu beschränken und den Samstagnachmittag freizuhalten, wurde allgemein begrüßt, ließ sich jedoch, da wieder allzuviele Redner sich nicht an die vereinbarte Zeit hielten, nicht so streng durchführen, wie angestrebt worden war. Begrüßt wurde ferner die Herausnahme der *Totengedenkfeier* aus der eigentlichen Eröffnungsfeier und die Herübernahme dieses Internums in die nachfolgende 1. Generalversammlung. Ich glaube, man sollte dies beibehalten. Es kann den vielen Ehrengästen nicht zugemutet werden, für sie wertvolle Zeit für die Ehrung Verstorbener, mit denen sie keinerlei Vorstellung verbindet, zu opfern.

Die Hauptreferate waren in guter Hand. ... Als *Tagungsort* für 1959 wurde im 2. (!) Wahlgang (Näheres im Kongreßbericht!) München erneut gewählt. ... Für die Modernisierung der *Satzungen* wurde eine *Sonderkommission* eingesetzt. Während der Tagung wurde dem Vorsitzenden der Betrag von 120000,— DM für die *Beschaffung einer Herz-Lungen-Maschine* von Seiten der „Bundesarbeitsgemeinschaft der Mittel- und Großbetriebe des Einzelhandels“ für eine Münchener Klinik zur Verfügung gestellt. Der Betrag wurde der Münchener Chirurgischen Universitätsklinik zugeteilt.

Heidelberg, im September 1958

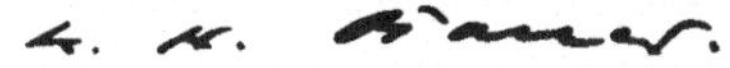

76. TAGUNG (1959) IN MÜNCHEN

Vorsitzender WERNER BLOCK *(Berlin)*

1. Aus der Eröffnungsansprache *

Nach der Jubiläumsfeier im vergangenen Jahr, die eine Übersicht über die Entwicklung der Chirurgie der ganzen Welt brachte und uns erkennen ließ, daß auch die deutsche Chirurgie wieder den Anschluß an die internationale gefunden hat, habe ich diesmal gewissermaßen die Chirurgie des Alltags mit ihren vielen offenen Fragen bewußt hervorgekehrt.

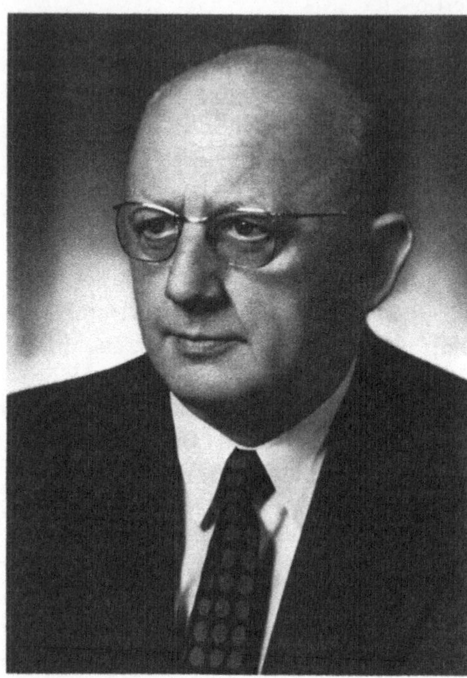

Abb. 32. WERNER BLOCK

„*Über das Ethos des Chirurgen und die Stellung des Chirurgen in der Öffentlichkeit*" ist von vielen Vorsitzenden in ihren Eröffnungsreden, wenn auch meist nur kurz, gesprochen worden. Ich möchte heute dieses Thema einer etwas ausführlicheren Betrachtung unterziehen.

Die Ethik als die Lehre vom sittlichen Wollen und Handeln der Menschen untereinander und in Beziehung zur Gesellschaft wird uns schon im Elternhaus nahegebracht und verankert. Auch nachdem der junge Mensch fähig geworden ist, ethische Forderungen als berechtigt anzuerkennen, bleibt ihnen ein gewisser Aufforderungscharakter eigen. Das idealgemäße Tun gerät nur zu leicht in Widerspruch zum tatsächlichen. Folgt der Mensch entgegenstehenden Neigungen, empfindet er Gewissensbisse. Sucht er ethischen Forderungen Genüge zu tun, muß ein gewisser Willensaufwand getrieben werden, um das Tun nach den jeweils höheren Werten auszurichten. Wünschenswert ist es, daß wir in unserem Beruf größten Wert darauf legen, den Studenten zu gewissenhafter Prüfung seiner Berufseignung zu veranlassen. Denn an seine Ethik, die auch die

* Langenbecks Arch. u. Dtsch. Z. Chir. **292**, 3 (1959).

Verpflichtung zu möglichst umfassender gründlicher Ausbildung enthält, werden harte Anforderungen gestellt.

Es geht ja nicht nur um die Weitergabe medizinischer Techniken, sondern auch und besonders darum, Verantwortungsbewußtsein und positive seelische Beeinflussung am Krankenbett zu lehren. Insbesondere der Chirurg, der nicht Optimist ist, hat seinen Beruf verfehlt.

Wie fortwährend um die Vervollkommnung unserer Methoden und unseres Wissens gerungen wird, zeigt Ihnen das Programm unserer Sitzungstage. Jedes Lebensalter stellt der Chirurgie seine eigenen Probleme. Daher fragt sich nach jeder großen Operation der Chirurg: Hast Du genug gemacht? Hast Du dem Kranken zuviel zugetraut? Diese Verantwortung nimmt ihm keiner ab. Die Entscheidung ist nicht nur hinsichtlich der operationstechnischen und Narkoseverfahren zu treffen, sondern ebenso sehr unter Berücksichtigung der Belastungsfähigkeit des Kranken.

Wie wohl jeder von Ihnen, lege ich mir daher bei manchen Operationen die Frage vor, die Herr BAUER auf dem Kongreß im vergangenen Jahr an uns alle richtete, als er von dem notwendigen riesigen technischen Apparat und den Risiken bei den neuzeitigen großen Herzoperationen unter Einschaltung des extrakorporalen Kreislaufes sprach: „Ist es nicht Hybris? Hat ein Arzt überhaupt das Recht, das schlagende Herz seines Mitmenschen anzuhalten?"

... Dagegen mußte die 1957 von französischen Operateuren ausgeführte Überpflanzung einer Niere eines Menschen auf den anderen nach unseren bisherigen Erfahrungen von der Übertragung körperfremden oder gar artfremden Eiweißes von vornherein zum Mißlingen verurteilt sein. Doch was heißt hier „mußte"? Warum sollte es in Zukunft nicht gelingen, unter bestimmten Bedingungen ganze Organe zu übertragen? Es ist schon vieles bis dato Unvorstellbares möglich geworden!

In jedem Fall aber müssen wir den Mut des einzelnen bewundern und anerkennen, der es wagte, bei durchweg vorhandener experimenteller und klinischer Erfahrung, den Begriff des Ethos des verantwortungsbewußten Arztes weiter zu spannen, als er bis zu seiner Zeit allgemein tragbar erschien: Die Allgemeinheit hat durchweg doch den Vorteil davon gehabt.

Nicht aus pessimistischer Veranlagung heraus oder gar aus Nihilismus werfe ich diese Fragen auf. Ein Chirurg muß, wie schon gesagt, Optimist sein, sonst sollte er zu einem anderen Beruf überwechseln. Wehren müssen wir Ärzte uns aber ganz entschieden gegen die sensationelle Empfehlung bestimmter, noch gar nicht genügend erprobter Mittel und Methoden durch eine gewisse Presse. Auch ist der Chirurg eines Krankenhauses, der heutzutage *keine* Herzchirurgie treibt, darum noch lange nicht in seiner Ausbildung, Technik oder mit seiner Einrichtung im

Rückstand und sein Krankenhaus nicht veraltet. Die anderen Operationen sind immer noch die ungleich häufigeren. Sie sind technisch vielfach sogar schwieriger, z.B. bestimmte Operationen beim Mastdarmkrebs, hochsitzende Magentumoren usw.

Übrigens nimmt DEMICHOW (Moskau), wie ich mich als Gast überzeugen konnte, sogar Transplantationen von Herzen — allein und mit einer oder beiden Lungen sowie mit einer ganzen vorderen Körperhälfte — mit Erfolg bei Hunden *ohne* extrakorporale Perfusionsmaschine vor.

Wer in das Räderwerk der modernen Kommunikationsmittel kommt, die die „Weltöffentlichkeit" darstellen, kann in einem Tage auf die höchsten Zinnen des Ruhmes gestellt werden und am nächsten Tag Glanz und Glorie in Nichts zerrinnen sehen. Wir Ärzte geraten glücklicherweise nur selten in ihr Getriebe, wenn, dann nicht immer zum Vorteil, weder für uns noch für die Allgemeinheit, der wir dienen wollen und sollen. Unser Bestreben muß daher sein, aus derartigen weltöffentlichen Meinungsäußerungen uns gänzlich herauszuhalten, wenigstens was unsere eigene Person angeht. Daß die Öffentlichkeit über die Fortschritte der Medizin und ihren neuesten Stand jeweils unterrichtet sein will, ist durchaus verständlich. Das sollte aber objektiv und durch wirkliche Fachleute und unter Auslassung von Personennamen und Vermeidung von Empfehlungen irgendwelcher Art geschehen. Anderes ist mit unserer Berufsauffassung nicht vereinbar.

... Die Presse gibt sich als Sprachrohr und Gestalterin der öffentlichen Meinung und versucht, auch umgekehrt die Meinung der Öffentlichkeit zu erforschen. Sie ist intensiv auf die Wahrung ihrer eigenen publizistischen Freiheit bedacht. Hier aber müssen wir Ärzte, insbesondere aber auch wir Chirurgen, uns einschalten und unsere Ansprüche anmelden. Im Interesse des Allgemeinwohles können wir es nicht zulassen, daß die Sensationsgier der Massen aufgepeitscht wird. Wir geben auch zu bedenken, daß durch die Bekanntgabe medizinischer Neuerungen und Forschungen nicht wieder gutzumachender Schaden angerichtet werden kann. Unser Ziel ist ebenso wie das der ernsthaften Publizistik auf die sachliche Unterrichtung der Allgemeinheit gerichtet, und wir nehmen für uns und unsere Kranken das Recht auf Freiheit der Person als eines der Grundrechte der Verfassung genau so in Anspruch, wie die Presse das ihre der freien Meinungsäußerung.

Eine Gefährdung der Gesundheit ist weiter auch darin zu erblicken, daß bei der Bekanntgabe von nicht genügend erprobten Mitteln, Heilmaßnahmen und Operationen in Millionen Lesern, Hörern und Zuschauern auf solche Weise falsche Hoffnungen geweckt werden können, daß umgekehrt ebenso bei bestimmten Krankheiten immer noch mit Erfolg angewandte Medikamente und Verfahren vom Laien als längst überholt angesehen werden, oder daß bei noch Gesunden eine gänzlich unbegründete Angst vor Krankheit und Arzt erzeugt wird, die, wenn es darauf ankommt, zu lebensentscheidenden Fehlreaktionen führen kann. An diesen Mißständen sind, das möchte ich betonen, nicht nur die Organe der Publizistik schuld, sondern jeder, der solcherart Publizistik in unverantwortlicher Weise Vorschub leistet und darin vielleicht sogar persönliche Vorteile sucht.

... Ärzte, die sich durch unbefugtes Eindringen in die private Lebenssphäre betroffen fühlen, können, wie mir mitgeteilt worden ist, eine Beschwerde an den Deutschen Presserat richten.

Am leichtesten und für uns am einfachsten aber wäre es, was übrigens auch schon NORDMANN 1939 vorbrachte, wenn wir *Ärzte als medizinische Sonderberichterstatter* heranbilden könnten oder zum wenigsten mit einschlägigem Material jeweils hinreichend versorgen würden, damit sie ihre objektiven Berichte abfassen können.

Schon HIPPOKRATES war anscheinend nicht mit manchen Gepflogenheiten seiner kollegialen Zeitgenossen einverstanden. Denn ihm werden die Worte zugeschrieben: „Verkehrt ist es, um die Praxis zu fördern, in auffälligen, kostbaren Kopfbedeckungen umherzulaufen und aufdringliche Parfüms zu benutzen; denn eine absonderlich-aufdringliche Erscheinung wird übel vermerkt; angenehm wirkt das zurückhaltend Eigenartige ..." Wenn Sie anstelle der „auffälligen Kopfbedeckung" die Bildreportage und anstelle der „aufdringlichen Parfüms" den Weihrauch der Presse setzen, so sind diese Sätze noch heute auch ohne jede Einschränkung gültig.

2. *Abschlußbericht*

Die *Ausschußsitzung im Herbst* hatte ich nach Berlin in die neue Kongreßhalle einberufen, um mit ihr für die Rückkehr an unseren traditionellen Tagungsort zu werben. Wegen vieler anderweitiger Kongresse und Tagungen und dadurch bedingter Überfüllung der Hotels in Berlin konnte die Sitzung erst am 18.10. stattfinden.

Auf Vorschlag der Herren NUBOER und SANDBLOM erging an uns die Aufforderung zum *Beitritt zur „International Federation of Surgical Colleges"*, die sich vor allem die Unterhaltung enger Beziehungen zwischen den anerkannten chirurgischen Gesellschaften der Länder, die Aufrechterhaltung eines hohen Standards in Erziehung, Fortbildung und Fortschritt, Unterstützung der Kongresse, Beitrag zum Weltfrieden und Vermittlung chirurgischer Erkenntnisse an bedürftige Länder angelegen sein läßt. Es wurde beschlossen, der Föderation beizutreten und Herrn LINDER-Berlin als Mittelsmann namhaft zu machen.

Vom Bundesjustizministerium ist uns der *Entwurf eines neuen Strafgesetzbuches* zugegangen, nach dem *Eingriffe* und andere Behandlungen durch Ärzte *nicht mehr als Körperverletzung* gewertet werden. Hierin dürfen wir wohl zum mindesten einen Teilerfolg einer im vorigen Jahr beschlossenen Resolution unserer Generalversammlung sehen.

Die Bildung einer „*Arbeitsgemeinschaft der Kinderchirurgen in der Deutschen Gesellschaft für Chirurgie*" wurde zur Kenntnis genommen und begrüßt. Um sie von vornherein fester an die Mutterchirurgie zu binden, mußte ihr im Tagungsprogramm eine bevorzugte Stellung und damit ein halber Tag der Hauptsitzungen eingeräumt werden.

Reichlich spät meldete auch die „*Arbeitsgemeinschaft für plastische und Wiederherstellungschirurgie in der Deutschen Gesellschaft für Chirurgie*" ihre Ansprüche auf angeblich früher beschlossene Bevorzugung bei der Programmgestaltung an. Auch ihr mußte eine Parallelsitzung zugestanden werden. Diese wurde gemeinsam mit der „Deutschen Gesellschaft für ästhetische Medizin und ihre Grenzgebiete", die zur gleichen Zeit in München einen viertägigen Kongreß abhielt, einberufen.

Da außerdem der neu gegründete „*Arbeitskreis für wissenschaftliche Dokumentation*" Ansprüche auf eine Parallelsitzung erhob und weiter die *Thoraxchirurgen* den Wunsch nach einer breiteren Diskussionsmöglichkeit über die Herz-Lungen-Maschine und die Rundherde in den Lungen vorbrachten, ergab sich die ursprünglich bei der Programmplanung nicht voraussehbare Notwendigkeit der Abhaltung von drei weiteren Sondersitzungen, die alle erst nach Festlegung der Hauptthemen und Verpflichtung der Hauptreferenten noch irgendwie eingeordnet werden mußten. Nur deshalb, weil die Hauptthemen „zugkräftig" und die Interessentengruppen der genannten Sondergebiete verhältnismäßig klein waren, ließ sich die Abwicklung dieser Sonderwünsche reibungslos in Parallelsitzungen, die dennoch gut besucht waren, vollziehen. Und da ich schließlich auf vielfachen Wunsch auf den Lichtbilder- und Filmabend nicht verzichten wollte, ist das Programm gegenüber früher — trotz ursprünglich entgegengesetzter Absicht — so umfangreich geworden.

Der Kongreß mußte aus äußeren Gründen auch diesmal noch in München abgehalten werden.

Auch der eigentlich auf unseren Tagungen früher nicht übliche Applaus hat jedem Referenten ohne Ausnahme ein ungewöhnliches Maß von Dank gezollt, woraus ich im Stillen für mich die Anerkennung heraushörte, daß ich jeweils die richtigen Referenten gewählt hatte. Und das erscheint mir nämlich wichtig — deshalb betone ich es hier —, daß der Vorsitzende sich seine Referenten nicht nur nach ihrer wissenschaftlichen Leistung, sondern für diese besonderen Zwecke auch nach ihren rhetorischen Fähigkeiten aussucht.

Nach Pfingsten überraschte uns die Nachricht von einer Herzattacke unseres I. Schriftführers Hübner, der seit 1940 im engeren Vorstand zunächst als Kassenführer und seit 1946 als I. Schriftführer sich größte

Verdienste erworben hat. Ihm ist die Zusammenraffung der Kräfte in dem ersten Chaos nach Kriegsende, die Wiedereinführung unserer Kongresse und ihre regelmäßige Abhaltung im wesentlichen zu verdanken. Er mußte auf Anraten seiner Ärzte seinen Posten niederlegen. Auf seine Bitte hin und im Einverständnis mit den übrigen Vorstandsmitgliedern habe ich dann bis zur Neuwahl des Schriftführers auf dem nächsten Kongreß seine Geschäfte vertretungsweise zu übernehmen mich bereiterklärt.

Berlin, 30. September 1959

77. TAGUNG (1960) IN MÜNCHEN

Vorsitzender WILLI FELIX *(Berlin)*

1. Aus der Eröffnungsansprache *

Zu zwei *Dankesworten* fühle ich mich verpflichtet: Zunächst drücke ich Ihnen allen, wie vor Jahresfrist, meinen Dank aus für die Wahl zum Vorsitzenden. Sie bedeutet mir mehr als eine Ehre, sehe ich doch darin den Ausdruck einer Gemeinsamkeit, Zusammengehörigkeit und Einheit, der uns die schmerzliche Grenzziehung vergessen läßt.

Ein *zweites* Dankeswort gilt meinem Lehrer SAUERBRUCH. Ich vermag sein Andenken nicht mehr zu ehren als mit dem Wunsch, möge sein Geist über dieser Tagung wachen und ihr etwas von seinem strahlenden Glanz und Schwung verleihen.

Wenn ich noch einen zweiten Geist anrufe, über unserer Tagung zu wachen, so ist es der des *praktischen Chirurgen.* ... Wir wissen, was unser Volk der mühevollen Arbeit der vielen namenlosen oder wenig genannten Chirurgen verdankt.

Darf ich nun *einige Gedanken* über mich Bewegendes, sich Wandelndes, im Fluß Befindliches äußern? Sie entstammen eigener Tätigkeit und bedeuten das Bekenntnis eines akademischen Lehrers. Es handelt sich vielleicht um ein ungewöhnliches Thema für eine Eröffnung, aber bei seiner Wahl hat mich die Überzeugung geleitet, unter Kameraden und Freunden zu sein.

---

* Langenbecks Arch. u. Dtsch. Z. Chir. **295**, 3 (1960).

In den Reden vieler Vorsitzender unserer Gesellschaft ist der *Spezialismus* erwähnt, häufig kritisiert und häufig abgelehnt. Er ist aber da und hat durch gute Ergebnisse seine Berechtigung bewiesen. In den Jahren 1951 und 1952 wandelte sich seine bisherige Geringschätzung in Anerkennung um. FREY sagte 1951: „Die Stoffmenge zwingt zur Konzentration von Teilgebieten an einzelnen Stellen. Ferner muß es Stellen geben, an denen Gesamtchirurgie getrieben und die Zusammenschau erhalten wird."

Wir sind in einer *Übergangszeit*. Überall, auch in der DDR, besteht Tendenz nach Gründung völlig selbständiger Spezialabteilungen. Hierher gehören Urologie, Unfallchirurgie, Neurochirurgie, Kinderchirurgie, Thoraxchirurgie und Anaesthesiologie.

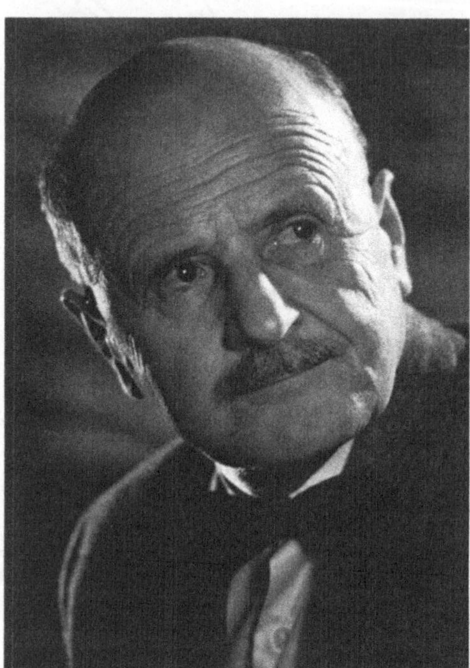

Abb. 33. WILLI FELIX

Wo ist der Universalismus noch berechtigt, wo muß er unbedingt erhalten bleiben?

Ein erstes unbestreitbar universalistisches Prinzip ist die *Ausbildung zum Vollchirurgen*. Die vielen kleinen und mittleren Krankenhäuser Deutschlands erfordern ihn. Er hat die gesamte praktische Chirurgie in ihren Grundlagen zu beherrschen.

Die universalistische Ausbildung zum Vollchirurgen gelingt auf *2 Arten:*

1. In allgemein-chirurgischen großen Kliniken wie z. B. unseren Universitätskliniken, oder als klassisches Vorbild in der Mayo-Clinic oder jener von Lahey.

2. In verschiedenen, selbständigen, getrennt liegenden Spezialkliniken.

Die Ausbildung in allgemein-chirurgischen Kliniken beansprucht weniger Zeit. ... Ein Charakteristikum in den allgemein-chirurgischen Kliniken ist die bessere Stellung des Grenzfalles unter den Kranken.

Die Ausbildung des Vollchirurgen in *verschiedenen* und getrennten, selbständigen *Spezialkliniken* verlangt mehr Zeit. ... Ein Charakteristikum der Spezialkliniken, das bei jeder Aussprache über unser Thema ins Gewicht fällt, liegt in der Frage: Was wird aus den in der Spezialklinik verbleibenden Assistenten in der Zukunft?

Neben der Ausbildung zum Vollchirurgen gilt gleichbedeutend seine *Fortbildung* im Sinne eines zweiten universalistischen Prinzips.

Ein *drittes universalistisches Prinzip*, das praktisch ebenso wichtig ist, gilt der *Ausbildung der Studenten.* Im Zentrum dieser Ausbildung steht unsere *Hauptvorlesung* über die gesamte und spezielle und allgemeine Chirurgie. Sie darf als ein typischer Ausdruck deutschen Universitätswesens angesehen werden. Ich bin ein überzeugter Anhänger derselben.

Die Hauptvorlesung ist gleichsam das Rückgrat unseres studentischen Unterrichts. Ihr *erstes Ziel* ist, den Durchschnitt und nicht eine Elite zu bilden. Das *zweite Ziel* ist die Bildung zum praktischen Arzt und nicht etwa zum Chirurgen.

Der Gegensatz zur deutschen Hauptvorlesung ist die Gruppen- oder *Kleingruppenerziehung*, wie sie in den USA und in der SU geübt wird, wo vielerorts eine Hauptvorlesung nicht existiert. Der Vorteil dieses Erziehungssystems ist die Hervorhebung des Praktischen, dann die innigere Verbindung zwischen Lehrer und Schüler und vor allem die geringere Zahl der Letzteren. Ihr Nachteil liegt meist im Fehlen großer Zusammenfassungen, stets in dem Erfordernis eines großen Lehrerstabes und im Mangel eines starken Zentrums, das sich im Chef verkörpert.

Der Universalismus in der Hauptvorlesung hat *zwei grundsätzliche Ziele* anzustreben:

1. Eine Vermittlung von Wissen und Können, also von Stofflichem und

2. eine Erziehung zum Menschlich-Ärztlichen, zum sogenannten Ethos.

Das oberste und erste Prinzip eines klinischen Unterrichts bleibt immer die Betonung des *Lebendigen.* ... Ein *zweites methodisches Prinzip* für den Lehrer ist die *Schulung der Sinnesorgane des Studenten.* ... Ein *dritter Grundsatz* liegt in der *Entwicklung der Diagnose.*

Das *zweite universalistische Prinzip der Hauptvorlesung* ist die *Bildung des Persönlichkeitswertes* und des *Ethos* beim künftigen Arzt. Es kommt darauf an, eine *Ergriffenheit oder eine Ehrfurcht* zu entwickeln. Aus Ehrfurcht entsteht Bescheidenheit und die Fähigkeit, die Leistungen Anderer anzuerkennen. ...

Also darf *das zweite universalistische Prinzip* der Hauptvorlesung zusammengefaßt als sinnvoll bezeichnet werden, um solche Empfindungen wie Ehrfurcht vor dem Leid, vor dem Heilvorgang und vor dem Historischen zu wecken und sie zur Formung der Arztpersönlichkeit und seiner Liebe zum Kranken zu verwenden.

2. Abschlußbericht

Für mich war die Harmonie zwischen West und Ost der schönste Eindruck dieser Tagung. Noch nie fand eine so starke Beteiligung der *Chirurgen der DDR* wie diesmal statt. Schon die erstmalige Wahl seit Kriegsende eines Vertreters der DDR zum Vorsitzenden bedeutete die starke Verbundenheit. 4 Hauptvorträge wurden aus der DDR bestritten (Mörl, Lembcke, Zwicker und Mohnicke, dessen Vortrag sein Mitarbeiter Vetter vorlas). Auch zahlreiche übrige Vorträge hatten Vertreter der DDR übernommen. Es war wohltuend, in einer an politischen Spannungen so reichen Zeit etwas Harmonisches, Freundschaftliches, ja Brüderliches empfinden zu können. Die Chirurgen der DDR *sind* auch aus anderen Gründen *dankbar*. Die Einladung unserer chirurgischen Jugend zum Bankett, die regelmäßige unentgeltliche Lieferung des Kongreßbandes und weitere, großzügige Unterstützungen bleiben unvergessen. Von einigen Chirurgen, insbesondere von jenen der Deutschen Akademie der Wissenschaften zu Berlin, ist der Vorschlag eingebracht worden, auch von seiten der DDR einen finanziellen Beitrag zu leisten. Über Art und Weise müßte noch Einigkeit erzielt werden.

Wie an allen letzten Tagungen kam auch diesmal die *freie Aussprache* zu kurz. Darin liegt aber keine Schuld des Vorsitzenden. Aus der riesigen Zahl der angemeldeten Vorträge (280) mußten nicht weniger als 138 abgelehnt werden, um das Programm einigermaßen abwickeln zu können. Daraus erklärt sich der betrübende Zeitmangel für die freie Aussprache. ... Es ist schwer vorauszusagen, ob es klug ist, die Parallelsitzungen an unseren deutschen Tagungen noch zu vermehren, oder ob es nicht besser ist, die Zahl der Vorträge rigoros zu beschränken, was für den Vorsitzenden allerdings eine besondere Unannehmlichkeit bedeutet.

Ein mahnendes Wort an die gesamte deutsche Wissenschaft, *eine drohende geistige Spaltung* zwischen Ost und West durch persönlichen Einfluß *zu überwinden*, bildete den Schluß der einleitenden Ansprache.

Es erscheint notwendig, wie dies ja auch in den beiden vergangenen Ausschußsitzungen im Oktober 59 und April 60 betont wurde, die praktisch wichtige *Anaesthesistenfrage* möglichst bald zu erledigen und den Anaesthesisten die erforderliche Förderung angedeihen zu lassen.

Berlin, 6. August 1960

Willi Felix.

78. TAGUNG (1961) IN MÜNCHEN

Präsident HERBERT JUNGHANNS *(Oldenburg)*

1. *Aus der Eröffnungsansprache* *

Meine Damen und Herren, werfen wir einen Blick auf das *Kongreß-Programm* und erinnern uns dabei früherer Tagungen. 442 Vorträge und Filme wurden in diesem Jahr angemeldet. 110 konnten für die Hauptsitzungen und 125 für die Parallelsitzungen einschließlich der Sondertagung über plastische Chirurgie aufgenommen werden. 207 verfielen der Aussonderung.... Wie anders war das früher. In der ersten Sitzung unserer Gesellschaft vor 89 Jahren wurden in 4 Tagen 11 Vorträge gehalten, und der Hauptvortrag über die Schußbrüche regte 24 Redner zur Aussprache an. Mehr und mehr ist die *freie Diskussion* von unsren Kongressen verschwunden.... Ich habe dem Präsidium in einem Memorandum einen Vorschlag für die künftige Form unserer Kongresse überreicht, der die Vormittagsstunden unserer Kongreßtage für die allgemein wichtigen chirurgischen Themen aber frei von Parallelsitzungen vorsicht, während an den Nachmittagen mehrere Parallelsitzungen nebeneinander laufen sollen. Es wird das Bestreben des Präsidiums sein, möglichst alle Einzelgebiete im traditionsreichen Deutschen Chirurgenkongreß einmal im Jahr zusammenzufassen.

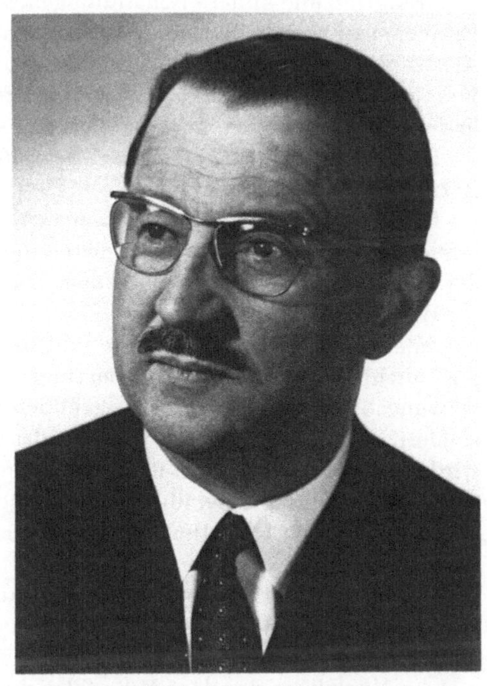

Abb. 34. HERBERT JUNGHANNS

Einen Punkt aus dem Programm möchte ich noch besonders hervorheben, das ist die Parallelsitzung „*Rechtsfragen in der Chirurgie*". Schon mehrfach hat sich unsere Gesellschaft mit den Rechtsfragen beschäftigt, die das Verhältnis zwischen dem Chirurgen und seinen Kranken berühren. So veranlaßte die Tatsache, daß nach dem gültigen Strafrecht

* Langenbecks Arch. u. Dtsch. Z. Chir. **298**, 3 (1961).

eine Operation unter Umständen als Körperverletzung strafbar ist, unsere Gesellschaft 1952 zu einer Resolution. Sie wurde durch den damaligen Vorsitzenden, Herrn BAUER, unter Mitwirkung von Rechtslehrern formuliert und nach Billigung der Gesellschaft den gesetzgebenden Organen eingereicht. Nicht zuletzt ist es dieser Eingabe unserer Gesellschaft zu verdanken, daß im *Entwurf zum neuen Strafgesetzbuch* der Paragraph 161 folgenden Wortlauf hat:

„Eingriffe und andere Behandlungen, die nach den Erkenntnissen und Erfahrungen der Heilkunde und den Grundsätzen eines gewissenhaften Arztes zu dem Zwecke erforderlich sind und vorgenommen werden, Krankheiten oder Leiden zu verhüten, zu erkennen, zu heilen oder zu lindern, sind nicht als Körperverletzung strafbar."

Damit ist eine völlig neue Rechtsgrundlage geschaffen. Sie erfüllt uns Ärzte mit Befriedigung.

Ein weiterer Punkt, der in manchen Prozessen eine vom Arzt nicht immer verstandene juristische Beurteilung erfuhr, liegt in der Abgrenzung der Verantwortlichkeit zwischen dem Chirurgen und seinen Hilfskräften.

Wir Ärzte müssen uns heute mit Rechtsfragen so eingehend auseinandersetzen, weil die ärztliche und insbesondere die operative Tätigkeit nicht als Persönlichkeitsleistung eines kenntnisreichen, verantwortungsbewußten und gut ausgebildeten Arztes und als eine Kunst, sondern als ein routinemäßig ablaufendes Reparaturverfahren angesehen wird, dessen Erfolg oder Mißerfolg einklagbar erscheint. Bedauerlicherweise geben Tagespresse, illustrierte Zeitschriften, Film, Funk und Fernsehen der breiten Öffentlichkeit oft derartige oberflächliche und falsche Darstellungen.

Es schadet den hilfesuchenden kranken Menschen, wenn aus sensationell dargestellten Einzelfällen oder aus neuen ungenügend erprobten Heilverfahren übertriebene Hoffnungen auf Heilung entstehen oder wenn aus der Mitteilung einzelner Mißerfolge das Ansehen der ärztlichen Kunst im allgemeinen herabgesetzt wird. Wir Ärzte würden es dankbar begrüßen, wenn Presse und andere Informationsorgane ihre Möglichkeiten zu einer Festigung des Vertrauens zwischen den Ärzten und ihren Kranken einsetzen würden.

Neben der Aufmerksamkeit, die wir den Rechtsfragen im Zusammenhang mit dem Entwurf des Strafgesetzbuches widmen müssen, beansprucht noch eine andere Veröffentlichung die Beachtung durch unsere Gesellschaft. Das sind die *Empfehlungen des Wissenschaftsrates*. ...

Im Vordergrund der Vorschläge steht die Forderung nach vermehrter praktischer Ausbildung. Das geschieht jetzt erneut in den Empfehlungen des Wissenschaftsrates, der geradezu von einem „*Ausbildungsnotstand in der Medizin*" spricht. Zu dessen Behebung möchte er neben der Bildung zweiter Kliniken, der Errichtung neuer Universitäten und neuer medizinischer Akademien auch noch geeignete Krankenhäuser für die praktische Ausbildung der Studenten nutzbar machen.

Die Probleme beginnen bereits bei der Frage nach den notwendigen *Zahlen der Studienanfänger* für den ärztlichen Nachwuchs. Hierbei sind die Chirurgen besonders interessiert, weil der Mangel an Assistenzärzten auf den chirurgischen Krankenhausabteilungen sehr fühlbar ist. Deswegen hat sich unsere Gesellschaft in einer Kommission damit beschäftigt, und wir verdanken unserem Mitglied, Herrn MEYERINGH, ein sorgfältig durchgearbeitetes Zahlenmaterial. Es läßt den Schluß zu, daß ein *großer Nachwuchsbedarf* besteht. Er wird sich noch vergrößern, wenn die vom Wissenschaftsrat empfohlenen Stellenvermehrungen Wirklichkeit werden. Im Gegensatz dazu hat die Bundesärztekammer Zahlen vorgelegt, aus denen sie eine Überfüllung des ärztlichen Berufes auf Jahre hinaus ableitet. Deshalb fühlt sie sich verpflichtet, vor dem medizinischen Studium zu warnen.

Für das Studium, in gleicher Weise aber auch für die Weiterbildung des Allgemeinarztes und der Fachärzte, muß die Empfehlung des Wissenschaftsrates über die *Größe von Fachkliniken* beachtet werden, die nach seiner Ansicht 200 Betten nicht überschreiten sollen ... Einer zu *kleinen chirurgischen Abteilung* fehlen die Mitarbeiter für allgemein-chirurgische Tätigkeit ebenso wie die notwendigen technischen Einrichtungen. Selbst ein langjährig und gut ausgebildeter Facharzt für Chirurgie wird in einer Abteilung mit zu geringer Bettenzahl in seiner Tätigkeit verflachen.

Lassen Sie mich die soeben erläuterten Gedanken über die chirurgische Ausbildung kurz *zusammenfassen*:

Es ist eine durchaus der Bewahrung werte Tradition, daß in Deutschland der wichtigste Teil der praktischen-ärztlichen Ausbildung in der Zeit nach dem Staatsexamen liegt und in Kliniken oder Krankenhausfachabteilungen abgeleistet wird. Für die Weiterbildung zum praktischen Arzt und für alle Fachärzte sollte der Chirurgie 1 Jahr eingeräumt werden.

Wünschenswert ist die Vorschaltung eines weiteren allgemein-chirurgischen Ausbildungsjahres für alle operativen Fächer, damit die Weiterbildung im Fach selbst weniger mit allgemeinen Grundproblemen der operativen Medizin belastet wird.

Dem Facharzt für Chirurgie stehen dann noch 4—5 Jahre zur Verfügung, in denen er eine allgemein-chirurgische oder eine mehr auf ein Teilgebiet ausgerichtete Weiterbildung pflegen kann.

Ob und in welcher Form eine Facharztprüfung einzuführen ist, bedarf noch eingehender Erwägungen zwischen den Fachgesellschaften und der Bundesärztekammer.

Die ihrer Bedeutung gemäße Einordnung der Chirurgie in den Ausbildungsgang des Arztes setzt eine entsprechende Größe der chirurgischen

Fachabteilungen in den Kliniken und in den Krankenhäusern voraus. Hier muß die Gewähr der Leitung durch eine ausgereifte Chirurgenpersönlichkeit ebenso gegeben sein wie eine genügende Zahl ärztlicher Mitarbeiter.

Ein Teil des chirurgischen Nachwuchses sucht seine berufliche Erfüllung in der Leitung einer allgemein-chirurgischen Krankenhausabteilung oder in der Übernahme eines kleinen, aus der allgemeinen Chirurgie herausgelösten Sondergebietes. Diese in verschiedene Richtungen strebenden Entwicklungstendenzen bedrohen den Zusammenhalt unseres Faches. Viele Präsidenten unserer Gesellschaft haben von dieser Stelle aus vor der Zersplitterung und vor den „Bindestrich-Chirurgen" gewarnt. Andere deuteten Möglichkeiten für die Aussonderung und Weiterentwicklung von Teilgebieten an.

Zweifellos zeichnen sich von Zeit zu Zeit Sondergebiete ab, die einer eigenen Forschungs- und Arbeitsrichtung folgen und den vollen persönlichen Einsatz desjenigen beanspruchen, der sich damit beschäftigt. Manche Arbeitsgebiete der Chirurgie, deren Absonderung unvermeidbar erschien, gliedern sich aber nach Überwindung der Anfangsschwierigkeiten und nach Ausbau der Methodik völlig in das Fach ein und werden Allgemeingut aller Chirurgen. Es ist deshalb Vorsicht am Platze, wenn ein am Baum der Chirurgie heranreifender neuer Zweig Absonderungswünsche zeigt. Trotzdem wird man einige Gebiete nach schrittweiser und behutsamer Entwicklung in die Eigenständigkeit entlassen können.

Niemals aber darf dabei vergessen werden, daß der Beruf des Arztes seinem inneren Wesen nach ein freier Beruf ist und auch bleiben soll und daß er, wie jeder andere selbstgewählte freie Beruf, manches Risiko in sich birgt. Nur derjenige, den eine echte innere Berufung zu seiner Lebensarbeit hinführte, wird in langen Ausbildungsjahren und mit eigener Initiative schließlich zu einer gefestigten Arztpersönlichkeit heranreifen. Wir hoffen, daß dieses Ziel unserem chirurgischen Nachwuchs vorschwebt.

2. *Abschlußbericht*

Für die 78. Tagung fanden zum ersten Male die Bestimmungen der neuen Satzung Anwendung, und der „Ausschuß" tagte als „Präsidium" am 15. 10. 1960 in dem schönen Rahmen des Parkhotels in Bremen. Die Sitzung diente im wesentlichen der Vorbereitung des Kongresses. Nach der üblichen Bekanntgabe liefen 442 Vortragsanmeldungen ein. Manche Kliniken meldeten 20 und mehr Redner! Die Durchsicht zeigte jedoch, daß manche Vorträge schon nach der Thematik kaum für eine Doktorarbeit, in keiner Weise aber für den großen deutschen Chirurgenkongreß geeignet waren. Hier sollten die Klinikchefs den Eifer ihrer jungen Mitarbeiter in Bahnen lenken, die der Bedeutung des Kongresses angepaßt sind. (Darauf haben in diesem Buche bereits mehrere frühere Präsidenten hingewiesen!)

Der Kongreß in München vom 5. bis 8. April 1961 stand unter dem Zeichen des *100. Geburtstages von* August Bier. Sein Bild war während der Tagungsdauer am Vortragspult aufgestellt und bildete das Titelblatt des Kongreßführers. Eine Ehrung erfuhr dieser Altmeister der deutschen Chirurgen darüber hinaus durch einen Gedächtnisvortrag, den Herr Block hielt und zu dem einige Mitglieder der Familie Bier anwesend waren.

Wegen der früher gelegentlich aufgetretenen Schwierigkeiten mit der *Presse* (siehe Bericht Bauer über die 75. Tagung) habe ich die Berichte der Tageszeitungen durch ein Pressebüro sammeln lassen. Ich erhielt die erstaunliche Zahl von mehr als 500 Zeitungsausschnitten und konnte im großen und ganzen — wie schon Block 1959 — eine sachliche Berichterstattung feststellen. Das ist u.a. ein Erfolg der mühevoll vorbereiteten und von Herrn Maurer mit seinen Assistenten geschickt geführten Pressekonferenz. Auch hatte ich in der Eröffnungsansprache die Presse auf ihre große Verantwortung und Verpflichtung hin angesprochen. Im Interesse unserer Gesellschaft kann es den zukünftigen Präsidenten empfohlen werden, die Unterrichtung von Presse, Funk und Fernsehen in der bereits erfolgreich erprobten Form weiter zu pflegen.

Wenn man die Berichte der früheren Vorsitzenden durchsieht, dann fällt auf, daß in den Gründungsjahren der Kongreß die eigentliche und einzige Aufgabe der Vorsitzenden war. Mehr und mehr haben sich andere Aufgaben hinzugesellt, die zum Teil den Charakter der Gesellschaft zu ändern drohten. Deshalb sind in der neuen Satzung die Zwecke der Gesellschaft genau umrissen worden. Da es für die Gemeinschaft der deutschen Chirurgen aber zweifellos noch eine große Zahl von berufsständischen Erfordernissen gibt, die einer Ordnung und dauernden Betreuung bedürfen, hat die damalige Satzungskommission angeregt, einen „*Berufsverband der Deutschen Chirurgen*" unabhängig von unserer Gesellschaft zu gründen (wie das bereits alle übrigen medizinischen Fächer getan haben). Das ist in der Zwischenzeit unter einigen Geburtswehen geschehen. Der neu erstandene Berufsverband wünscht eine enge Zusammenarbeit mit unserer Gesellschaft. Diese sollten wir durch einen Verbindungsmann, aber auch durch das tätige Interesse des jeweiligen Präsidenten dauernd pflegen.

Oldenburg, im September 1961

Herbert Junghanns.

79. TAGUNG (1962) IN MÜNCHEN

Präsident ALBERT WILHELM FISCHER *(Kiel)*

1. Aus der Eröffnungsansprache *

In der Eröffnungsansprache hat der Vorsitzende stets Stellung zu *Fragen* genommen, welche *nicht nur uns Chirurgen beschäftigen, sondern auch für unsere Gäste als Nicht-Chirurgen von Interesse sein dürften.*

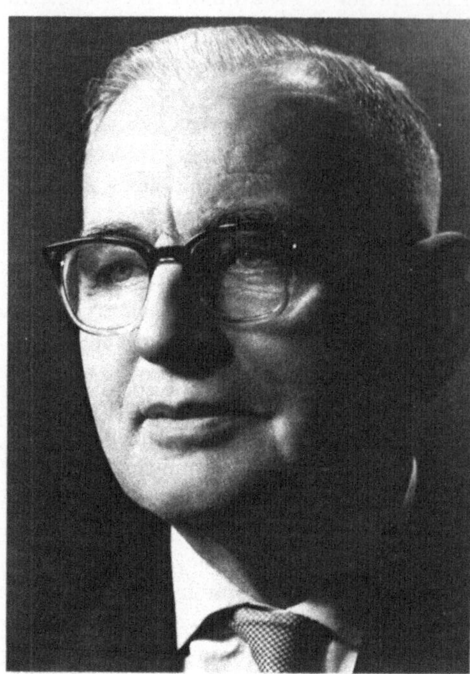

Abb. 35. ALBERT WILHELM FISCHER

Jeder von uns weiß, wie sich augenblicklich ein *Strukturwandel auf allen Gebieten* in überstürztem Tempo vollzieht, auch bei uns ist das der Fall. Die Ursache für den uns als Chirurgen angehenden Strukturwandel erblicke ich in den bewundernswerten Ergebnissen der *Grundlagenforschung*, welche uns eine ungeahnte Ausweitung unserer diagnostischen und therapeutischen Möglichkeiten bescherte. Wie sehr der Chirurg Nutznießer dieser in aller Stille vor sich gehenden Laboratoriumsarbeit geworden ist, hat NISSEN kürzlich treffend geschildert.

Vergessen wir nicht, daß die Ausweitung und Verfeinerung der diagnostischen und operativen Methodik und Technik, die Verbesserung unserer therapeutischen Indikationen uns heute in den Stand setzen, manches Leben zu retten, zu verlängern, lebenswert zu gestalten und manches Leiden zu lindern, wo wir früher vor der Unmöglichkeit zu helfen standen. Das erfüllt uns oft mit einem Glücksgefühl, zugleich droht die Gefahr der Überwertung eigener Leistung für jene, die ihrer Struktur nach nur Erfolge sehen und dabei verkennen, auf wie vielen Gebieten wir auch heute noch genauso ohnmächtig sind wie vordem. Ich will hier richtig verstanden sein, *der Arzt muß seiner Struktur nach Optimist sein.* Wenn er nicht selbst glaubt und darauf vertraut, helfen zu können, wird er das Vertrauen seiner Kranken nicht

* Langenbecks Arch. u. Dtsch. Z. Chir. **301**, 3 (1962).

haben. Vertrauen zum Arzt ist nun einmal die unerläßliche Voraussetzung.

Nun einige Worte über Strukturwandlung und Kliniken in Krankenhäusern: ... Ich glaube, daß beim Abwägen aller Vorteile und Nachteile für diese oder jene Gruppe eine chirurgische Klinik mit mehreren weitgehend selbständigen Abteilungen unter Leitung eines Chefs nach dem „*Unter-einem-Dach-Prinzip*", wie das K. H. Bauer genannt hat und wie es ausführlich in einer Denkschrift von Herrn Zenker behandelt wurde, die z.Z. beste Lösung darstellt — *wenn der Geist verständnisvoller Zusammenarbeit zum Besten des Ganzen in der Klinik herrscht.*

Vom Standpunkt der Studenten gesehen wäre das Auseinanderfallen unseres Faches in eine Gruppe völlig selbständiger, dazu noch räumlich getrennter Einzelkliniken nicht zu begrüßen. Für die Ausbildung der Studenten sollte es nur *ein Fach Chirurgie* geben. ... *Man muß die Unterrichtsbelange getrennt von Forschungsaufgaben und klinischer Arbeit betrachten.*

Eine weitere Frage, die uns beschäftigt, ist das *Facharztproblem.* Überall begegnen wir dem Streben einzelner Gruppen, neue Facharztgebiete abzugrenzen und damit neue Facharztbezeichnungen von den Kammern genehmigt zu erhalten. Man sollte diese Entwicklung nicht weiter treiben. Wir legen uns auf diese Weise nur Fesseln an, die uns später einmal leid tun werden.

Eine Facharztprüfung ist mir, ich muß das bekennen, unsympathisch, ich habe Sorge davor, daß immer neue Bestimmungen unser Leben einengen. Wenn aber solche Bestimmungen in anderen europäischen Ländern gelten und wir bei einem weiteren Zusammenschluß im Rahmen der Wirtschaftsgemeinschaft eine Freizügigkeit von Fachärzten von Land zu Land erwarten müssen, wird uns nichts anderes übrig bleiben, als auch bei uns eine solche Prüfung einzuführen.

Sie wissen, daß im Einvernehmen mit unserem Präsidium im Vorjahre ein *Berufsverband* gegründet worden ist, der sich derjenigen Fragen annehmen soll, die nicht zum Aufgabenkreis einer wissenschaftlichen Gesellschaft gehören. Manche Fragen werden beide Gremien angehen.

Es scheint aber auch erforderlich, zur Bildung einer einheitlichen Meinung für alle Fächer der Medizin eine Arbeitsgemeinschaft der wissenschaftlichen medizinischen Fachgesellschaften ins Leben zu rufen.

Nun zu einem letzten Punkt, der Auswirkung des Strukturwandels auf unsere *Kongresse.* Wie steht es mit der sogenannten Inflation von Kongressen und Fachtagungen? In der Zeitschrift des Stifterverbandes fand ich vor kurzem den Satz: „Nur selten dürfte der durch Studienreisen und Kongresse erzielte wissenschaftliche Gewinn die Ruhelosigkeit und Hetze aufwiegen, die die unabwendbare Folge häufiger Abwesenheit vom heimatlichen Wirkungsbereich sind und eine gedeihliche Forschungsarbeit weitgehend verhindern." Hieran ist etwas Wahres.

... Ebenso wie ich es für geboten halte, eine einheitliche Leitung für unsere Kliniken und Krankenhäuser beizubehalten, glaube ich, daß die Deutsche Gesellschaft für Chirurgie und ihr Kongreß alle chirurgischen Sonderfächer in sich — unter einem Dach — vereinigen sollte. Schwierigkeiten macht uns die Fülle des Wissensgutes, die Zeit reicht nicht.

Lebhaft und mit Recht wird vielfach beklagt, daß in diesem großen Saal kein Wechselspiel von Rede und Widerrede spontaner Art, keine fruchtbare Diskussion mehr zustande kommt. Ich erinnere beispielsweise daran, wie gespannt alle der temperamentvollen Diskussion 1940 im Langenbeck-Virchow-Haus im Anschluß an Küntschers ersten Vortrag über die Marknagelung folgten, und an so manche Fehde über Knochenbruchbehandlung zwischen Böhler, Kirschner, Magnus. ... *Aus dem Kampf widerstrebender Meinungen erwächst letzten Endes doch etwas Brauchbares!*

2. Abschlußbericht

Die Münchener Tagung war ebenso wie die Vorschau-Sitzung in Kiel überschattet von der Trauer, daß die Mitglieder aus Ostdeutschland ausnahmslos fehlten, eine kleine Zahl von Chirurgen aus den Oststaaten, vornehmlich aus Ungarn, war gekommen.

Bemerkenswert aus der Ansprache des Oberbürgermeisters erscheint mir sein Verständnis dafür, daß unsere Gesellschaft wieder nach ihrem traditionellen Tagungsort Berlin zurückkehren wird, sobald die Einheit unseres Vaterlandes wiederhergestellt sein wird.

In diesem Zusammenhang sei meinem Nachfolger der Rat gegeben, vor der Tagung dem Oberbürgermeister der Stadt München einen offiziellen Besuch zu machen — wie das bisher wohl meist geschah.

Als Thema meiner Eröffnungsansprache wählte ich den Strukturwandel unserer Chirurgischen Universitätskliniken und Krankenhäuser. Letzten Endes ist es das gleiche Thema der Ausweitung unseres Faches durch neue Erkenntnisse, das Thema, wie man der Gefahr der Spezialisierung begegnen soll, welches seit Gründung unserer Gesellschaft fast alle Präsidenten in ihren Eröffnungsansprachen behandelt haben.

Bei der Gestaltung des Tagungsprogrammes ging ich davon aus, daß die Mehrzahl unserer Mitglieder in der „praktischen" Chirurgie stehen und daß wir bei Ihnen kein großes Interesse für Spezialfragen voraussetzen dürfen. Auf der anderen Seite hat ein Kongreß wie der unserer Gesellschaft aber auch die Aufgabe, den Kollegen in der Praxis eine Überschau über die Arbeit und Ergebnisse der Grundlagenforschung zu geben. Wenn auch nicht zu erwarten ist, daß der Hörer solchen Referaten in allen Einzelheiten wird folgen können, so wird er doch daraus einen Eindruck davon gewinnen, an welchen Aufgaben gearbeitet wird, und das gehört zur „allgemeinen Bildung" des Arztes schlechthin.

Wie auch in den Vorjahren folgten das Präsidium und die Hauptreferenten am Dienstagmittag einer Einladung des Oberbürgermeisters zu einem Frühstück im Ratskeller. Hier habe ich, ebenfalls altem Herkommen folgend, über meinen Werdegang als Chirurg berichtet.

Wir werden uns damit abzufinden haben, daß in einem so großen Saal eine echte Diskussion kaum zustande kommen wird, auch hier stehen wir vor einem Strukturwandel des Deutschen Chirurgenkongresses. — Um so mehr sollten sich die Vorsitzenden unserer sogenannten kleinen Vereinigungen angelegen sein lassen, nicht durch eine Fülle groß angelegter Referate *unserem* Kongreß sozusagen den Rang ablaufen zu wollen, sondern in *Beschränkung* auf wenige Referate die Aussprache in den Vordergrund zu stellen — wie das früher bei uns in Berlin so war! — Das wäre also eine Aufgabenteilung zwischen dem großen Kongreß und den örtlichen Tagungen.

Kiel, 29. September 1962

80. TAGUNG (1963) IN MÜNCHEN

Präsident ERNST DERRA *(Düsseldorf)*

1. *Aus der Eröffnungsansprache* *

Vor 5 Jahren zeichnete an diesem Pult K. H. BAUER begeisternd das neuzeitliche Kolossalgemälde unserer Disziplin. Wir erleben es hingerissen und aufgewühlt. Trotz allen Stolzes, den wir über diese Erfolge hegen, ist die Lage aber so, daß sie zur nachdenklichen Umschau zwingt.

Wog man sich im 19. Jahrhundert ob unseres damaligen Wissensgutes in einem gewissen Gefühl der Sicherheit, hat der Fortschritt der Forschung vor allem in der Biologie im 20. Jahrhundert eine solche Kompliziertheit, Mannigfaltigkeit und Beweglichkeit aufgezeigt, daß wir keine ordentliche Synthese mehr finden und nicht mehr voraussehen können, ob das Heutige morgen noch seine Geltung hat. In allen

* Langenbecks Arch. u. Dtsch. Z. Chir. **304**, 3 (1963).

Kulturländern der Welt steht man vor den gleichen Schwierigkeiten. Aufschlußreich sind in diesem Zusammenhang die Erhebungen der Columbia-Universität über den ärztlichen Leistungsstand an den New Yorker Krankenhäusern, die mir bei aller Würdigung amerikanischer Spitzenleistungen Minderwertigkeitskomplexe über deutsche Verhältnisse nahmen. ... Kritiker übersehen in Unterschätzung oder in Unkenntnis der Aufgaben, vor die die geänderte Weltordnung den Arzt gestellt hat, die Geschenke, die die Menschheit von der modernen Medizin empfangen hat.

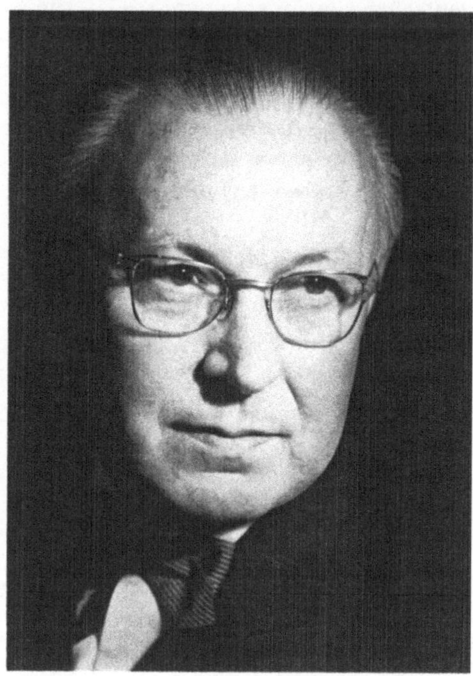

Abb. 36. ERNST DERRA

Wir stehen nicht vor einer „kranken" Medizin, sondern vor einem Dilemma dadurch, daß die ungeahnte und, verglichen mit früheren Perioden der Medizingeschichte, sich überstürzende Ausweitung unseres Wissens und Wirkungsbereichs zu groß ist, als daß sie das Gehirn oder die Arbeitskraft eines einzelnen allenfalls zu meistern in der Lage wäre. Die Erfüllung des ärztlichen Berufes beruht damit auf ganz anderen Gegebenheiten als in der Gründerzeit der Schulmedizin, in der Forschungsresultate und ärztliche Praxis noch eine von der Einzelperson zu übersehende Einheit waren.

Wir müssen Wege finden, 1. um das Wissensgut angemessen zu übersehen und zu bewältigen, 2. um die Unmenge des Wissensgutes kritisch weiter zu entwickeln.

Über das Für und Wider des Spezialistentums moderner Prägung ist viel diskutiert worden. Niemand leugnet, daß die Umstellung in dieser Richtung den Fortschritt der Medizin in jüngster Zeit maßgeblich mitgeschaffen hat. Ebenso klar ist auf der anderen Seite, daß die Spezialisierung überlegt und planmäßig erfolgen muß, damit das Einzelgebiet seine Beziehung zum Ganzen nicht verliert. Mit Recht wehren wir uns in Deutschland gegen eine so weitgehende Aufgliederung der medizinischen Fächer, wie es in anderen Ländern geschehen ist. Wir können aber nicht umhin, eine gewisse Ausrichtung auch bei uns als unumgänglich anzusehen im Hinblick auf den Erfolg der ärztlichen Handlung. ... Am chirurgischen Ast bin ich über die bereits praktizierte Sonderstellung der Gynäkologie, der Neurochirurgie u.ä. hinaus für die Verselbständigung der Urologie, der Gesichts-, Kiefer- und Plastischen Chirurgie, der Anaesthesiologie, in der Regel auch der Chirurgie der Lungentuberkulose. ... Die Zulässigkeit einer Aufgliederung in Spezialgebiete stößt allerdings dort auf Grenzen, wo eine weitere Aufspaltung zu einem unübersehbaren Nebeneinander führen würde.

Konnte Block 1959 noch fragen, ob von der kardio-vasculären Chirurgie nicht zuviel Aufsehens gemacht wird, habe ich 1963 zu erklären, daß die Herz- und Gefäßchirurgie mittlerweile aufgrund ihrer Zahlen und ihrer respektablen Ergebnisse ein fest begründetes Arbeitsgebiet geworden ist, das bei uns an zu wenigen Stellen betrieben wird. Daß an meiner Düsseldorfer Klinik, obwohl wir den Großteil der Herzoperationen in der Intubationsnarkose oder in Hypothermie vornehmen, rund 1500 Fälle, die unbedingt mit der Herz-Lungen-Maschine angegangen werden müssen, auf die Einbestellung warten, beleuchtet meine Behauptung. Die Zahl der angeborenen Vitien ist größer, als man es vermutet hat, und nichts spricht einstweilen dafür, daß die Menge der erworbenen geringer würde. Dabei sind wir am Ende der Entwicklung keineswegs angelangt. Die Bemühungen um die operative Korrektur der Klappeninsuffizienzen sind angelaufen. Ich glaube, daß man selbst bei den Mitralstenosen von den derzeit geschlossen arbeitenden Methoden zu offenen übergehen wird. Sogar bei Kleinstkindern bahnt sich die chirurgische Behandlung ihrer Herzfehler an. ... Fast gewinnt man den Eindruck, als gäbe es für die Chirurgie keine Schranken mehr. Verkennen wir jedoch angesichts der Triumphe nicht: Der Fortschritt, dem wir uns verschrieben haben, hat Lagen geschaffen, die uns eine Orientierung an dem, was Leriche „die Idee des Menschlichen in der Therapie" genannt hat, neu auferlegen! Unwandelbar an der Spitze steht immer noch die Rücksicht auf den Menschen und seine Individualität, die persönliche, vertrauliche, Leib *und* Seele erfassende Intimsphäre, die für den Erfolg unserer Tätigkeit unbeschadet aller technischen Finessen Urgrund und Ausgang ist. Daran hat der maschinell-technisch infizierte Zeitgeist, die administrative Diktatur, das Versicherungs- und Justizwesen und die Presse nichts zu ändern vermocht.

Ich bin kein fortschrittsmüder Nörgler. Aber ich komme nicht mehr mit bei Angeboten, die die menschliche Begegnung am Krankenbett durch Konfektionsarbeit ersetzen wollen.

Wie oft wird mit größtem personellen und materiellen Einsatz ein pathologischer Zustand in einen anderen umgewandelt sogar auf die Gefahr hin, daß dem Patienten hinterher nur wenige Lebensmonate eines fragwürdigen Daseins, vielleicht nicht einmal mehr als im nichtoperierten Zustand, verbleiben!

Gewiß, eine hoffnungslose Prognose des unbehandelten Zustandes treibt zum Handlungsentscheid. Ich verneine nicht, daß Pioniere nötig sind, die in vorderster Linie stets aufs neue den Kampf gegen Krankheiten selbst mit gewagten Eingriffen unternehmen, weil solche die Voraussetzung des Fortschrittes sind und letztlich jede zur Routine gewordene Handlung im Anfang einmal ein Wagnis war. Der Handlungsentschluß darf aber nicht hinauslaufen auf die Attitüde des wagemutigen Akteurs um jeden Preis. Was soll man dazu äußern, daß man jüngst in 9stündiger Arbeit einem Menschen — ein anderer erlag dem Eingriff — wegen einer bösartigen Geschwulst das Becken samt den Beinen unter Neuanlage von Harn- und Darmtraktmündungen entfernte (Lumbar-Amputation oder Hemicorporectomy)? Armseliger, hilfloser, von Metastasen u.a. bedrohter Torso, der Du vermutlich nur dem ambitionierten Arzt zuliebe Dein Leben fristest! Stellt man die Verstümmelung durch solche Rieseneingriffe dem Risiko und den geringen Chancen einer verbesserten Lebenserwartung gegenüber, werde ich skeptisch. Ein künstlicher, antethorakaler Speiseweg beispielsweise mag für eine schicksalergebene asiatische Seele — wir haben das zufriedene Lächeln eines derart Operierten in einem Film von NAKAYAMA gesehen — ein erträglicher Zustand sein. Ein Wohlstandsbürger unserer Breiten ist mit seinem élan vital am Ende.

Als einer der ersten hat LERICHE postuliert, wir hätten uns von der rein anatomischen Betrachtung weg zu einer funktionell-biologischen Beurteilung unserer Behandlungen hinzufinden. ... Ein Musterbeispiel sind die seit etwa 75 Jahren ohne wesentliche Änderung der Technik praktizierten Magenoperationen, für die die funktionelle Leistungsminderung des resezierten Magens erst im letzten Jahrzehnt belegt worden ist. Wurden und werden nicht zu viele Ulcusmägen reseziert?

Erfolgreiche chirurgische Tätigkeit ist mehr geworden als die geschickte Handhabung eines Messers unter aseptischen Bedingungen in Schmerzfreiheit. Sie ist eine Frage des Wissens um vielerlei Dinge. Ich will nicht klagen angesichts der Erscheinung, daß jede Generation die Ärzteschaft mit angeblich neuen Erfindungen konfrontiert in Unkenntnis des von anderen bereits erfundenen Gedankenguts. Nicht einmal die Herzchirurgie ist von solchen Anwandlungen frei. Ich weise auf das 1914 erschienene Buch über Herz- und Gefäßchirurgie des vorzeitig verstorbenen JEGER hin, in dem neben vielen anderen, ganz modern klingenden Feststellungen sogar eine Art der Blalockschen Operation bereits beschrieben ist. Ich hadere nicht ob der unübersichtlich gewordenen Fachliteratur, die dem Forscher größere Sorgen bereitet als dem Praktiker, dem Allgemeinchirurgen mehr als dem Spezialisten. Mir liegt es auch fern, mich mit den Mängeln auseinanderzusetzen, die dem Schrifttum allgemein anhaften. Ich kann aber nicht umhin, auf eine These hinzuweisen, die BILLROTH vor langen Jahren schon aufgestellt und befolgt hat, auf die These, daß vollkommene Ehrlichkeit und Objektivität die sicherste Stütze der Chirurgie ist, weil auf diese Weise manche Illusion über den Wert der einen oder anderen Operation genommen wird. Die *Tatsachen* sind das Material, die unser Fach ausmachen. Es erscheint mir bedauerlich, daß fast nur Erfolge berichtet werden unter Außerachtlassung der Wahrheit, daß man aus Mißerfolgen nicht weniger lernt. Ich halte es für falsch, daß man Arbeiten oft korrigierte, sogenannte gereinigte Statistiken zugrunde legt. Sie verwischen die Wirklichkeit. Es dünkt mir unzulänglich, daß man in Vernachlässigung des Fehlers der kleinen Zahl Folgerungen zieht aus spärlichen Beobachtungen, wie sehr ich Ausnahmen bei wirklichen Neuerungen bejahe. Geradezu nachteilig ist es aber meines Erachtens für die Beurteilung, daß man so gerne von Frühergebnissen spricht und nicht von den Endresultaten, die ausschlaggebend sind. Klinische Forschung ist eine langwierige Arbeit, und eine operativ hervorgerufene Änderung der körperlichen Ordnung kommt in vielen Fällen erst nach Jahren zum klinischen Ausdruck. Ich glaube, daß es sich lohnt, hier intensiv anzusetzen zwecks Konsolidierung unseres Wissens und Vermeidung von überflüssigen Enttäuschungen, sicherlich mehr als Zeit zu verwenden auf die Utopie, ein Menschenherz durch eine Pumpe aus Kunststoff ersetzen zu können.

Die noble Haltung der „prometheischen Scham" (ANDERS) des geistigen Menschen unserer Tage ist uns Ärzten verwehrt; denn auch der gescheiteste Kulturpessimist fordert, krank geworden, von uns nur eines: tatkräftige Hilfe. In einer Zeit, in der der Mensch sich anschickt, seine terristischen Fesseln abzustreifen, zitiere ich THOMAS SPRAT, der vor 200 Jahren Ziel und Methode der ehrwürdigen Royal Society of London, wie folgt, beschrieben hat: „Es ist ihr Zweck, den Erkenntnissen, die lange vernachlässigt waren, wieder Geltung zu verschaffen, die bereits bekannten zu einer mannigfaltigeren Anwendung zu bringen und schließlich den Weg zu bereiten für neue, die noch im Dunkeln liegen. Das sind die Ziele, die sie sich gesteckt hat. Um sie zu verwirklichen, hat sie sich bemüht, die Kenntnisse von der Natur von rhetorischen Ausschmückungen, Phantasievorstellungen und ergötzlichen Erdichtungen zu trennen. Sie ist bestrebt gewesen, sich davor zu schützen, durch einen wirren Haufen nichtiger und unnützer Einzelheiten erdrückt oder durch allgemeine Doktrinen zu sehr eingeschnürt und eingeengt zu werden. Sie hat versucht, sich in einen Zustand dauernden Wachsens zu versetzen, indem sie ein unzerreißbares Band zwischen der Ausführung und dem Gedanken schuf." Diese von einem großen Gelehrten gegebenen Direktiven sind zeitenbeständig geblieben, auch in der Medizin.

2. Abschlußbericht

Ich habe mich veranlaßt gesehen, einmal offen meine Meinung zu äußern über die Stellung unserer Chirurgie in der heutigen Zeit. Wir stehen nicht vor einer „kranken Medizin", sondern vor einem Dilemma dadurch, daß die sich überstürzende Ausweitung unseres Wissens zu groß ist, als daß sie der einzelne allenfalls zu meistern in der Lage wäre. Betont habe ich, daß ungeachtet aller technischen Perfektionierung unwandelbar an der Spitze aller Fragen die Frage nach dem Menschen, seiner Individualität und seiner Würde stehen muß.

Groß war meine Freude, daß ich Auszeichnungen verleihen durfte. Umgekehrt war es mir schmerzlich, daß kein mitteldeutscher Kollege anwesend war. Der spontane Beifall, der mich unterbrach, als ich ihnen unverbrüchliche Treue gelobte, hat die Richtigkeit meines Bekenntnisses unterstrichen. Sehr bedauerlich war außerdem angesichts der Tatsache, daß die Medizin eine wahrhaft internationale, dem Wohl der Menschheit wirklich dienende Genossenschaft ist, das fast völlige Fehlen von Teilnehmern aus den Ostblockstaaten, obwohl ich für eine beträchtliche Zahl von ihnen auf ihre Bitte hin früh genug die Einreiseerlaubnis bei den zuständigen deutschen Behörden beantragt hatte.

Für die Gestaltung des fachlichen Programms wurden mehrfach Anregungen an mich herangetragen. In der Mehrzahl gingen die Wünsche dahin, weniger Hauptthemen zu bringen, Referenten mit persönlicher Erfahrung zu wählen und die Hauptthemen einer gründlichen Erörterung zu unterziehen.

Ich habe mich bemüht, praktische und wissenschaftliche Belange miteinander zu kombinieren. Darüber hinaus wollte ich zeigen, daß die neuzeitliche Chirurgie in vieler Beziehung verzahnt ist mit den anderen medizinischen Disziplinen.

Unverhältnismäßig groß (78) war die Zahl der Vortragsanmeldungen aus der experimentellen Chirurgie.

Überraschend war die respektable Beteiligung der Hörer am Samstagvormittag bis zur letzten Stunde. Sie demonstrierte eindrucksvoll, daß die Verbindung der Kinderchirurgie und Unfallheilkunde mit dem großen Bruder der Chirurgie an Bedeutung nicht verloren hat. Bei allen Sitzungen fielen viele Ausländer auf, von denen ein Teil durch wertvolle Beiträge den Kongreß bereichert hat.

Etwas drückend war der Wissensdurst der Presse. Obgleich ich am Tage vor dem Kongreßbeginn den Journalisten in einer über 2 Stunden dauernden, stark besuchten Konferenz Rede und Antwort gestanden hatte, und, nach zahlreichen sachlich verfaßten Zeitungsartikeln zu schließen, mich verständlich ausgedrückt hatte, wurde ich von Reportern bis in die Abendstunden hinein und am frühen Morgen im Hotel belagert, um weitere Aufklärungen über die gehaltenen Vorträge abzugeben. Die Anfragen hielten sogar nach meiner Rückkehr in Düsseldorf noch an. Man könnte in dieser Beziehung dem Präsidenten eine Erleichterung schaffen durch die Einrichtung einer 2. Pressekonferenz am Schluß der Tagung.

Das gesellschaftliche Programm habe ich etwas aktiviert. Gewiß, der Chirurgenkongreß hat in erster Linie dem wissenschaftlichen Fortschritt zu dienen. Die Pflege der Geselligkeit unter den Kongressisten einschließlich der Damen soll man aber nicht unterschätzen. Wie sehr die ausländischen Gäste auf Kontakt Wert legen, bewies der Ausländerempfang im Hotel „Continental", der sehr frequentiert war und in einer recht animierten Stimmung verlief. Sehr zahlreich war die Beteiligung am Festabend in dem für feierliche Veranstaltungen wohl geeigneten Raum des „Bayerischen Hofs". Um den Abend schmackhafter zu machen, habe ich das Ballett des Gärtnerplatztheaters engagiert, das uns mit seiner Grazie und seinem Schwung den Reigen des „Kaiserwalzers" prächtig vor Augen führte. Nicht nur die Gemüter der Jugend wurden dadurch in temperamentvolle Schwingungen versetzt.

Düsseldorf, im Oktober 1963

81. TAGUNG (1964) IN MÜNCHEN

Präsident RUDOLF NISSEN *(Basel)*

1. Aus der Eröffnungsansprache *

In dieser Stunde, da ich die Ehre habe, das von Ihnen übertragene Amt im Kongreß auszuüben, gehen, wie leicht begreiflich, meine Gedanken zurück zu meinem chirurgischen Lehrer, zu SAUERBRUCH. 12 Jahre habe ich im Ausstrahlungsgebiet seiner Persönlichkeit gelebt und gearbeitet, und es ist mein Ehrgeiz, das Vertrauen zu rechtfertigen, das dieser seltene Mann in mich setzte.

Seit dem Tode des Meisters ist die Öffentlichkeit mit Sensationsberichten überflutet worden, die einen SAUERBRUCH darstellen, der von den

* Langenbecks Arch. klin. Chir. **308**, 3 (1964).

Folgen der Gefäßerkrankung gezeichnet war. Schon die Reportage dessen, was sich „Mein Leben" nennt, trug die unverkennbaren Züge einer Verzeichnung von Geschehnissen — der Überbrückung von Gedächtnislücken durch Phantasiegebilde. Ein anderes Buch, nach einem bekannten BISMARCK-Drama „Die Entlassung" genannt, versucht aus dem gespenstischen Ende dieses einst großartigen Daseins allgemeine Folgerungen zu ziehen. Der Schluß ist unberechtigt. SAUERBRUCH konnte, trotz unverkennbarer Zeichen der Erkrankung, seine operative Tätigkeit nur fortsetzen in einer Zeit, die aus den Fugen geraten war, eben von 1945—1948, und in einer Umgebung, die in den vorhergehenden 12 Jahren einer politischen Gewaltherrschaft offene Kritik verlernt hatte. Ich darf darum hier das wiederholen, was ich vor 3 Jahren in einer Entgegnung schrieb: „Es gibt nicht nur eine Ehrfurcht vor der Leistung, sondern auch eine vor dem geistigen Leiden, das sich schicksalsmäßig dem Zugriff menschlicher und ärztlicher Beeinflussung entzieht. SAUERBRUCH, der in der Vollkraft seiner Jahre der kranken Menschheit unendliche Wohltaten erwiesen hat, verdient es, daß man ihm nach seinem Tode für die Jahre der Umnachtung das Geschenk des Schweigens gibt."

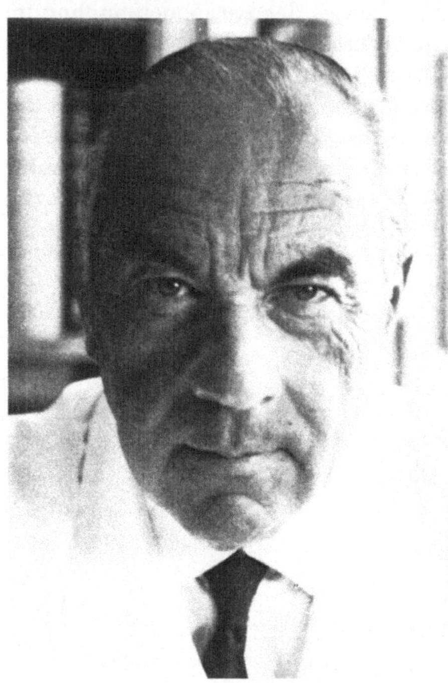

Abb. 37. RUDOLF NISSEN

Um so notwendiger wird es aber, vor der jüngeren Generation von Chirurgen, die den lebenden SAUERBRUCH nicht mehr kannten, das Bild des Mannes, wie es sich uns prägte, erstehen zu lassen.

Als ich zu ihm kam, war er, 46 Jahre alt, eben Präsident der Deutschen Gesellschaft für Chirurgie gewesen, ich glaube, so jung wie keiner seiner Vorgänger oder Nachfolger. Er war ein Mann, dessen ganzes Wesen vom Enthusiasmus getragen war: Enthusiasmus für Menschen, Dinge und Ziele, verbunden mit einzigartiger Großzügigkeit und Unabhängigkeit der Meinung. Wie meist, wenn Begeisterung sich paart mit Scharfsinn, fehlten ihm Geduld und jene Abgeklärtheit, die als Vorzug der Reife gepriesen wird. In der Tat ist er immer ein Unvollendeter und Unzufriedener gewesen; einer der ganz wenigen, welche die Grenzen unseres Wissens in das Land des Unbekannten vorgerückt haben, und die deswegen innerlich zweifelnd und bescheiden blieben, weil jede Pionierarbeit mehr Niederlagen als Erfolge kennt. Dieser Geist der Selbstkritik steht, historisch gesehen, im Beginn der Schule, aus der SAUERBRUCH kam — der BILLROTHschen, der er durch seinen Lehrer MIKULICZ angehörte. Die berühmten Zürcher Jahresberichte BILLROTHs legten — bis dahin unerhört — mit schonungsloser Ehrlichkeit die eigenen therapeutischen Resultate öffentlich vor, und über die divergierenden Interessengebiete hinweg ist *das* die chirurgische Philosophie der Schule geblieben, die schon ihre 4. und 5. Generation auf deutschen, österreichischen, schweizerischen und türkischen Lehrstühlen sieht.

Man spricht gern davon, daß die Errungenschaften der letzten 2 Jahrzehnte alles in den Schatten stellen, was bisher geleistet wurde, *ja* mehr als in 2000 Jahren, die vorausgingen. — Ich möchte das bezweifeln. Die Periode, die der Einführung von Asepsis und Narkose folgte und die damals als das goldene Zeitalter der theoretischen und klinischen Medizin bezeichnet wurde, hat den operativ-technischen Teil der Abdominalchirurgie geschaffen, eine Leistung, die sehr wohl den großen Errungenschaften unserer Periode — der Systematisierung von Vor- und Nachbehandlung und der imponierenden Entwicklung der Thoraxchirurgie — ebenbürtig ist.

Ein Versuch, über die Zukunft Vermutungen anzustellen, ist verführerisch. Es klingt in dieser Umgebung vielleicht etwas eigenartig, aber es wird ein wesentliches Ziel medizinischer Forschung bleiben, die Chirurgie nicht nur ungefährlicher, sondern auf anderen Gebieten überflüssig zu machen, und ich glaube, wir treffen uns alle in dem Wunsche, die neuen Erkenntnisse über Beziehungen zwischen Virus und Carcinom mögen praktische Konsequenzen etwa in der Weise haben, daß sie uns durch eine wirkungsvolle Chemo- oder Immuntherapie von der Belastung der Carcinomchirurgie befreien. In anderen und großen Bereichen der Medizin ist eine Hoffnung auf fundamentale Besserung noch weniger berechtigt. Die Abnutzungserkrankungen des Gefäßsystems und der Gelenke werden — so läßt sich befürchten — die Zahl der hospitalbedürftigen Chronischkranken weiter steigern.

Die Chirurgie ist, wie die gesamte Medizin, Nutznießer des naturwissenschaftlichen Fortschrittes, der sich in atemberaubender Steigerung vor unseren Augen vollzieht. Weder die Krankheit noch ihre Behandlung ist mit dem, was die Grundlagenforschung uns in ständiger Erweiterung und Vertiefung schenkt, voll zu erfassen.

Reformen prinzipieller Natur drängen sich auf. Sie betreffen das chirurgische *Ausbildungswesen*, die *Definierung von Spezialisten und Spezial-*

fächern, die *Aussichten zur Arbeit in selbständiger Stellung*, den *studentischen Unterricht* und vieles mehr. Der Wunsch nach Umgestaltung ist so selbstverständlich geworden, daß unsere, der Alten, begreifliche Adhäsion an überkommene Einrichtungen und Gebräuche so ist wie der Wunschtraum, den sicher viele meiner Altersgenossen so wie ich lieben, daß Telephon und Auto verschwinden und die gute alte Zeit der hochherrschaftlichen Kutsche wieder erstehen möge, in der die damaligen chirurgischen Feudalherren sich zeigten.

Die Rücksicht auf eine umfassende Ausbildung unseres Nachwuchses stellt gewisse Forderungen an die Organisation großer Kliniken. Die spezialistischen Abteilungen, deren Entwicklung eine logische Folge von Vergrößerung und Vertiefung des Spezialwissens ist, sollten den Zusammenhang mit der allgemeinen Chirurgie in unanfechtbarer Form bewahren; das bedeutet Betonung und Beachtung einer vernünftig autoritativen Stellung des Klinikleiters. Es ist seine Aufgabe, die abwechselnde Zuteilung von Oberärzten und Assistenten und die schnelle und obligate konsultative Verbindung aller Sonderdisziplinen untereinander und mit der allgemeinen Chirurgie zu sichern — bei der Häufung schwerer Unfälle eine Aufgabe von erheblicher Verantwortung.

Die Durchschneidung des verbindenden Drahtes ist für die spezialistische und die allgemeine Chirurgie in gleicher Weise gefährlich, wie sie für die abgerundete Ausbildung der Assistenten abträglich ist. Es zeigen sich jetzt auch in Mitteleuropa schon die ersten Versuche einer Überspezialisierung etwa in der Weise, daß ein sehr kleiner anatomischer Abschnitt oder gar eine einzige Operation als Spezialfach definiert werden. ... Ich nahm an der Sitzung der Abteilungsleiter eines großen Krankenhauses teil, an der allen Ernstes diskutiert wurde, ob es nicht zweckmäßig sei, eine Gruppierung in Proctologen, die auch in die Bauchhöhle vordringen dürften, und Anologen vorzunehmen. Es entzieht sich meiner Kenntnis, ob die Differenzierung später praktische Gestalt angenommen hat.

Gesunde Proportionen im Spezialisierungsmaß zu finden, ist eine schwierige und nicht überall gleichartig lösbare Aufgabe. Neue theoretische und praktisch-methodische Entwicklungen werden zweifellos und mit Recht zu weiterer Absplitterung drängen; es gibt aber auch rückläufige Bewegungen.

Wir diskutieren viel über die Perfektion der Ausbildung und geben uns vielleicht zu wenig Rechenschaft darüber, ob alle, die sich uns zur Schulung anvertrauen, auch ihr Wissens- und Erfahrungsgut in einer sie befriedigenden Weise später anzuwenden vermögen.

Während früher, als die Behandlungsmöglichkeiten unzureichender waren, der Arzt oft mehr ein Tröster war als ein Heiler des Leidens, hat die heutige chirurgische Generation oft das Gefühl, daß mit erfolgreicher Beseitigung des organischen Krankheitszustandes ihre Aufgabe erfüllt ist. Obendrein besteht bei dem ernsthaften Arzt eine instinktive Abneigung dagegen, mit jenen in einen Topf geworfen zu werden, die Mangel an Kenntnissen durch eine Flut gemütvoller Redensarten zu überdecken suchen. Die große Bedeutung psychologischer Momente in der Betreuung chirurgischer Patienten wird aber durch nichts besser gekennzeichnet als durch Selbsthilfeversuche, die sie im gegenseitigen Zusammenschluß machen. In Großbritannien bildeten Kranke, die eine abdomino-perineale Resektion durchgemacht hatten, eine Colostomie-Gesellschaft. Die Ileostomie-Gesellschaft folgte, die Laryngektomierten fanden sich zu einem Verein, und in den Vereinigten Staaten existiert ein Klub derjenigen, die eine Krebsoperation 5 Jahre und mehr überlebt haben und sich an einem Zeichen am Rockkragen erkennen. Dieser Zusammenschluß von Schicksalsgenossen entspricht dem einfachen menschlichen Bedürfnis der Aussprache über ein Leiden, das ihr Leben beherrscht, und ich glaube, daß derartige Erscheinungen auf Lücken hinweisen, die in unserer Therapie bestehen.

Das, was etwas oberflächlich als Heilkunst im Gegensatz zur medizinischen Behandlung bezeichnet wird, besteht zum wesentlichen Teil in der Schulung und Anwendung von Eigenschaften, mit denen die meisten geboren, mit denen aber der Arzt ausgestattet sein muß, das ist: in Klugheit des Herzens, Takt, Mitgefühl und Aufopferungsfähigkeit. Alle diese Gaben haben mit spezialistisch-psychotherapeutischer Ausbildung kaum etwas zu tun.

Die Erfüllung der Bildungsaufgabe scheint mir einfach zu sein. In der schöngeistigen Literatur aller Völker ist seit Jahrhunderten die Psychologie ein bevorzugtes Objekt dichterischer Gestaltung gewesen, und wer dieses kostbare Gut, *lesen zu können*, besitzt und pflegt, hat schon etwas Wesentliches getan für die Selbsterziehung zum Verständnis seiner Umwelt und seiner Kranken.

Autorität ist nicht nur ein Aggregat wissenschaftlicher und technischer Leistung, nicht nur gebunden an die Fähigkeit, in Kritik und Förderung Weisheit zu zeigen. Sie ist auch ein Ausfluß von imponderabilen Eigenheiten der Persönlichkeit, von ihrer moralischen Integrität, ihres Widerstandes gegen die Lockungen des Geltungsbedürfnisses, von der Kraft, Sinn für Würde, Respekt und Disziplin einzuflößen. Praktische Chirurgie aber, ohne Autorität und ohne Disziplin, ohne die hippokratische Anerkennung und Achtung des Lehrers, wird bar eines ihrer wesentlichsten Fundamente.

Es war das „Goldene Zeitalter" der deutschen Chirurgie, als die jungen Assistenten Träger der chirurgischen Grundlagenforschung wurden, als die experimentellen Arbeiten von Männern wie v. BERGMANN, SCHIMMELBUSCH, SAUERBRUCH, LEXER, ENDERLEN, der Wiener Schule BILLROTHS und vieler anderer neue praktische Perspektiven schufen,

Perspektiven, welche die ganze medizinische Welt aufhorchen machten. Wir alle sind in dem Wunsche einig, daß unsere jungen Mitarbeiter die Träger einer neuen Renaissance sein mögen.

Wie König PTOLOMÄUS I. den Mathematiker EUCLID bat, ihm einen kürzeren Weg zur Geometrie zu zeigen, als den durch die Euclidschen „Elemente", das Standardlehrbuch jener Zeit, erhielt er die Antwort: „Es gibt keinen Königsweg zur Mathematik."

Die Vielfalt der Aufgaben in der Chirurgie ist hart und verzehrend, und leider gibt es auch zur Beherrschung der Chirurgie keinen Königsweg.

2. Abschlußbericht

Während meiner Amtszeit beeindruckten mich besonders Zahl und Inhalt der Briefe von Mitgliedern, die sich kritisch mit ethischen Fragen des Berufes auseinandersetzten. Eine harte Beurteilung mußte sich das publizistische Geltungsbedürfnis Einzelner gefallen lassen. In der Tat ist es erstaunlich, ja fast erschütternd, festzustellen, wie häufig derartige Entgleisungen stattfinden. Wenn man die Zeitungsausschnitte mit ihren sorgsam inszenierten Bildern sieht, drängt sich wohl den meisten meiner Altersgenossen Heimweh nach unserer chirurgischen Jugendzeit auf — als die Ehrfurcht vor den sittlichen Prinzipien der Gesellschaft derartige Demonstrationen von Eitelkeit unmöglich machte.

Die erstaunlich große Zahl von experimentellen Arbeiten, besonders die Beiträge zur Grundlagenforschung, berechtigt zu guten Hoffnungen für die wissenschaftliche Entwicklung des Nachwuchses.

Die eigene Erfahrung im Amte des Kongreßvorsitzenden gibt Anlaß zu der Frage, ob nicht die physische und geistige Belastung für den Vorsitzenden zu groß ist. Schon der Ersatz der Fracks (während der Eröffnungsansprache) würde für jemanden, der vom Frack wenig Gebrauch macht, eine wesentliche Erleichterung bedeuten. Die großen Kongresse anderer Länder machen in ausgedehntem Maße von der Delegation des Vorsitzes an andere, im jeweiligen Verhandlungsgegenstand besonders erfahrenen und interessierten Mitgliedern auch während der Hauptsitzungen Gebrauch. Das scheint mir nachahmenswert zu sein. Die Ansprachen, die der Vorsitzende während des vom Oberbürgermeister gegebenen Essens, beim Ausländerempfang, während des offiziellen Banketts und beim sogenannten Präsidentenessen zu halten hat, bedeuten eine Überforderung für jemanden, der weder Neigung noch Begabung für Tischreden hat.

Ich wünsche meinem Nachfolger HERMANN KRAUSS ein erfolgreiches Amtsjahr. Die Schule SAUERBRUCH stellt mit ihm den fünften Vorsitzenden, eine Tatsache, die anscheinend ohne Präzedenz in der Geschichte der Deutschen Gesellschaft für Chirurgie ist. Leider hat SAUERBRUCH über seine bemerkenswerten späteren Beziehungen zur Gesellschaft so gut wie nichts zurückgelassen. Es war Anfang der dreißiger Jahre der Vorschlag an ihn herangetragen worden, eine neue, in der Mitgliedschaft begrenzte und durch Zuwahl sich ergänzende chirurgische „Elite"-Gesellschaft zu begründen. In meinen Erinnerungen werde ich darüber berichten, da ich noch im Besitze des Briefentwurfes bin, den SAUERBRUCH damals in Ablehnung des Planes niederschrieb.

Basel, im Oktober 1964

82. TAGUNG (1965) IN MÜNCHEN

Präsident HERMANN KRAUSS *(Freiburg i. Br.)*

1. Aus der Eröffnungsansprache *

Die gute Tradition der Deutschen Gesellschaft für Chirurgie, hundertjährige Gedächtnistage hervorragender Mitglieder zu würdigen, setze ich mit ganz besonderer Freude fort. Gilt es doch, in diesem Jahr des Mannes zu gedenken, der 1865 einen der Grundpfeiler zu bauen begann, auf dem unsere uralte, bis dahin stark eingeschränkte Kunst sich ungeahnt segensreich entwickeln sollte: JOSEPH LISTER. Bis zu seiner Zeit waren Wundinfektionen Hauptursache der Sterblichkeit nach offenen Traumen und Operationen. Die Ärzte hatten ständig die Entwicklung von Sepsis, Wundrose oder Hospitalbrand, oft schon nach geringfügigen Verletzungen, zu fürchten. Komplizierte Brüche führten meist zum Tode, so daß man in der Amputation einen Ausweg suchte. Aber auch dieses Verfahren war nur eines von zwei beinahe gleich großen Übeln. Die Kriegschirurgie blieb selbst unter günstigen äußeren Bedingungen eine grauenvolle Tätigkeit. Noch im deutsch-französischen Krieg verliefen von 13000 Amputationen nicht weniger als 10000 tödlich.

JOSEPH LISTER an der Universität in Glasgow gehörte zu den Ärzten, die sich in ihrer Gewissensnot sorgende Gedanken um die Gesamtlage machten. Angeregt durch die Untersuchungen PASTEURS über Gärungs- und Fäulnisprozesse reifte in ihm die Überzeugung, daß die Wundeiterung auf verwandten, wenn nicht völlig gleichartigen Vorgängen be-

* Langenbecks Arch. klin. Chir. **313**, 3 (1965).

ruht und daß die Ursache in kleinsten Organismen zu suchen ist, die in der Luft suspendiert sind und von da in die Wunde gelangen. Sie fernzuhalten von ihr und zu vernichten, war darum sein Ziel. Das von ihm dazu erwählte Mittel war die Carbolsäure mit ihren fäulniswidrigen Eigenschaften in verschiedenen Anwendungsformen. Im März vor 100 Jahren legte LISTER seinen ersten antiseptischen Verband auf die Wundfläche einer offenen Fraktur. Dies war der Anfang. Es gelang ihm bald mit seinem weiter ausgebauten Verfahren, die Sterblichkeit überzeugend und in einem für jene Zeit kaum glaubhaften Ausmaß zu senken; bei Amputationen auf etwa 12%, bei offenen Brüchen auf 10%.

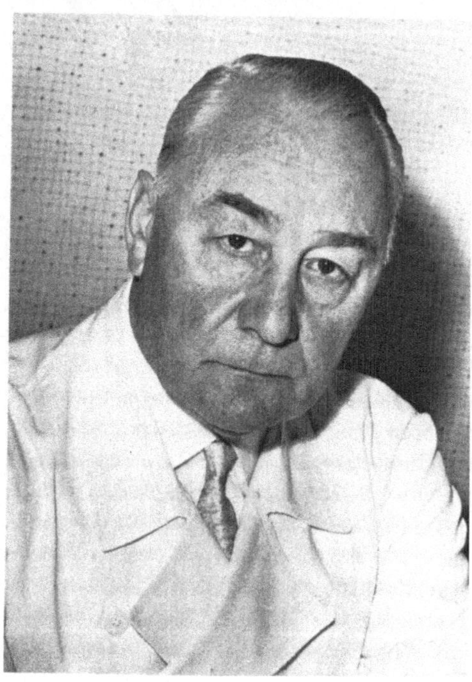

Abb. 38. HERMANN KRAUSS

Sein epochales Verdienst aber ist die grundsätzliche Forderung nach einer allgemeinen und systematischen Keimbekämpfung. Der aus klinischer Erfahrung gewonnenen Erkenntnis fehlte zu seiner Zeit noch der Schlußstein des Beweises. Dieser konnte erst später durch die Forschungen von ROBERT KOCH und seine bakteriologische Methodik gesetzt werden.

Die durch LISTER auf chemischem Wege erreichte Antisepsis wurde durch Einbeziehung physikalischer Desinfektionsmethoden zur Asepsis.

Rückblickend können wir es kaum fassen, daß LISTERS Forderung nicht einen Triumphzug auslöste. Mit seiner „verrückten Art von Sauberkeit", wie man in jener Zeit abfällig äußerte, stieß er im Gegenteil zunächst auf vielfachen und harten Widerstand. Zielbewußt, unbeirrt und behutsam vollführte LISTER sein Lebenswerk, vorbildlich in seiner vornehmen Gelassenheit, mit der er persönliche Angriffe stets nur in sachlicher Form erwiderte. Es erfüllt uns mit Freude, daß LISTER nach seiner eigenen Aussage in der ersten Zeit seine eifrigsten Anhänger unter deutschen Chirurgen gefunden hat.

1885 ernannte ihn die Deutsche Gesellschaft für Chirurgie zu ihrem Ehrenmitglied. Wir sind stolz auf ihn.

Völlige Abtrennung eines bestimmten Gebietes als Sonderfach ist nur dann sinnvoll, wenn für ein Organ oder Organsystem spezifische, komplizierte technische Einrichtungen, meist verbunden mit besonderen manuellen Fertigkeiten dies verlangen oder wenn der *Zeitaufwand für dieses Gebiet andere Arbeiten nicht mehr zuläßt oder dann, wenn nur auf diese Weise der Zustrom der Kranken bewältigt werden kann.*

Die Versorgung von Wunden, von Verletzungen an den Gliedmaßen, am Stamm oder in den großen Körperhöhlen *ist und bleibt der Kern* unserer chirurgischen Tätigkeit. Sie bestimmt den Großteil unserer täglichen Arbeit. Schwere und schwerste Unfälle, in ihrer Vielfalt und Vielzahl durch den heutigen Verkehr beängstigend gesteigert, werfen zugleich eine Unsumme von wissenschaftlichen Fragen auf, die sorgfältiger Bearbeitung auf dem Boden der allgemeinen Chirurgie bedürfen, wenn wir uns nicht vom Fortschritt ausschließen wollen.

Jahrhunderte hat es gedauert, bis sich die Chirurgie ihren Platz *neben* der inneren Medizin errungen hatte. Jahrzehnte bestand dann dieses Nebeneinander — hier in freundlicher Nachbarschaft, dort in kühlerer Distanz. Die Zusammenarbeit vollzog sich meist nur in gelegentlichen Konsultationen und Begegnungen am Krankenbett, wobei die *Erfahrung* des Einzelnen oft mehr Gewicht hatte als die Einzelbefunde. Heute genügt das nicht mehr. ... So ist die innere Medizin zugleich auf vielen Gebieten Schrittmacher des Fortschritts in der Chirurgie geworden, wie der Chirurg Wünsche des Internisten, die früher als unerfüllbar galten, heute zu realisieren vermag. ... Mit diesem *Bekenntnis zur Einheit in der Vielfalt* lassen Sie mich schließen.

2. Abschlußbericht

Viel Enttäuschung war mit der Einladung der Chirurgen aus der Ostzone verknüpft. Trotz direkter an den I. Vorsitzenden der Sektion Chirurgie in der Deutschen Gesellschaft für Medizin gerichteten Einladung und anfänglicher telegrafischer Zusage durften sie am Ende doch nicht kommen.

Zu Beginn der Eröffnungsrede wurde des Ehrenmitgliedes Lord LISTER gedacht. Anschließend dankte ich als letzter Schüler SAUERBRUCHS, der die Ehre hatte, Präsident der Deutschen Gesellschaft für Chirurgie zu sein, dem hochverehrten Lehrer, dessen 90. Geburtstag in meine Amtszeit fiel.

Erfreulich war die Beteiligung ausländischer Mitglieder und einzelner Gäste, die 20% der Vorträge gehalten haben. Allgemein war eine sehr gute Beteiligung, zumal an der Unfallchirurgie, festzustellen. Dabei war es möglich, Herrn KÜNTSCHER zur 25jährigen Wiederkehr der Einführung des Marknagels auf dem Kongreß der Deutschen Gesellschaft für Chirurgie 1940 zu gratulieren.

Freiburg i. Br., im November 1965

83. TAGUNG (1966) IN MÜNCHEN

Präsident LUDWIG ZUKSCHWERDT

1. Aus der Eröffnungsansprache *

Sie werden, meine sehr verehrten Damen und Herren, verstehen, daß es uns eine ganz besondere Freude ist, nach langen Jahren schmerzlicher Trennung wieder 9 der ca. 400 in Mitteldeutschland tätigen Mitglieder unserer Gesellschaft hier begrüßen zu dürfen. Wir sind dafür besonders dankbar.

Die Chirurgie erfreut sich eines besonderen Interesses der Massenmedien. Nicht immer sind wir darüber glücklich! In den letzten Monaten wurden in Illustrierten und Massenblättern mehrere Artikel veröffentlicht, die Irrtümer und Fehlurteile enthielten, für einen Teil unserer Mitglieder diskriminierend und vor allem geeignet, das Vertrauen der Kranken und Verletzten schwer zu erschüttern.

Die internationale Einschätzung des Standards der Chirurgie eines Landes ist, wie F. D. MOORE mit Recht ausführt, eng an die Bedeutung seiner chirurgischen Forschung gebunden.

Die Geltung der deutschen chirurgischen Forschung war bis zum ersten Weltkrieg unbestritten. Danach erhielt sie eine Reihe schwerer Aderlässe. Erst Mitte der 20er Jahre setzte wieder eine lebhafte experimentell-chirurgische Arbeit ein. Ich erinnere z.B. an die Forschungen der Schulen von E. ENDERLEN und E. REHN, die frühzeitig die Bedeutung der Pathophysiologie für den Chirurgen erkannten.

1933 entstand eine tiefe Zäsur. Die Emigration von Forschern führte zu einem unersetzlichen Verlust.

* Langenbecks Arch. klin. Chir. **316**, 3 (1966).

Den größten Schlag erhielt aber die experimentelle Chirurgie durch das — soweit ich sehe — in diesem Zusammenhang bisher nie diskutierte damalige Tierschutzgesetz, das Tierversuche praktisch unmöglich machte.

Der zweite Weltkrieg forderte neue Blutopfer und unterbrach die Forschung — außer in kriegschirurgischen Fragen — sehr weitgehend.

Wenn die Presse den Verfall der deutschen chirurgischen Forschung oft beklagt, sollte sie die gewaltige Leistung nicht vergessen, die darin liegt, nach verhältnismäßig kurzer Zeit nach dem Kriege zunächst die Routine-Chirurgie dem internationalen Standard angepaßt zu haben.

Die Neigung junger forschungsbegabter Wissenschaftler, unter diesen Verhältnissen im Ausland, vorwiegend in den USA, Forschungsmöglichkeiten zu suchen, ist begreiflich. K. H. Bauer schätzt deren Gesamtzahl aus allen Gebieten auf 1500. Von den Chirurgen kehrten glücklicherweise die meisten zurück.

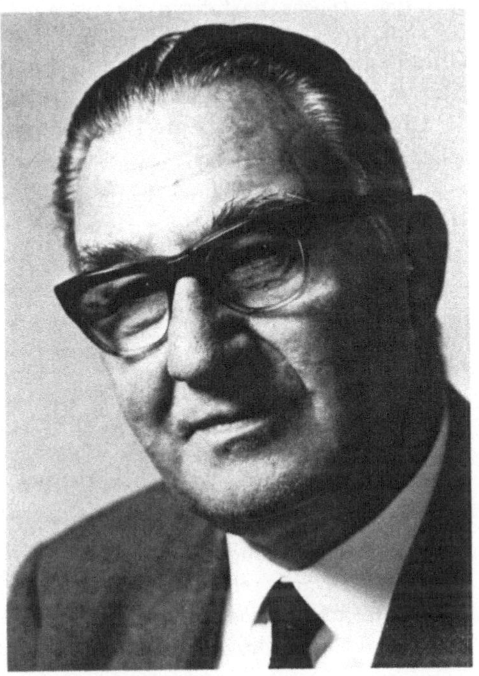

Abb. 39. Ludwig Zukschwerdt

Dieser Rückblick läßt einige Gesetzmäßgkeiten erkennen, die grundsätzliche Bedeutung haben:

1. Forschung kann nur gedeihen, wenn im Boden, d.h. in den Lebensgrundlagen, Ruhe herrscht.

2. Die Forschungskapazität einer Generation ist beschränkt, jeder Verlust nicht ersetzbar.

3. Getroffene und unterlassene Maßnahmen der Regierung eines Landes in bezug auf die Forschung wirken sich bis weit in die nächste Generation aus.

Und nun zur heutigen Lage deutscher chirurgischer Forschung: Ein mächtiger Impuls zu experimenteller Forschung ging in Deutschland, wie in der ganzen Welt, von der operativen Cardiologie aus. Anwendung der Hypothermie und der Herz-Lungen-Maschine setzten Tierversuche voraus. Die Aufmerksamkeit wurde zunächst vorwiegend auf die Pathophysiologie von Herz, Kreislauf und Gasstoffwechsel gelenkt. Bald zeigte sich, daß die von der Erfahrung am Krankenbett aufgeworfenen Fragen nicht mehr einfach an die physiologischen Grundlagenforscher delegiert werden konnten (Sir LEWIS). Deren Leistungskapazität war durch Studentenandrang, Mangel an Arbeitsplätzen und Beschäftigung mit eigenen Fragestellungen voll in Anspruch genommen. Ferner wurde auch in der Grundlagenforschung eine zunehmende Spezialisierung erkennbar. Gelegentlich versuchten junge Chirurgen, sich sozusagen als Autodidakten mit pathophysiologischen Fragen zu beschäftigen, was manchmal berechtigte Kritik hervorrief. Der nächste Schritt war, junge Ärzte für einige Zeit mit konkreten Fragestellungen an ein theoretisches Institut abzustellen. Dieses Verfahren war wesentlich erfolgreicher.

Den dritten — entscheidenden — Schritt bedeutete die Berufung von Grundlagenforschern — meist Physiologen — an chirurgische Kliniken zum Aufbau einer Abteilung für experimentelle Chirurgie.

Die starke Betonung physiologischer und zunehmend auch biochemischer Forschung in der gegenwärtigen experimentellen Chirurgie darf aber die morphologischen Forschungsrichtungen nicht zu sehr in den Hintergrund drängen. Mir scheint die Bescheidenheit eines Anatomen — R. BACHMANN — übertrieben. Er meint, für den operierenden Arzt habe die Anatomie heute weniger Gewicht: von Zeitdruck befreit, könne er während der Operation einen Blick in den Atlas werfen. Ich glaube nicht, daß wir uns dieser Ansicht anschließen können.

Welche Lösungen bieten sich an?

1. Die Chirurgische Klinik braucht eine eigene experimentelle Abteilung, schon wegen der geschilderten engen Verbundenheit zwischen Experiment und Klinik.

2. Die „experimentelle Chirurgie" muß aber auch im Rahmen der Gesamtforschung eines Klinikums gesehen werden. ... Dies bedeutet eine *Zentralisation bestimmter Forschungsaufgaben* eines Klinikums entsprechend bestimmten Forschungsmethoden.

3. Ist auch eine *Zentralisierung nach der Problemstellung* denkbar? ... Wäre es vielleicht nicht naheliegend, daß das Max-Planck-Institut für medizinische Forschung in Göttingen sich daran erinnert, daß auch die Chirurgie zur „Medizin" gehört und dem Institut eine Abteilung für experimentelle Chirurgie angliedert?

DERRA hat mit Recht vor einer Überschätzung der „Technik" in der Chirurgie gewarnt. Registrierapparate sind sicherlich nicht „stumme Schwestern" und Datenverarbeitungsmaschinen keine Elektronen-„gehirne". Ihre Gehirnleistung entspricht nach C. F. VON WEIZSÄCKER bestenfalls der eines Regenwurms. Aber sie übertrifft das menschliche Gehirn an „Unvergeßlichkeit", d.h. Zuverlässigkeit der schnellen Reproduktion gespeicherter, formgerechter Informationen. ... WERNHER VON

Braun weist in diesem Zusammenhang auf den großen Nutzen hin, den die Medizin aus „Nebenprodukten der Weltraumforschung" zog.

Die chirurgische Forschung darf sich nicht von der Klinik trennen und nicht Selbstzweck werden. Klinik, experimentelle und klinische Forschung und Unterricht müssen im Gleichgewicht stehen.

2. Abschlußbericht

Der Wegfall zusätzlicher Vorträge zu den Hauptreferaten verminderte die Zahl der Vortragsanmeldungen. Trotzdem wurden aber außer „freien Vorträgen" über 300 aus der experimentellen Chirurgie angemeldet. Daher wurden unter der Leitung der Herren Brendel-München und Bretschneider-Köln fünf Parallelsitzungen eingeplant für die experimentelle Chirurgie.

In der 2. Präsidiumssitzung wurde auch über die Erbschaft von Dr. med. Josef Rahser, Lendersdorf, berichtet. Ohne Mitglied der Gesellschaft zu sein, hat er uns zum Haupterben eingesetzt.

Der unangenehmste Punkt der Tagesordnung war das Thema „Laienpresse". Mehrere Artikel in Illustrierten, Tageszeitungen und Fernsehreportagen erweckten den Eindruck, daß sich einige Mitglieder unserer Gesellschaft in nur schwer vertretbarer Weise damit in den Vordergrund spielen wollen. Eine Flut entrüsteter Briefe an den Präsidenten war die Folge. Die Klärung, inwieweit tatsächlich ein Verschulden der informierenden Chirurgen vorlag, erwies sich als ebenso zeitraubend wie schwierig. Mindestens Ungeschicklichkeit im Umgang mit der Presse lag mehrfach vor.

Die Rundgespräche sind z.T. gut, z.T. weniger gut gelungen. Ich erhielt viele zustimmende Äußerungen, aber auch einige Kritiken — zu Recht. Das Prinzip hat sich als richtig erwiesen, die technische Durchführung oft als verbesserungsbedürftig. Die wesentliche Erkenntnis für später: Beschränkung auf höchstens 6 Teilnehmer, straffe Gesprächsführung unter gelegentlicher direkter Befragung des Auditoriums, keine Vorproben mit festgelegten Fragen und ausgearbeiteten Antworten!

Hamburg, im Oktober 1966

Rudolf Zenker

84. TAGUNG (1967) IN MÜNCHEN

Präsident WERNER WACHSMUTH *(Würzburg)*

1. *Aus der Eröffnungsansprache* *

Die sachliche Zusammenarbeit mit Ihnen, meine Herren von Presse, Rundfunk und Fernsehen, wird bei der immer schwieriger werdenden Problematik unserer ärztlichen Aufgaben notwendiger denn je. Ihr Lebenselement ist die Publizität, das unsere die Intimität, und doch haben wir eine große verbindende kulturelle, ja humanitäre Aufgabe. Wir können ihr nur gemeinsam dienen, wenn wir einander verständnisvoll begegnen, wenn wir Ihre Pflicht zur Unterrichtung der Öffentlichkeit anerkennen und Sie an unserem beruflichen Leben teilnehmen lassen, wenn aber auch Sie unsere ärztliche Standesethik respektieren, die seit altersher besagt, daß der Name des Arztes nichts, die Sache, um die es geht, alles bedeutet.

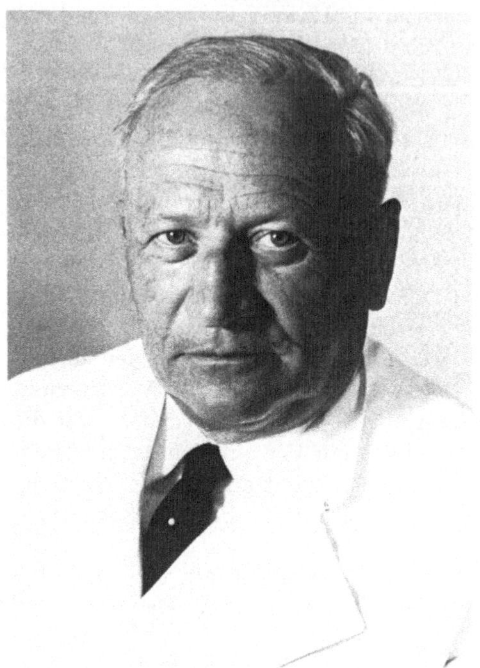

Abb. 40. WERNER WACHSMUTH

Dies gilt ganz allgemein, im besonderen aber, wenn es sich um die groß aufgemachte Anpreisung unseriöser Wundermittel in einer gewissen Presse handelt. Man fühlt sich an die mittelalterliche Mystik der Alchimisten erinnert, wenn man — wie erst vor einigen Tagen wieder — liest, daß der Entdecker des angeblichen Heilmittels gegen den Krebs sich weigert, die Zusammensetzung bekanntzugeben, es dadurch jeder wissenschaftlichen Kontrolle entzieht, und das in einer Zeit, in der die enge Zusammenarbeit aller Forscher über alle Grenzen und Kontinente hinweg eine Selbstverständlichkeit geworden ist.

Die Spekulation auf die Angst und das Erwecken unbegründeter Hoffnungen bei Tausenden von Schwerkranken allein um der Sensation willen

* Langenbecks Arch. klin. Chir. **319**, 3 (1967).

ist unverantwortlich. Es ist zudem gefährlich, weil nur allzu leicht aussichtsreiche, aber eingreifendere Behandlungsverfahren abgelehnt werden.

Es ist ein Charakteristikum unserer Zeit, daß das Vergangene allzu schnell dem Gedächtnis entschwindet. Zu groß sind die täglichen neuen Impulse, die wechselnden Spannungen, die atemberaubenden Neuigkeiten, zu groß ist die Zahl der durch das Blickfeld eilenden Gestalten. Namen, die heute die Welt erobert haben, sind morgen vergessen, Taten von unvorstellbarer Kühnheit sind morgen in einem Rekordlauf ohnegleichen übertroffen und überholt. Die moderne Technik erlaubt uns nicht mehr, die Ohren zu schließen und abseits zu stehen, um ein weltabgewandtes Dasein zu führen, sondern sie überströmt uns stündlich mit einer Sintflut von Nachrichten aus aller Welt.

Das menschliche Gehirn kann diese Mengen nicht mehr speichern, geschweige denn verarbeiten. So kommt es, daß der Mensch unserer Zeit allzu leicht den Boden unter den Füßen verliert.

Wir Chirurgen haben seit jeher ein starkes Gefühl für Tradition gehabt. Das mag zum guten Teil daran liegen, daß sich das Handwerkliche, das noch immer ein wesentlicher Bestandteil unseres Berufes ist, nicht ohne die Erfahrungen und die Errungenschaften unserer früheren Meister denken läßt. So ist der Begriff der „Schule" bei uns Chirurgen besonders ausgeprägt.

Von jeher gehört es zum Wesen unseres Berufes, daß wir Chirurgen vor Entscheidungen von größter Tragweite für Leben und Tod gestellt werden, und zwar vor Entscheidungen, die von uns allein und meist in kürzester Zeit gefällt werden müssen. Und gerade dem Chirurgen obliegt es auch, unter eigenster Verantwortung und mit entschlossenem Wagemut, oft unter Spott und Ablehnung, den nächsten Schritt in die Zukunft zu tun. Denken wir nur an die erste Ulcusresektion oder die erste Herznaht, die beide Kritik und sogar Empörung der zeitgenössischen Kollegen hervorriefen, so wissen wir heute, daß diese Schritte in ein Neuland von damals noch nicht überschaubarer Weite führten. Uns, der chirurgischen Allgemeinheit, obliegt es, mit Verständnis den Boden zu bereiten für den Fortschritt.

Heute handelt es sich um die Tatsache, daß sich mit zunehmenden technischen Möglichkeiten die Grenzen zwischen Leben und Tod immer mehr verwischt haben. Hierdurch werden wir vor Situationen und Entscheidungen gestellt, die in der Geschichte der Medizin beispiellos sind. Für die uns gestellten neuen Aufgaben gilt es einen eigenen Standpunkt zu gewinnen, nach dem es gelingt, mit technischen Mitteln maßgeblich in das Lebensende einzugreifen und gar häufig dem Tode sein Opfer zu entreißen. Wann müssen, wann dürfen wir das tun?

Die entscheidende Frage ist, wann wir unsere Maßnahmen zur Erhaltung des Lebens einstellen dürfen, wann wir sie weiterführen müssen, selbst auf die Möglichkeit hin, geistig Minderwertige am Leben zu erhalten. Wir dürfen uns dabei nicht zur Rolle des Herrn über Leben und Tod verführen lassen, sondern vielmehr die klare Erkenntnis suchen, wo die Grenzen unserer ärztlichen Pflicht liegen, wo der Heilauftrag des Arztes endet.

Bei der Suche nach unseren Rechten und Pflichten befinden wir uns hier noch auf völligem Neuland. Hier können wir uns nicht einfach auf unser ärztliches Gewissen berufen. Es kann objektiv irren, abgesehen davon, daß es ausschließlich subjektiv individuell geprägt ist. Daher kann die Rechtsprechung es nicht als Maßstab anerkennen. Andererseits läßt uns gerade diese völlig im Stich.

Es liegt eben im Wesen der Rechtswissenschaft, daß sie der fortschreitenden Entwicklung immer nachfolgt und die Gegenwart niemals erreichen kann.

So gibt es keine Gesetze oder Gerichtsentscheide, die sich mit unseren Problemen beschäftigen und uns die Verantwortung abnehmen könnten. Und wie tief die Kluft zwischen einer Beurteilung ante und post hoc ist, haben wir Chirurgen leider oft erfahren müssen. Hier besteht nur die juristische Rechtspflicht zur Hilfeleistung, und der Arzt ist gezwungen, vor den Schranken des Gerichtes nachzuweisen, daß er diese Rechtspflicht nicht verletzt hat. Sonst drohen ihm Verurteilung wegen unterlassener Hilfeleistung, wegen fahrlässiger oder gar vorsätzlicher Tötung.

Der sogenannte klinische Tod schreitet von der normalen Funktion der Organe über ihre Lähmung und reversible Schädigung zum irreversiblen Untergang fort.

Alle diese Überlegungen sind nun in jüngster Zeit in ein akutes Stadium getreten, das klare Entscheidungen verlangt. Die Organtransplantation vom Toten auf den Lebenden ist in stürmischer Entwicklung, deren Erfolge noch nicht abzusehen sind.

Nur *wir* können die Voraussetzungen schaffen, auf denen später die Rechtsprechung fußen soll. Die Initiative muß daher von *uns* ausgehen. Der Gesetzgeber wäre überfordert, wenn man von ihm den ersten Schritt erwarten wollte. Es wird unsere dringende Aufgabe sein, Richtlinien zu erarbeiten, die zwar nicht Gesetzeskraft haben, hinter denen aber die moralische Kraft der Gesamtheit deutscher Chirurgen steht.

Das Präsidium der Deutschen Gesellschaft für Chirurgie hat daher gestern der Einsetzung einer derartigen Kommission zugestimmt.

Wohin geht die Entwicklung, wird uns nicht manchmal „vor unserer Gottähnlichkeit bange“?

Es ist fruchtlos zu fragen, ob die gewaltigen Fortschritte auf allen Gebieten der Naturwissenschaft und Technik, deren staunende Zeugen wir sind, den Menschen glücklicher machen. Sie sind eine unabwendbare Tatsache, und unsere Aufgabe muß es sein, in unserem Bereich den Ausgleich zu schaffen zwischen den Erfordernissen unserer Zeit und dem Rechte des einzelnen auf ein menschenwürdiges Dasein.

2. Abschlußbericht

Dem Programm meines Kongresses wurde zugestimmt ebenso wie meinem Antrag, daß der Präsident bei der Eröffnung des Kongresses nicht mehr wie seit der Gründung der Gesellschaft im Frack, sondern im Cut erscheint. Durch diese zeitgemäße Anpassung wird an der Feierlichkeit des Eröffnungsaktes nichts verlorengehen.

Eingehend wurde auch die Frage reklameartiger Publikationen einzelner Chirurgen besprochen, ein Problem, das unsere Gesellschaft seit Jahrzehnten beschäftigt und in mancher Präsidentenrede vergangener Jahre angeklungen ist.

In der am Tage vor dem Kongreß, am 28. März 67, stattfindenden Sitzung wurde eine Resolution über Veröffentlichungen in der Presse beschlossen, die dann vom Präsidenten in der zweiten Generalversammlung verlesen wurde. In dieser Sitzung wurde auch der von mir beantragten Einsetzung einer Kommission ,,Reanimation und Organtransplantation" zugestimmt. Ihre Arbeit berührt ein Kernproblem unserer Zeit, mit dem ich mich in meiner Eröffnungsrede eingehend beschäftigte. Die Kommission soll sich mit den einschlägigen biologischen, juristischen und ethischen Fragen befassen und entsprechende Richtlinien erarbeiten.

Uns allen schmerzlich war, daß trotz unserer redlichen Bemühungen kein Chirurg aus dem Osten unseres Vaterlandes erschienen war, von denen wir hörten, wie gerne sie gekommen wären. Es gelang uns aber nicht, die von Funktionären aufgebaute Mauer zu durchstoßen.

Würzburg, 30. April 1967

Werner Wachsmuth

85. TAGUNG (1968) IN MÜNCHEN

Präsident RUDOLF ZENKER *(München)*

1. Aus der Eröffnungsansprache *

Wenn es der deutschen Chirurgie während dieser 20 Jahre nach einer unseligen Epoche gelungen ist, den Anschluß an den internationalen

* Langenbecks Arch. klin. Chir. **322**, 3 (1968).

chirurgischen Standard in Praxis und Forschung zu erreichen, so verdanken wir dies zu einem wesentlichen Teil der Aufgeschlossenheit und der von Jahr zu Jahr zunehmenden fachlichen und freundschaftlichen Verbundenheit zahlreicher ausländischer Chirurgen.

Schmerzlich berührt es uns, daß wir auch in diesem Jahr unsere Kollegen aus der DDR trotz ehrlicher Bemühungen vermissen müssen. Nur einzelnen unserer im Ruhestand lebenden Mitglieder war es möglich zu kommen. Wir grüßen aber auch hinüber zu unseren Kollegen und Freunden jenseits der Mauer und der künstlichen Grenze, von denen viele in dieser Stunde und in diesen Tagen in Gedanken bei uns weilen werden. Wann wird sich der Ausspruch PASTEURS verwirklichen, daß Wissenschaft keine Grenzen kennt?

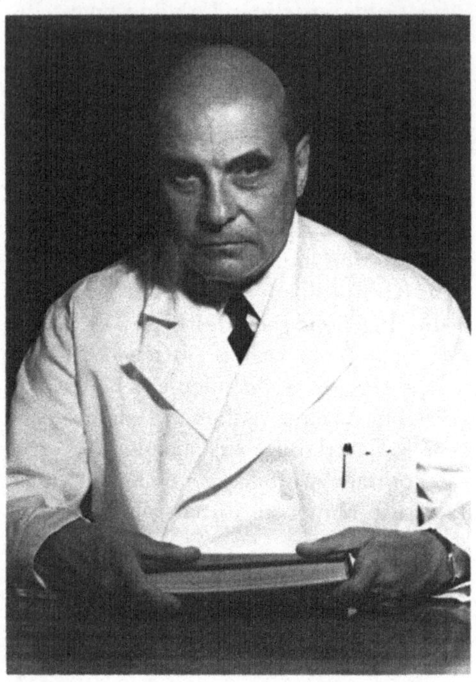

Abb. 41. RUDOLF ZENKER

Nun lassen Sie mich einem Brauch folgend zu einem Problem unseres Faches äußern und über „*Ziele und Entwicklung der Chirurgie*" sprechen.

Das *höchste zu erstrebende Ziel der Chirurgie* besteht darin, *Operationen überflüssig zu machen.* Dieser Prozeß der Einschränkung des Operierens wird zweifellos fortschreiten. Aber die Chirurgie ist wie die Hydra; wird ihr ein Kopf abgeschlagen, so wachsen neue vielfältig nach. *In naher Zukunft* scheint *die Chirurgie noch nicht entbehrlich* zu werden, im Gegenteil an Bedeutung zu gewinnen.

In welche Richtung wird sich nun die Chirurgie entwickeln?

Seitdem sich die Chirurgie, wie die gesamte Medizin, vom Handwerk und der reinen Empirie zu einer Wissenschaft erhob, waren ihre *Fortschritte mit denen der Naturwissenschaften eng verbunden,* so daß der Kliniker NAUNYN Ende des letzten Jahrhunderts den Satz prägte: „Die Medizin wird Naturwissenschaft sein oder sie wird nicht sein."

Wir leben in der Epoche der Atomphysik, der Elektronik und der Kunststoffe sowie in einer Zeitenwende der „Lebenswissenschaften" Biologie und Medizin infolge ungewöhnlicher stetiger Fortschritte, außer in den klassischen Fächern Pathologie, Physiologie und Mikrobiologie, in der Biochemie und Molekularbiologie, in der Immunologie, Genetik und Biophysik. Diese naturwissenschaftlichen Disziplinen werden zusammen mit technischen Errungenschaften die Chirurgie in der Zukunft beeinflussen.

Die erfolgreiche Verpflanzung körperfremder Organe ist nur zum kleinsten Teil ein chirurgisch-technisches Problem — *so überaus beachtlich auch die operative Leistung einer Herz- oder Lebertransplantation ist* —, sondern vielmehr ein immunologisches Problem. Die Forschungen auf dem Gebiet der Gewebeverträglichkeit und der Unterdrückung der Immunreaktionen nach Fremdtransplantation sind so intensiv, daß die noch bestehenden Schwierigkeiten, verschiedenste Organe und auch Gelenke mit länger, d.h. über Jahre anhaltendem Erfolg zu transplantieren, in absehbarer Zeit überwunden sein werden. Es schien mir daher schon vor den epochalen ersten Herztransplantationen durch BARNARD, SHUMWAY und KANTROWITZ zwingend, die Teilnehmer des Kongresses über den gegenwärtigen Stand der Grundlagen der experimentellen Forschung und der Klinik der Organtransplantation unterrichten zu lassen, auch wenn diese neue Seite der Chirurgie nur eine kleine Gruppe von Chirurgen beschäftigen wird.

Rechtliche und ethische Fragen der Organtransplantation hat bereits im letzten Jahr Herr WACHSMUTH in seiner Präsidentenrede aufgeworfen und, getragen von höchstem Verantwortungsbewußtsein, zu ihnen Stellung genommen. Auf seine Anregung hat auch eine Kommission unserer Gesellschaft unter der Federführung von Herrn LINDER die Gültigkeit der bisherigen klinischen Todeszeichen und die Bestimmung des Zeitpunktes des Todes unter den neuen Möglichkeiten der Intensivbehandlung herausgearbeitet.

Rechtliche und damit verbundene ethische Fragen der Organtransplantation, deren Aktualität durch die jüngsten Ereignisse deutlich wurde, sollen in diesem Jahr erneut von besonders berufener Seite ausführlicher erörtert werden, nämlich aus chirurgischer Sicht von K. H. BAUER, dem unermüdlichen Kämpfer um eine neue Rechtsgrundlage für das chirurgische Handeln, und aus juristischer Sicht von Herrn Professor PAUL BOCKELMANN, dem unsere Gesellschaft neben den Juristen KARL ENGISCH und EBERHARD SCHMIDT für die wissenschaftliche Klärung von Rechtsfragen in der Chirurgie dankbar verbunden ist.

Kunststoffe werden in der Chirurgie auch in der Zukunft ausgedehnt Verwendung finden. Man wird aber immer wieder prüfen müssen, ob nicht doch natürlichen Geweben der Vorzug gebührt.

Die Verwirklichung des *dauerhaften Ersatzes des ganzen Herzens* durch ein in den Körper versenktes mechanisches Pumpsystem scheint gegenwärtig noch unüberwindliche Schwierigkeiten zu bereiten. Möglicherweise führen hier neue Ideen weiter, die sich von der Nachahmung des natürlichen Herzens abwenden.

So wird die *Spezialisierung in der Chirurgie* fortschreiten, weil kein Chirurg mehr das gesamte Fach wissensmäßig und technisch nur annähernd beherrschen kann und da nur durch die intensive Beschäftigung auf einem umschriebenen Gebiet wissenschaftlicher Fortschritt und nicht zuletzt der größte Nutzen für den Kranken erwächst. ... Auch werden sich die Grenzen der Spezialgebiete gelegentlich überschneiden oder im Laufe der Zeit ändern.

Die Sorge um eine *Zersplitterung der Chirurgie* und darüber hinaus der Medizin — ein Kassandra-Ruf, der immer wieder ertönt — braucht uns nicht zu beschleichen, wenn sich die Spezialisten schon im Interesse der weiteren Entwicklung ihres Faches der gesamten Medizin und Chirurgie verbunden fühlen. Erleichtert wird ein Zusammenarbeiten, wenn die *Spezialfächer mit der allgemeinen Chirurgie und den ihnen nahestehenden Disziplinen der Medizin sinnvoll unter einem Dach vereint sind.*

Bei einer solchen Spezialisierung erhebt sich allerdings die Frage, ob in mittleren Krankenhäusern in der Zukunft überhaupt noch eine vollwertige Chirurgie möglich ist. Ich möchte dies nachdrücklich bejahen. ... Wenn die Kollegen im mittleren Krankenhaus auch fernerhin mit Kritik neue Erkenntnisse und Eingriffe der allgemeinen Chirurgie und der Spezialfächer annehmen, gleichzeitig Bewährtes bewahren, so werden sie auch in der Zukunft die ihnen anvertrauten Kranken im besten Sinne „modern“ behandeln.

Eine Sorge der zukünftigen Chirurgie und der Medizin überhaupt soll nicht verschwiegen werden, nämlich ob bei der immer weiterschreitenden Spezialisierung und Technisierung in der Medizin, in Sonderheit in der Chirurgie, der Kranke nicht mehr und mehr Objekt unserer Diagnostik, Forschung und Behandlung wird. Diese Gefahr birgt zweifellos die rein naturwissenschaftlich-technische Medizin zunehmend in sich. Wir können ihr begegnen, wenn wir einer Mahnung KREHLs eingedenk sind: „Nicht soll die Technik den Arzt führen, sondern der Arzt die Technik und sie dem Kranken nutzbar machen“ und wenn wir uns stets von den Worten der Dichterin VON EBNER-ESCHENBACH leiten lassen: „Liebe jeden Menschen, der Leidende aber sei dein Kind!“

2. *Abschlußbericht*

Wenn wir auch in einer turbulenten Epoche der Weltgeschichte leben, so ist uns doch der große Vorzug zuteil, mehr denn je in geistigem Gedanken- und Erfahrungsaustausch mit vielen Nationen und Völkern der Erde stehen zu können. Während der letzten 20 Jahre sind die Tagungen unserer Gesellschaft in zunehmendem Maße wieder von ausländischen

Kollegen besucht worden. Sie wurden so zu Stätten des gegenseitigen Verstehens über die Grenzen der Länder hinweg. Es war erfreulich, dieses Mal besonders viele Kollegen aus Jugoslawien, Ungarn, der Tschechoslowakei, Polen und sogar aus Rußland begrüßen zu können. Devisenschwierigkeiten stehen immer noch einer größeren Beteiligung aus diesen Ländern im Wege. In sehr großzügiger Weise hat die Deutsche Gesellschaft für Chirurgie auch in diesem Jahr den Kollegen das Kommen zum Kongreß erleichtert und ihnen einen harmonischen Aufenthalt in München ermöglicht.

Eine große Zahl der Hauptvorträge wurde von Nachwuchschirurgen bestritten, die sich ihrer Aufgabe sehr anerkennenswert entledigten, man kann sogar sagen, meisterten.

Das gesellschaftliche Programm fügte sich vortrefflich zur ernsten wissenschaftlichen Arbeit. Ein einmaliger Höhepunkt war die Festaufführung von „Figaros Hochzeit" in einer Neuinszenierung von GÜNTHER RENNERT und unter der musikalischen Leitung von KEILBERTH in der Staatsoper. Ensemble und Orchester schienen besonders inspiriert zu sein.

München, 30. April 1968

Rudolf Zenker

86. TAGUNG (1969) IN MÜNCHEN

Präsident KARL VOSSSCHULTE *(Gießen)*

1. Aus der Eröffnungsansprache *

Mit Bewunderung erleben wir den Ertrag naturwissenschaftlicher Forschung. Imponierend, wie bald das bestellte Feld die Ernte liefert. Auch die Medizin ist reich bedacht worden. Zu klein erscheint uns angesichts der Ergebnisse aus Forschung und Praxis die Elle, mit der wir bisher zu messen gewohnt waren. Wir denken und lesen und hören gern, daß die Medizin in den beiden letzten Dezennien größere Fortschritte erzielt hat als in Jahrhunderten zuvor. Es gibt in der Tat keinen Grund, unserer Generation das Bewußtsein der gewaltigen eigenen Leistung streitig zu machen, aber gewiß auch keinen Anlaß, dieser Begeisterung den Respekt

* Langenbecks Arch. Chir. **325**, 3 (1969).

vor historischen Bemühungen zu opfern. Naturwissenschaftliche Forschung ist in erster Linie auf den schöpferischen Gedanken angewiesen, auf die originelle Idee und nächst dem auf die technischen und finanziellen Mittel ihrer Zeit. Man wird nicht behaupten wollen, daß es unseren Vätern und Großvätern in experimenteller und klinischer Hinsicht an Beobachtungsschärfe, Einfallsreichtum und methodischem Geschick gefehlt oder an der notwendigen Phantasie für den zweckdienlichen Prüfungsansatz gemangelt hätte. Wiederbelebung etwa, Bluttransfusion oder Perfusion sind Repräsentanten moderner Therapie, aber schon vor der Jahrhundertwende — teils sogar weit früher — konzipiert und mit technischer Findigkeit in Angriff genommen worden. Es entspricht humanistischem Denken, wenn wir die Bewunderung eigener Entwicklungsarbeit der Bewertung historischer Inaugurativ-Leistung anpassen.

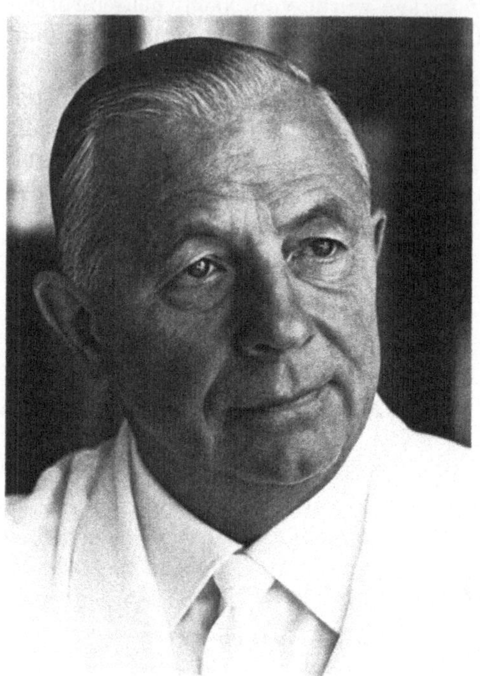

Abb. 42. Karl Vossschulte

Die Geschichte lehrt, daß der mit naturwissenschaftlichen Entdeckungen eingeleitete oder mit historischen Umwälzungen verbundene Wandel im Leben der Völker zur Besinnung auf die sittlichen Werte menschlichen Denkens und Handelns anzuregen vermag. Zwar ist durch das Bewußtsein, Kräfte freisetzen und bändigen oder Macht ausüben zu können, ethisches Empfinden oft verdrängt worden. Im geschichtlichen Auf und Ab haben sich aber stets Stimmen gefunden, die nach Redlichkeit und Gewissen gefragt, an das Verantwortungsbewußtsein appelliert und nach der Grenze des Erlaubten gesucht haben. Wenn wir jetzt in der präliminaren Phase einer eben erkennbaren mächtigen zivilisatorischen Entwicklungsstufe mit ethischen Fragen so unüberhörbar und eindringlich konfrontiert werden, so mag darin eine Ahnung von dem Ausmaß der angebrochenen Zeitenwende ihren Ausdruck finden.

Die mahnenden Erinnerungen an die Besinnung auf ethische Normen wenden sich auch an die Medizin mit der Frage: Haben rational ermittelte

Forschungsergebnisse uns hinsichtlich der therapeutischen Nutzung in ärztliche Konflikte gebracht, oder um von unserem Fach zu sprechen: Lassen sich die Chirurgen mit ihren technischen Möglichkeiten zu Handlungen hinreißen, die mit den Geboten der ärztlichen Ethik nicht in Einklang zu bringen sind?

Die Gebote: Du darfst, du sollst, du mußt und du darfst nicht, verbinden mit der für jeden gültigen Verpflichtung eine für den Chirurgen und sein Handeln unerbittliche Strenge. Als ständiger Gewissensappell gründen sie in dem ältesten Kodex ärztlicher Ethik, im hippokratischen Eid, der den Mediziner bindet. Wer gegen ihn verstößt, lehnt sich nicht nur gegen Asklepios und Hygieia auf, sondern greift eine Provinz an, in der Scientia und Humanitas gemeinsame Kustoden menschlicher Würde sind.

Den Bedenken gegen die Einbeziehung des Herzens in die klinische Organtransplantation gebührt die Beachtung, die jede integre ärztliche Überzeugung zu beanspruchen hat, um so mehr als hier keines der vorgebrachten Argumente aller Berechtigung entbehrt. ... Bis jetzt fehlt in der Tat ein überzeugender Leistungsbeweis. Indessen besitzen einige Anfangserfolge doch ihr Gewicht. Was bisher beim Menschen erreicht wurde, ist — wie ich meine — mehr, als im Tierversuch erzielt werden konnte. Dies wäre nicht das erste Beispiel, um zu demonstrieren, daß es chirurgische Maßnahmen gibt, die in der Humanmedizin aussichtsreicher sind, als das Experiment erwarten läßt — auch hinsichtlich der Überlebenszeit. Von Albert Fromme stammt der Satz: „Man muß sich an dem gelungenen Eingriff orientieren, weil er beweist, daß es geht.“ Dieser Beweis ist erbracht.

Daher hörte man seit Monaten die ungeduldige Frage: Wann werden die deutschen Chirurgen endlich Herzen transplantieren; und jetzt nach dem Beginn in München schwankt die Phantasie zwischen hoffnungsvoller Erwartung und wachsendem Zweifel. ... Daß in Deutschland — wie in vielen anderen Ländern — die Zurückhaltung zur Operationsanzeige dominiert, findet den vollen Respekt der Chirurgen. Es gibt auf vielen Gebieten der Medizin legitime Unterschiede in der Auffassung über die chirurgische Indikation. Die Herzübertragung ist das aktuelle Beispiel. Wenn sie für unumgänglich gehalten wird, können unsere auf den Eingriff vorbereiteten Kliniken die operativen Maßnahmen und konsekutiven Aufgaben übernehmen.

Man hätte lieber gesehen, daß der Beginn der Herztransplantation von den spektakulären, mit dem therapeutischen Ernst schwer zu vereinbarenden Attributen freigeblieben wäre. Der Leistung hätte das keinen Abbruch getan. Sie darf, wenn die Geschichte der Chirurgie unserer Zeit einmal geschrieben wird, hoher Bewunderung und Anerkennung sicher sein. Dabei werden auch die kritischen Stimmen als Ausdruck der Sorge um Einhaltung unantastbarer Grenzen ihre Würdigung finden.

Unsere Zeit bietet manchen Anlaß, an die umfassendere Formulierung von ALBERT EINSTEIN zu erinnern: Das Bestreben, das moralische Verantwortungsgefühl der Individuen zu wecken und zu stützen, ist wichtiger Dienst an der Gesamtheit.

2. Abschlußbericht

In meine Amtszeit fielen die ersten beiden Herztransplantationen in Deutschland, durchgeführt an der Münchener Klinik. Eine Serie von nicht endenden höchst unerfreulichen publizistischen Ergüssen in Zeitungen, Illustrierten, Journalen, Rundfunk und Fernsehen hatte betretenes Erstaunen nicht nur in der Fachwelt ausgelöst. Dies veranlaßt zur Bildung einer Kommission, die sich des Themas Publikation in der Laienpresse annehmen soll. Man möchte ihr mehr Erfolg wünschen, als den bisherigen Bemühungen beschieden war.

An der Eröffnungssitzung des Kongresses, bei der der Präsident leider noch immer kostümiert — als einziger im Cut unter 2500 Teilnehmern — auftreten soll, wurden die Herren A. LOGAN, Edinburgh, und O. V. BJÖRK, Stockholm, zu korrespondierenden Mitgliedern ernannt.

Die Zahl der Referate zu den vorgesehenen Themen wurde ebenso knapp gehalten wie die zugebilligte Redezeit. Zusatzvorträge wurden nur ausnahmsweise angenommen. Statt dessen ist das abschließende Rundgespräch noch stärker berücksichtigt worden als früher. Das hat sich als sehr fruchtbar erwiesen. Entscheidend ist allerdings die Wahl des Gesprächsleiters, der seine Aufgabe souverän meistern muß. Es wirkt ermüdend oder sogar peinlich, wenn ein bis in alle Einzelheiten vorbereitetes Rundgespräch beim Auditorium den Eindruck eines abgekarteten Spiels erweckt. Die vorherige Besprechung der Gesprächsteilnehmer ist deshalb von sehr fragwürdigem Wert. Es genügt, wenn der Leiter das Resümee der Referenten kennt und aus seiner Sicht, wenn nötig, kompetente Kollegen zusätzlich einlädt. Eine präliminare Fühlungnahme ist dann überflüssig. Tod eines jeden Rundgesprächs ist ein Frage- und Antwort-Spiel. Quälende Langeweile ist das sichere Ergebnis.

K. H. BAUER hatte vor einigen Jahren vorgeschlagen, die letzte Sitzung am Samstagvormittag schon um 12.00 Uhr zu beenden, um zu verhüten, daß „der Kongreß an Inanition zugrunde geht“. Diese Empfehlung kann man nicht dringend genug unterstützen. Ich hatte daher nicht nur das Ende der Tagung auf 12.00 Uhr vorgesehen, sondern für den Abschluß ein attraktives Rundgespräch Atemstillstand — Herzstillstand — Tod ohne voraufgehende Referate gewählt. Angesichts der Aktualität des Themas hat sich der Weg überzeugend bewährt. Nie war der

Saal am Ende des Kongresses so voll wie bei dieser Tagung. Es sollte künftig stets Wert darauf gelegt werden, unserer Tagung den würdigen Rahmen bis zum Abschluß zu sichern.

Auf der Präsidiumssitzung am 8. IV. war man sich einig, daß der Umfang unseres Kongresses mit seiner Themenzahl problematisch geworden ist. Es treten jetzt auch Schwierigkeiten für den Druck des an Volumen ständig wachsenden Kongreß-Berichtes auf. Die Absicht, im Interesse des Allgemeinchirurgen möglichst viele Gebiete anzuschneiden, stößt auch sonst auf Grenzen, und zwar sowohl im Hinblick auf die durch Haupt- und Sondersitzungen erschöpfte Kapazität der Besucher als auch wegen deutlich zögernder Bereitschaft zur aktiven Mitwirkung seitens der Vertreter abgezweigter Sondergebiete.

Durch thematische Kürzung und beschränkte Berücksichtigung der für Spezialgebiete vorgesehenen Sondersitzungen wird der Kongreß wieder mehr an Homogenität gewinnen. Das scheint mir ein wichtiges Fazit aus der Entwicklung der letzten Jahre zu sein.

Gießen, im Juni 1969

Karl Vossschulte

87. TAGUNG (1970) IN MÜNCHEN

Präsident THEODOR-OTTO LINDENSCHMIDT *(Hamburg)*

1. *Aus der Eröffnungsansprache* *

Die 87. Tagung der Deutschen Gesellschaft für Chirurgie eröffne ich mit der eindringlichen Erinnerung an das Hauptziel unserer Gesellschaft, wie es dem Sinne nach 1872 festgelegt wurde und meines Erachtens wegweisend bleiben muß: „die Förderung der praktischen und wissenschaftlichen Belange der Chirurgie im weitesten Umfange.“

Was nach meinen Erfahrungen dieser eine Satz heute besagt, möchte ich unter dem Thema zusammenfassen:

„*Unsere derzeitige Verantwortung vor der wissenschaftlichen und praktischen Chirurgie.*“

Was die Begriffe „wissenschaftliche und praktische Chirurgie“ umfassen und erfordern, muß jede Generation erneut definieren. Dabei

* Langenbecks Arch. Chir. **327**, 3 (1970).

sollte sie die vorangehenden Leistungen und Erfahrungen vollständig und illusionslos würdigen, ohne jedoch die Vergangenheit zum *alleinigen* Ausgangspunkt ihres Denkens und Handelns zu machen. Das wäre „Tradieren" und würde dem widersprechen, was echtes „*Traditionsbewußtsein*" von uns fordert. „*Traditionsbewußt*" aber handeln wir nur dann, wenn wir in ständiger Prüfung und Selbstprüfung den Wahrheitsgehalt und Realitätsbezug des Überlieferten analysieren, nach dem wirklichen Auftrag und Anliegen der Gegenwart fragen und den Weg freimachen für eine „*Hierarchie der individuellen und originellen Leistung*".

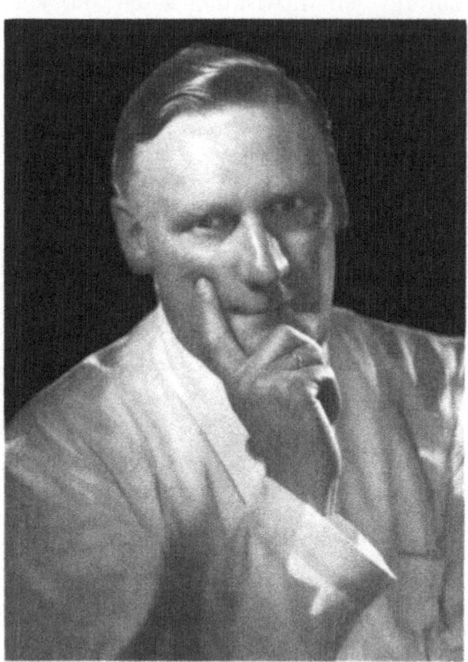

Abb. 43. Theodor-Otto Lindenschmidt

Im einzelnen möchte ich dabei auf folgende vier Erfordernisse für die Gegenwart und Zukunft eingehen:

1. Die Verantwortung gegenüber der Forschung.

Noch bis vor etwa 20 Jahren entschied *eine Generation* über Fragen des Inhaltes und der Form von Forschung und Lehre: Die Generation unserer Lehrer, in denen wir die personifizierte Konzentration des Wissens und der Erfahrung dankbar erlebten und achteten. *Ihre* Entscheidungen wurden für viele von uns zur Maxime unseres chirurgischen Handelns, besonders dann, wenn die lebendige Verbindung von Persönlichkeit *und* Werk nur der selbstverständlichen Verehrung Raum ließ.

Wissenschaftliches Denken und Arbeiten sind seit eh und je nicht an bestimmte Institutionen gebunden, sondern einzig und allein an die Persönlichkeit dessen, der aufgrund seiner Ausbildung, seiner Begabung und seines Fleißes dazu in der Lage ist und sich dieser Aufgabe verpflichtet fühlt. Ebenso aber haben folgende Faktoren die Fülle und den Schweregrad der fragenswerten Zusammenhänge erheblich vermehrt: Geschwindigkeit und Zahl der Publikationsmöglichkeiten, Aktivität der Grundlagenforschung und die wesentlich intensivere und raschere Auswertung von Einzelergebnissen der klinischen und theoretischen Fächer.

Die heutige Generation von Klinikleitern und akademischen Lehrern ist die mittlere der drei Generationen von gestern, heute und morgen. Kapazität und Intensität des erfaßbaren Wissensstoffes sind pro Zeiteinheit um ein solch Vielfaches angewachsen, daß der einzelne Chirurg nur noch einen Teil davon erfahren, erfassen und anwenden kann. Hinzu kommt die bittere *historische* Erfahrung, die sich auf *alle* Bereiche menschlichen Wirkens bezieht, daß sogenannte „Autoritäten" keineswegs immer Garanten der Richtigkeit, geschweige denn Garanten der Wahrhaftigkeit sind.

Die beste Garantie für Zuverlässigkeit einer solchen wissenschaftlichen Arbeit ist ohne Zweifel die unbegrenzte und ungehemmte Zusammenarbeit aller drei Generationen. Ausschließlich aus dieser Sicht und unter diesem nicht unerreichbaren Ziel sehe ich eine anzustrebende „*Dreierparität*" der *Generationen in den heutigen und zukünftigen Arbeitsbereichen.* Um hier und jetzt jegliches Mißverständnis zu vermeiden, betone ich ausdrücklich, daß ich damit nicht die „*Drittelparität*" der Universitätsgremien gemeint habe.

2. Die Verantwortung gegenüber dem Nachwuchs

Wissenschaftliches Arbeiten vollzieht sich in der Stille, oft auch unter Entbehrung und persönlichen Opfern, mit dem mehrdimensionalen Wagnis, neue, unsichere oder gar keine Ergebnisse zu erlangen. ... Die „Originalität" eines Gedankens ist jederzeit nachprüfbar. ... Jegliches Prestige-, Kompetenz- und Konkurrenzdenken muß zwangsläufig vor der echten „Dreierparität" zurücktreten. Diese keineswegs neuen, sondern eher vergessenen Wertmaßstäbe werden nicht nur Zahl und Gestaltung unserer Fachzeitschriften begrenzen. Vielmehr werden sie neue Akzente setzen für die Gesichtspunkte, nach denen Berufungen in leitende Stellungen zu erfolgen haben.

Die letzten 10 Jahre etwa bedurften des „Experimentes", uns trotz der unvermeidlichen Aufgabenteilung während der 50er und 60er Jahre an alte Klinik- und Institutionsformen zu klammern. Wir selbst bedurften gleichzeitig der ernüchternden Erfahrung, daß *dieses* „Experiment" scheitern mußte, um für die 70er Jahre gewappnet zu sein, aufgeschlossen und wachsam an die Stelle der Subordination die leistungsgerechte Koordination im Sinne der „Dreierparität" treten zu lassen.

3. Die Verantwortung gegenüber der praktischen Chirurgie

Die Aufgliederung unserer chirurgischen Aufgaben hat institutionelle Konsequenzen für die wissenschaftliche *und* praktische Chirurgie. Sie erfordert u.a. eine völlige Neuordnung der Struktur der wissenschaftlichen Chirurgie. ... Nicht die Ausbildungsstätte, sondern die Persönlichkeit und ihre wirklichen geprüften Fähigkeiten müssen über die Aufstiegschancen entscheiden.

Die Aufgliederung unserer Aufgaben kann nur dann zu einer erheblichen und realen Vermehrung der Initiativen und Erfolgschancen unseres Nachwuchses führen, wenn sich die verantwortliche Gesellschaft — das sind *wir* — nachdrücklich und aktiv an den Planungen beteiligt. ... Nur so kann von der Praxis her die Wissenschaft und umgekehrt von der Wissenschaft her die Praxis in einem Maße angeregt und vervollständigt werden, wie es *jedem* Glied der menschlichen Gemeinschaft zusteht.

4. Die Verantwortung vor der Öffentlichkeit

Wir haben meines Erachtens als Fachgesellschaft die Verpflichtung, mit den Organen der Presse, des Rundfunks und Fernsehens zusammen Zeitpunkt, Art und Ausmaß der jeweiligen Informationen zu gestalten und zu begrenzen. Das kann nur über eine enge Zusammenarbeit zwischen Pressekommissionen unserer Gesellschaft, den entsprechenden Stellen anderer Institutionen und den Organen der öffentlichen Publikationsmedien geschehen. Dabei sollten z.B. in Berichten und Filmen Namen von Personen und Kliniken nur in solchen Zusammenhängen genannt werden, daß jede Form von versteckter oder offenkundiger „Werbung“ entfällt. —

Die lebendige Kraft einer Gesellschaft steht und fällt mit ihrer Bereitschaft, ihre Arbeit, Form und Ziele stets in Frage zu stellen. Die neuen Inhalte, die durch den unbeeinflußbaren Lauf der Geschichte unserer Verantwortung anvertraut werden, dürfen nicht krampfhaft alten Formen angeglichen werden. Lassen Sie mich dies einmal formelhaft folgendermaßen ausdrücken: Unser Prestige heißt: „Toleranz und Leistung“ — unsere Chance heißt „Elastizität und Gemeinsamkeit“.

Um aber Alt *und* Jung, Idee *und* Werk lebendig miteinander zu verbinden, dazu gehört u.a. auf beiden Seiten ein Mindestmaß an „Zivilcourage“, d.h. aber: Mut zur Wahrheit, zur Klarheit, zur Redlichkeit und zum Verzicht. Und allen, die unbeirrt diesen Weg gegangen sind und zu gehen weiter bereit sind, möchte ich ein Wort Meister EKKEHARDS in Erinnerung bringen:

„Vom Werk nicht lassen, doch lassen von des Werkes Wirkung.
Um Wirkung unbekümmert sein!
Das ist das hohe Lassen, der Gang der Freien!“

2. Abschlußbericht

Die geringste Belastung, aber auch gleichzeitig die größte Freude — trotz der völlig unerwarteten Wahl zum Präsidenten — bereitete die Gestaltung des wissenschaftlichen und übrigen Kongreß-Programms mit ein paar neuen Ansätzen, um den Zusammenhalt und das Zusammenarbeiten der Einzelfächer zu bewahren: Verbindende „Tagesthemen" für die Haupt- und Sondersitzungen; Auswahl und Koordinierung der geplanten und angemeldeten Vorträge nach dem vollständigen Wortlaut ihrer Manuskripte in enger Zusammenarbeit mit den Hauptreferenten, Verhandlungs- und Rundgesprächsleitern; Doppelreferat „intra- und extrahepatischer Verschlußikterus" in Form eines Dialogs mit Gegenüberstellung der pathologisch-anatomischen und biochemischen Grundlagen; Doppelprojektion für die Leica-Diapositive; alle Sitzungen zur „Abdominal- und Unfallchirurgie" grundsätzlich im großen Kongreßsaal; schriftliche Erläuterungen der „Tagesthemen" für die Presse; Begrüßung der Damen und Herren von der Industrie-Ausstellung ca. 1 Stunde vor der Kongreßeröffnung; einstimmiger Präsidiumsbeschluß vom 15. 11. 69, für die nächsten drei Jahre das Kongreßzentrum Theresienhöhe in München mit optimalen Verhältnissen zu mieten.

Unserer im In- und Ausland so angesehenen Gesellschaft ist von Herzen zu wünschen, daß trotz oder gerade wegen der fortschreitenden Teilung der Aufgaben alle am Gebäude der Chirurgie Arbeitenden untereinander verbunden bleiben:

„Ut omnes unum sint."

Hamburg, im Juli 1970

Theodor-Otto Lindenschmidt

88. TAGUNG (1971) IN MÜNCHEN

Präsident ALFRED GÜTGEMANN *(Bonn)*

1. Aus der Eröffnungsansprache *

In der Infragestellung des Bekannten, der Erschließung naturwissenschaftlicher Erkenntnisse wie der Nutzbarmachung moderner Techniken für die Medizin liegt der Ansatz zu Neuem; zur Verbesserung unserer Heilmethoden, der Früherfassung, wenn möglich der Vorbeugung und der Vorsorge. *Dies bedingt Differenzierung und Spezialisierung, auch in der Chirurgie; aber ebenso interdisziplinäre Zusammenarbeit in Forschung wie Krankenbehandlung. Sie sind notwendig; in Hinsicht auf neue Aufgaben wandelbar. Immer in der Betrachtung des ganzen Menschen, seiner*

* Langenbecks Arch. Chir. **329**, 3 (1971).

leib-seelischen Individualität. Stillstand ist Rückschritt. Die medizinische Wissenschaft, unsere Heilmethoden entwickeln sich weiter; ständige Evolution entspricht dem Wesen wissenschaftlich begründeter Heilkunst.

Jedoch der moderne Mensch erliegt oft der Faszination des Möglichen, des scheinbar Spektakulären, auch in der Medizin. Seine Ungeduld verleitet ihn dazu, das tatsächlich Geleistete gering zu schätzen. Ist dies bereits Anlaß, von „Krise in der Medizin" zu sprechen? In dieser Formulierung drückt sich trotz zunehmender Emanzipation offenbar zwangsläufig eine Überbewertung des rein Materiellen wie auch eine allgemeine Verunsicherung unserer modernen Leistungsgesellschaft aus, die Kultur und Zivilisation weitgehend als Ausdruck der soziologischen, der ökonomischen wie technologischen Entwicklung begreift, und weniger aus einer geistigen, insbesondere moralischen Wertung, auch des vermeintlichen Fortschritts. ... Die Medizin droht zum gesellschaftspolitischen Experimentierfeld zu werden, auf dem der am meisten Betroffene, der Kranke selbst, am wenigsten gefragt wird.

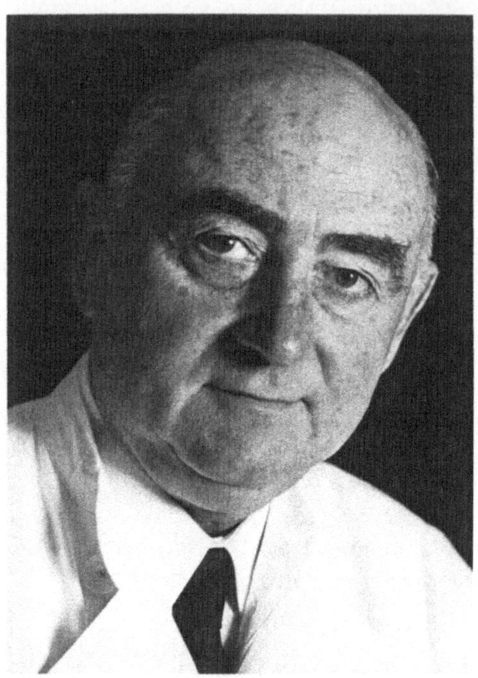

Abb. 44. Alfred Gütgemann

Mit der simplen Übertragung rein staatsbürgerlicher, parlamentarisch-plebiszitärer Vorstellungen auf die forschende wie pragmatische Medizin werden vor allem zwei für diese *charakteristische* wie *notwendige Prinzipien* verkannt: *Das eine, der sowohl individuellen wie umfassenden ärztlichen Verantwortlichkeit gegenüber dem Kranken. Das andere einer sachnotwendigen Aufgabenteilung und abgestuften Verantwortlichkeit entsprechend Wissensstand wie persönlicher ärztlicher Erfahrung und insofern Kritikvermögen wie Verantwortungsfähigkeit.* Längst hat sich in der Medizin, von der Öffentlichkeit offenbar kaum bemerkt, eine *innere Emanzipation vollzogen, auch in der weitergehenden Möglichkeit persönlicher Selbstentfaltung, und sie vollzieht sich weiter.*

Chirurgie ist die Transposition gedanklicher Konzeptionen und bewährter Prinzipien mit dem Werkzeug unserer Hände auf den Cheir-urgos;

oft Korrektur fehlerhafter Funktion; in neuen Ansätzen Auswertung von Erkenntnis, oft langer Erfahrung; erlernbar durch Vermittlung von Wissen und klinischer Empirie; *fruchtbar und sich weiterentwickelnd im organischen Zusammenspiel des Erfahrenen mit dem noch Lernenden;* einem Orchester vergleichbar, in dem erst der Gleichklang aller Mitwirkenden und Solisten unter dem Dirigenten, der durchaus nicht alle Instrumente beherrschen muß, aber ihre Wirkung kennt, zur vollen Harmonie und Einheit führt.

Zunehmend erkennen wir aber auch, wie sehr einseitig dogmatische Betrachtung zur Verabsolutierung führt, die einer sachgerechten Argumentation keinen Raum mehr läßt. So wenn in pauschalierender Form das „System" in der Person leitender Ärzte als fragwürdig bezeichnet wird; noch dazu in der mißbräuchlichen Ausnutzung in anderer Hinsicht außerordentlich verdienstvoller wie aber auch „emotionalisierender" Informationsmedien. „Die Macht der Publizistik beruht nicht zuletzt auf der Undurchsichtigkeit ihrer Methoden. Die Öffentlichkeit billigt ihr ohne Kontrollmöglichkeit eine oft unbegründete Sachkompetenz zu, über die sie nicht immer verfügt. Und der Einfluß, den sie ausübt, besteht auch in der Manipulation." Sinngemäß vernahm man solches am 4. Februar dieses Jahres in einer selbstkritischen Fernsehsendung des Dritten Programms. Zwar sagt schon der Römer SENECA „Ich bin ein Mensch, nichts Menschliches ist mir fremd." Und in der Politeia Platos lesen wir von der „Unersättlichkeit in der Freiheit". Jedoch, Kritik, sofern sie einer inneren Bindungslosigkeit und damit Unsicherheit entspringt, dem Fehlen klarer Lebensziele und Wertmaßstäbe, vielleicht dem Gefühl falsch verstandener Subalternität, fehlt die notwendige moralische Begründung; zumal dann, wenn sie nur eine offensichtlich einseitig-ideologische Einstellung gelten läßt.

Der Wert neuer Operationsverfahren enthüllt sich schonungslos in primärer Letalität und Spätprognose und insofern auch ihre Vertretbarkeit. Hier bedarf es langfristiger wie kritischer Beobachtung unter gleichbleibenden Behandlungsprinzipien an ausreichend großen Krankenkollektiven. ... Nur ausreichend große Allgemeinkliniken garantieren noch eine universelle Ausbildung zum allgemeinen Arzt und Facharzt.

Die Verlagerung selbst höchst aktueller Entscheidungsbefugnisse in die Anonymität teilweise wenig sachzuständiger Gremien mag zwar nach außen hin den Anschein von Demokratisierung und Transparenz erwekken. Inwieweit dies im ärztlichen Bereich auch gegenüber dem Patienten vertretbar ist, erscheint jedoch fraglich.

Die Maßlosigkeit derzeitiger Forderungen wie die daraus gezogenen Konsequenzen haben zwangsläufig eine allgemeine Unsicherheit, ja Resignation zur Folge, in der die Attraktion zur Wahrnehmung einer wissenschaftlich-ärztlichen Aufgabe an unseren Universitäten in einem Maße verlorengeht, wie es bisher wohl kaum der Fall war.

Für den geistig kulturellen Raum, zu dem auch die Medizin zählt, gilt gewiß auch, daß jede Einengung in der persönlichen Entfaltung und Ausstrahlung, jede einseitige dogmatische, jede stereotype Betrachtungsweise, die letztlich Gewissenszwang bedeuten, Freiheit und Gerechtigkeit ebenso gefährden, wie sie den Fortschritt in Frage stellen.

Immer noch ist geistige Unabhängigkeit die Grundlage echter Kreativität wie Humanität; ihre Voraussetzungen sind Ausbildung wie Bildung im umfassenden Sinne.

2. *Abschlußbericht*

Erstmals wurde eine Tagung unserer Gesellschaft im neuen Kongreßzentrum Theresienhöhe abgehalten. Sicher haben viele den Abschied aus dem Deutschen Museum und dem schönen von Oskar von Miller geschaffenen Kongreß-Saal bedauert und die durch die Weitläufigkeit des neuen Kongreß-Zentrums bedingte Unpersönlichkeit empfunden. Betrachtet man unsere Tagungen auch für die Zukunft noch als eine umfassende Begegnung und Repräsentation aller operativ-chirurgischer und damit verbundener forscherischer Bestrebungen — und man sollte es tun, um sowohl Einheit wie Vielschichtigkeit der modernen Chirurgie immer noch deutlich werden zu lassen —, dann setzt dies eine großzügige zeitliche wie räumliche Ausgestaltung voraus.

Die Frage ist, ob weniger mehr wäre! Ich glaube nicht, wenn man der Vielfalt heutiger chirurgischer Aufgabenstellung gerecht werden will; den wissenschaftlich-experimentellen Bestrebungen ebenso wie den pragmatischen Anliegen vieler unserer Mitglieder.

Aktive Mitwirkung auch der jüngeren Mitglieder in Kurzvorträgen steigert deren Interesse; ihr sollte weiter breiter Raum gegeben werden. Dem dient auch die erstmalige Verleihung je eines Preises für den besten wissenschaftlichen Film wie die instruktivste wissenschaftliche Ausstellung.

Die Zeit, die weitergehende Spezialisierung unseres schönen Fachs wie aber auch die immer deutlicher werdende Zerrissenheit und der Verlust vieler Wertmaßstäbe in einer zunehmend technisierten und materialisierten wie in ihrer Sinngebung verunsicherten menschlichen Gesellschaft gehen leider auch nicht spurlos an unserer Gesellschaft und den Auffassungen vieler vorüber.

Nur wenn ein Präsident sich vom Verständnis aller getragen weiß, der nachhaltigen Unterstützung auch derjenigen gewiß ist, die die Last der geschäftsmäßigen und organisatorischen Arbeiten mit ihm tragen, mag es ihm gelingen, den vielfältigen Aufgaben und Anliegen gerecht zu werden. Hier habe ich vielen zu danken.

Bonn, im August 1971

Alfred Gütgemann

89. TAGUNG (1972) IN MÜNCHEN

Präsident FRITZ LINDER *(Heidelberg)*

1. Aus der Eröffnungsansprache *

Nach der Ouvertüre zu Euryanthe von Carl Maria von Weber eröffne ich den Jubiläumskongreß der Deutschen Gesellschaft für Chirurgie, die mit dieser 89. Tagung als älteste medizinische Fachgesellschaft im deutschen Sprachgebiet ihren 100jährigen Geburtstag begeht.

Das Alter unserer Gesellschaft entspricht in etwa dem Jahrhundert der Chirurgie, in dem trotz ihrer über 5000 Jahre dokumentierten Geschichte der entscheidende Durchbruch erfolgte, um unser Fach über die Empirie hinaus zu einer echten Wissenschaft reifen zu lassen.

Dem Anlaß entsprechend ist die Zahl der Präsidenten, Vizepräsidenten und Vertreter ausländischer Fachgesellschaften unter unseren Ehrengästen in diesem Jahr ungewöhnlich hoch. Tatsächlich fehlt neben ganz Europa kein Kontinent oder Subkontinent der Erde von Australien über Asien, Afrika sowie Latein- und Nordamerika. Besonders hervorheben möchte ich die International Federation of Surgical Colleges mit ihrem Präsidenten Sir John Bruce, in der durch den Zusammenschluß der meisten nationalen Chirurgen-Gesellschaften der Welt über 50000 operativ tätige Kollegen kooperativ vertreten sind.

Aus dem anderen Teil unseres Vaterlandes, der DDR, kann ich trotz einer offiziellen Einladung an das Gesundheitsministerium in Ost-Berlin (das unbeantwortet blieb) nur wenige Kollegen begrüßen. Es handelt sich ausschließlich um solche, die ihre jährliche Rentnerreise auf den 100jährigen Geburtstag unserer einstmals königlich privilegierten Gesellschaft gelegt haben. So mögen unsere herzlichsten Wünsche für eine nun-

* Langenbecks Arch. Chir. **332**, 3 (1972).

mehr baldige Beendigung der letztlich für die ärztliche Versorgung unserer Landsleute drüben auch schädlichen Isolation mit nach Hause nehmen.

Sozusagen als Vormund des 100jährigen Geburtstagskindes möchte ich nun für eine Reihe von Gaben danken, die den Mitgliedern der Deutschen Gesellschaft für Chirurgie bereits zugegangen sind oder hier zur Verteilung gelangen. Es sind dies

1. die einmalige Sammlung der Totentänze unseres langjährigen Schriftführers und Altpräsidenten WERNER BLOCK —, die im Enke-Verlag unter dem Titel: „Der Arzt und der Tod" erschienen sind und die Ausbeute einer lebenslangen Schatzsuche darstellen. Für den Chirurgen, dem in diesem Werk nicht zuletzt sein „permanenter Gegner" in vielfachen Bildvariationen vorgestellt wird, ein sicher besonders willkommenes Geschenk.

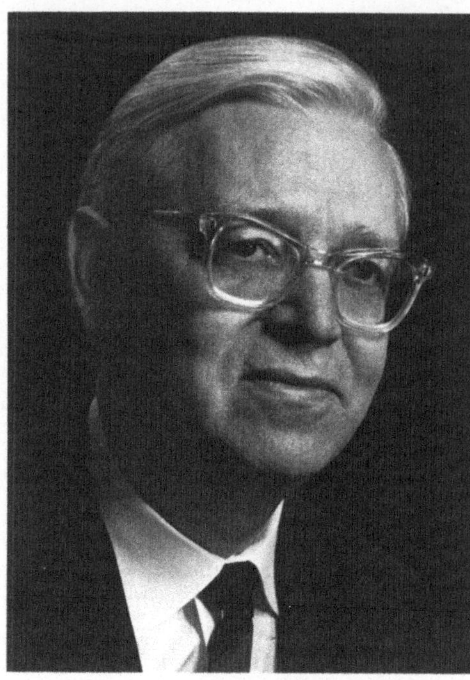

Abb. 45. FRITZ LINDER

2. Weiterhin haben Sie als neuen Bestandteil unserer Kongresse das „Forum für experimentelle und klinische Forschung" erhalten. Daß die Drucklegung als zitierfähige Unterlage so schnell und preisgünstig ermöglicht wurde, verdanken wir den Donatoren der medizinisch-technischen und pharmazeutischen Industrie. Diese ergänzt ja ohnehin unsere Tagungen durch eine umfangreiche Ausstellung und dokumentiert so vielfach ein sinnvolles Miteinander von Klinik und Produktionslaboratorium. Als Beleg für diese Feststellung sei — trotz mancher ideologisch gefärbter Gegenargumente — nur auf den Nobelpreisträger Sir HANS KREBS verwiesen, nach dessen Aussage 90% der brauchbaren neuen Pharmaka während der letzten Jahrzehnte der Entwicklungsarbeit der Industrieforschung zu verdanken sind.

3. haben die Firma Ethicon und Johnson-Johnson uns wiederum in ähnlicher Form wie beim deutsch-amerikanischen Chirurgen-Kongreß 1968 eine kostbare Festgabe beschert, in der unser Heidelberger Medizin-

historiker SCHIPPERGES neben einem kurzen Überblick über die Entwicklung der Chirurgie die Präsidenten und Schriftführer unserer Gesellschaft biographisch zusammengestellt hat. Von ihnen stammten übrigens 6 aus der deutsch-sprachigen Schweiz und 3 aus Österreich.

4. Zuvor hat uns mein verehrter Lehrer K. H. BAUER die ebenfalls allen Mitgliedern mit großzügiger Hilfe des Springer-Verlages gewidmeten „Aphorismen und Zitate für Chirurgen" geschenkt, die als Prolegomena seiner mit den Fortschritten der Naturwissenschaft und Technik synchronisierten Chirurgie-Geschichte gedacht und aus einem 52 Jahre langen Miterleben und Prägen unserer Gesellschaft ausgewählt und entstanden sind. Als Arzt und Operateur, als Lehrer und Krebsforscher, als Gründungsrektor der Ruperto Carola in Heidelberg nach dem 2. Weltkrieg und zweimaliger Präsident unserer Gesellschaft, als Initiator und Stiftungsbevollmächtigter des Deutschen Krebsforschungszentrums hat K. H. BAUER in ungewöhnlicher Arbeitskraft — zugleich als lebendes Beispiel für die Chancen einer operativen Krebstherapie — Werke geschaffen, auf die nicht nur unsere Gesellschaft, sondern die ganze deutsche Medizin stolz sein können.

Nun zum eigentlichen Anlaß unseres Jubiläumskongresses. Ein Rückblick auf die ersten Jahre unserer Gesellschaft kann sich angesichts der vorhin zitierten Dokumentationen, zu denen noch die Festnummer der Zeitschrift des „Chirurgen" und der Tagungsführer des Demeter-Verlages mit ihren Beiträgen zur Entwicklung unseres Faches hinzuzurechnen sind, nur auf wenige Schlaglichter beschränken. Frankreich und England haben ihre nationale Einheit bekanntlich wesentlich früher erreicht als wir und verdanken sicher nicht zuletzt dieser Tatsache auch den längeren fruchtbaren Zusammenschluß ihrer Chirurgen, wie in der Pariser Academie de Chirurgie (1731) oder den verschiedenen Royal Colleges des United Kingdom. Bei uns wurde erst durch die Reichsgründung von 1871 die Entfremdung der deutschen Stämme überwunden und so politisch der lang ersehnte gemeinsame Rahmen geschaffen.

So kam es zu der Initialzündung des berühmten Circular-Schreibens vom März 1872 *, das zu einem persönlichen Ideenaustausch der Chirurgen angesichts des ständig wachsenden Wissensumfangs aufforderte.

Schon in der ersten Sitzung in Berlin am 10. 4. 1872 ** bekannte sich der langjährige Gründungspräsident BERNHARD VON LANGENBECK vor 130 Mitgliedern (darunter 18 aus dem Ausland) zur naturwissenschaftlichen Krankheitsforschung, der nicht nur in der Chirurgie die lokalistische Auffassung des Krankheitsprozesses entgegenkam, weil mit dieser

---

* Der vollständige Text des Circular-Schreibens ist auf Seite 2 abgedruckt.

** Zur Geschichte der Chirurgie und Gründung unserer Gesellschaft wird auf die Seiten 1 u. 2 verwiesen.

Begründung bis zum heutigen Tage viele Ursachen des Krankseins operativ entfernt werden können. Klinische und experimentelle Untersuchungen auf anatomisch-physiologischer Basis einschließlich des Tierexperimentes wurden als unerläßlich angesehen. Weiterhin die Vervollkommnung der Diagnostik sowie der Ausbau einer bis heute leider immer noch nicht überall adäquaten Statistik zur Beurteilung verschiedener Heilmethoden. Ebenso modern berührt uns LANGENBECKs Feststellung, daß es weniger wichtig sei, neue Operationsmethoden zu erfinden, als Wege aufzusuchen, um Operationen zu vermeiden, oder da, wo sie unvermeidlich sind, ihre Erfolge zu sichern.

Auch ein erstes repräsentatives Gebäude hatte unsere Gesellschaft 1892 erwerben können. Seine Planung ging noch auf von LANGENBECK zurück, der in seiner Jugend das Royal College in London kennengelernt und bei der kaiserlichen Familie für diesen Zweck nicht nur offene Ohren, sondern auch Hände gefunden hat.

Inzwischen hatte SAUERBRUCH das Druckdifferenzverfahren auf Anregung von MIKULICZ entwickelt und die prinzipielle Möglichkeit für die operative Behandlung von Erkrankungen in der Brusthöhle geschaffen. Sicher war es auch dank seiner Pionierarbeit keine Überheblichkeit festzustellen, daß die Entwicklung nicht nur der deutschen Chirurgie sich in den Bänden unserer Kongreßberichte widerspiegelte, ohne deren Kenntnis auch noch nach dem 1. Weltkrieg bis in die 20er Jahre weder diesseits noch jenseits des Ozeans ein umfassendes chirurgisches Werk geschrieben werden konnte.

So konnte WERNER KÖRTE auf der 50. Tagung 1926 im neuen LANGENBECK-VIRCHOW-Haus (das infolge kriegsbedingter Verzögerung erst 1920 eingeweiht worden war und jetzt der Volkskammer der DDR als Tagungsort dient) sagen, daß die großen Meister, auf deren Schultern wir alle stehen, zwar von uns geschieden, jeder einzelne auf seinem Platz sich aber trotz der knappen Geldmittel nach besten Kräften bemühen müsse, das Ansehen der deutschen Chirurgie zu bewahren.

Zu einem ersten Treffen rief K. H. BAUER die überlebenden Fachkollegen für den 11. und 12. April 1947 nach Heidelberg zusammen. Es war ein neuer Anfang, ausgerechnet 75 Jahre nach der Gründung unserer Gesellschaft.

Die eigentlichen Kongresse wurden nach nahezu 6jähriger Latenzzeit erst 1949 wieder aufgenommen. Da man nach Berlin (Luftbrücke usw.!) nicht zurückgehen konnte, fiel die Wahl auf die bizonale Hauptstadt Frankfurt, wo Herr GEISSENDÖRFER unter zeitgemäßen Bedingungen eine vorbildliche Organisationsarbeit leistete. Erstmals traten Chirurgen unter EDUARD REHN buchstäblich in der Manege eines Zirkus-Gebäudes (ALTHOFF) auf, dazu DOMAGK, der nachträglich mit dem ihm vorenthaltenen Nobelpreis ausgezeichnete Begründer der Sulfonamid-Therapie und mehrere alte Freunde aus dem nicht-deutschsprachigen Ausland, wie unsere korrespondierenden Mitglieder MASON aus England sowie unser stets willkommener FONTAINE aus Frankreich. Allein die Geste ihrer physischen Präsenz half mindestens ebenso wie ihre fachlichen Beiträge, das lähmende Gefühl der Isolation zu überwinden.

Ab 1951 tagten wir in dem herrlichen Deutschen Museum, an das wir alle wohl mit Wehmut zurückdenken und das wir nur wegen der räumlichen Enge (Ausstellungsverbot durch die Feuerwehr, ungenügende Nebenräume usw.) im letzten Jahr verlassen mußten. Ob das hiesige Messegelände heuer bei den zusätzlichen olympischen Komplikationen die Liebe der Chirurgen ganz gewinnen wird, bleibt abzuwarten.

Bei Durchsicht der letzten 21 Tagungsberichte kann dankbar eine Ausweitung der operativen Behandlungsmöglichkeiten registriert werden, wie sie wohl in dieser Rasanz unsere Fachgeschichte noch nicht gekannt hat.

Fragen wir bei dieser kurzen Standortbestimmung nach den wesentlichen technischen und organisatorischen Hilfen, denen die operative Therapie diese Intensivierung zu verdanken hat, so sind zu den von K. H. BAUER bei der 75. Tagung 1958 genannten Faktoren (wie Anästhesiologie, Blutersatz, Antikoagulantien, Antibiotika usw.) wohl die folgenden anzuführen:

1. die eindeutige Verbesserung der präoperativen Diagnostik vor allem durch Angiographie und Endoskopie.

2. Die intra- und postoperative Überwachung und Intensivtherapie mit Unterstützung einer verfeinerten Laboratoriums-Diagnostik.

3. Die Entwicklung weiterer inerter Kunststoffe für Katheter, Nahtmaterial und Gefäßprothesen, während

4. z.B. bei Herzklappen und Schrittmachern wohl zweifellos der Medizin aus der Weltraumtechnik Befruchtungen durch neue Metall-Legierungen (Titanium) und verbesserte Transistoren erwachsen sind. In dieselbe Kategorie gehört

5. die schlackenarme Astronautenkost sowie die parenterale Hyperalimentation.

6. Für die Transplantation war die Definition des Hirntodes eine dringliche Voraussetzung, deren Erarbeitung durch die Deutsche Gesellschaft für Chirurgie auch internationale Anerkennung gefunden hat.

7. Zu den Fortschritten unseres Faches sind auch die neuen Möglichkeiten des modernen Krankenhausbaues zu rechnen.

Trotz dieser keineswegs vollständigen Auflistung besteht keinerlei Grund zum Jubilieren. Im Gegenteil, viele Wünsche sind offen. So ist:

1. die Infektionsrate und selbst die Sepsis heute keineswegs geringer als vor der Entdeckung der Antibiotika.

2. Die Erfolgsbeurteilung chirurgischer Behandlungsverfahren müssen durch prospektive vergleichende Studien mit standardisierter Klassifikation und Behandlung unter Benutzung biostatistischer Methoden intensiviert werden.

3. Dafür bedürfen aber gerade die deutschen Kliniken einer großzügigen Verbesserung der elektronischen Datenverarbeitung und Dokumentation mit hoher Priorität.

4. Benötigt die operativ gelöste Transplantationstechnik zum letztlichen Erfolg ihrer Bemühungen die Überwindung der Immunitätsbarriere.

5. Ist die Chirurgie in ganz besonderem Maße von Fragen der Ausbildung und Organisation abhängig. Durch die neue Approbationsordnung sollen Versäumnisse korrigiert werden, die aber nur unter Anerkennung des Leistungsprinzips, wie es in der östlichen und westlichen Welt unverändert gültig ist, auch bei uns realisiert werden können.

6. Wer heute als gewählter Mediziner in akademischen Universitätsgremien mit anderen Fakultäten in Berührung kommt, muß freilich mit Bedauern erkennen, wie weit der neue Gruppenproporz (unter Einschluß von Studenten und nichtwissenschaftlichem Personal) zu Beschlüssen führt, die im Plebiszitverfahren den sachlichen Erfordernissen oftmals alles andere als eine kompetente optimale Lösung bieten. Im Gegenteil, egozentrische Gruppeninteressen können der wechselseitigen Kompensation ein besonders weites Tor öffnen.

7. Die Aufteilung der Chirurgie in verschiedene Spezialitäten war notwendig und entscheidend für den Fortschritt.

8. Die Entwicklung und der gegenwärtige Stand der Facharztzahlen in der allgemeinen Chirurgie mit ihren Teilgebieten und in den operativen Sonderdisziplinen zeigt einen Schereneffekt, der vielerorts zur Behinderung dringlicher Notfallsversorgungen geführt hat.

9. Beängstigend ist auch die Lücke auf dem Pflegesektor.

10. Im allgemeinen sollte die in anderen Ländern übliche, innigere Verpflichtung des zivilen und militärischen Gesundheitswesens auch bei uns intensiviert werden.

11. Die verschiedenen bundesdeutschen Vorschläge zur Reform des Gesundheitswesens und Krankenhauswesens haben in der jüngsten Zeit auch die Zukunftserwartungen des jungen Chirurgen verunsichert.

12. Schließlich erscheint es trotz der eigenen Probleme angesichts der vielen internationalen Besucher dieses Kongresses angemessen, auch einmal auf die noch viel ungünstigere Situation der chirurgischen Versorgung in anderen Ländern, wie z.B. in der 3. Welt, hinzuweisen.

Beim ersten Chirurgenkongreß hat von LANGENBECK den Ausspruch getan, daß die ,,Reinheit der chirurgischen Lehre der Deutschen Gesellschaft für Chirurgie anvertraut sei", und von BERGMANN ebenso wie KÖRTE haben dies beim 25. bzw. 50. Kongreß wiederholt. Dieser stets ohne Hybris, sondern mit Demut geäußerte Wunsch möge uns auch in das 2. Jahrhundert unseres Bestehens begleiten.

Das *wissenschaftliche Programm* wird eröffnet mit einer Darlegung der *Fortschritte in der operativen Therapie.*

1. M. ALLGÖWER, Basel/Schweiz: Unfallchirurgie
2. F. KÜMMERLE, Mainz: Bauchchirurgie (Magen, Darm)
3. E. KERN, Würzburg: Bauchchirurgie (Leber, Galle, Pankreas)
4. K. VOSSSCHULTE, Gießen: Thoraxchirurgie
5. J. WAWERSIK, Kiel: Fortschritte der Anästhesie
6. A. N. WITT, München: Orthopädie
7. H. GELBKE, Ludwigshafen a. Rh.: Plastische und wiederherstellende Chirurgie
8. W. CH. HECKER, München: Kinderchirurgie
9 F. LOEW, Homburg a. d. Saar: Neurochirurgie
10. W. LUTZEYER, Aachen: Urologie
11. W. BIRCKS, Düsseldorf: Herzchirurgie
12. J. VOLLMAR, Ulm: Gefäßchirurgie
13. R. ZENKER, München: Transplantation
14. W. WENZ, Heidelberg: Diagnostische Röntgenologie

2. Abschlußbericht

Als Hauptaufgabe meiner Amtszeit sah ich die Ausrichtung der 89. Tagung als Jubiläumskongreß zum 100. Geburtstag unserer Gesellschaft sowie den Versuch einer lange und vielfach gewünschten Veränderung der Kongreß-Struktur. Letztere sollte durch 2 Hauptpfeiler getragen werden:

1. Die Fortbildung mit aktuellen klinischen Themen auf hohem wissenschaftlichen Niveau und

2. das chirurgische Forum mit neuen Ergebnissen aus der experimentellen und klinischen Forschung.

Der breite positive Respons — mündlich und schriftlich — zum tatsächlichen Tagungsablauf läßt mich hoffen, daß dieses Strukturkonzept — schon 1968 beim deutsch-amerikanischen Chirurgenkongreß in München erprobt — auch in Zukunft Beachtung finden wird.

Eine außerordentliche 2. Präsidiumssitzung wurde am 21./22. Februar 1972 in Frankfurt notwendig, weil von seiten des Berliner Justizsenators Schwierigkeiten bei der Genehmigung der neuen Statuten aufgetreten waren. Vieles an Organisationsarbeit, die auch in unserer Gesellschaft zur Bewältigung von Nachkriegsfolgen bei der Wiedergründung geleistet worden war, sollte plötzlich und unerwartet in Frage gestellt werden. Erfreulicherweise erwies sich jedoch der Synergismus zahlreicher Präsidiumsmitglieder auf mannigfachen Wegen erfolgreich, so daß endgültig am 13. VII. 72 der ,,Notvorstand" (Generalsekretär) ebenso wie ich als Präsident auch de jure die Amtszeit beenden konnten.

Auf der 3. Präsidiumssitzung unmittelbar vor dem Kongreß am 8. V. 72 wurde ein Memorandum der Zukunftskommission verabschiedet, das in Analogie zu den Internisten Empfehlungen zur Struktur chirurgischer Abteilungen und Kliniken verschiedener Größenordnungen hinsichtlich Bettenzahl, Konzentration von Spezialitäten, Leitung etc. gibt. Es erfolgte die Publikation des ,,Zukunftspapiers" im Mitteilungsblatt Nr. 3 unter Modifikation des die Universitätskliniken betreffenden Passus, damit in dieser spannungsgeladenen Zeit auch unsere Gesellschaft mit einem konstruktiven Vorschlag Stellung bezogen hat.

Der Kongreß fand vom 10.—13. Mai 1972 zum zweiten Male im Kongreßgebäude Theresienhöhe statt, wobei eine gewisse Konzentration durch die Ausstellung und das Gros der Vortragssäle im nordwestlichen Eingangsbereich erzielt worden war. Für die Bayernhalle (Olympiade!) mußte die Halle 19 als Hauptsaal kurzfristig hergerichtet werden, was hinsichtlich Technik und Atmosphäre nicht allgemein befriedigen konnte. Dafür klappte der Transport der Besucher innerhalb des Kongreßgeländes mit Hilfe kleiner Busse ebenso wie die Kommunikation zwischen den einzelnen Sälen (laufende Vortragsanzeige) dank eines Funkeinsatzes der Bundeswehr um so besser.

Infolge des Jubiläums war die Zahl der Ehrungen (mit 3 E. K. Frey-Preisträgern 19!) ungewöhnlich hoch. Die Feststellung der Besucher-Frequenz ergab, daß allgemein-chirurgische Themen (Magen- und Duodenalgeschwür, anorektale Erkrankungen, der Brustkrebs sowie die Traumatologie mit dem kindlichen Unfall, den akuten Handverletzungen und den Oberarmfrakturen) den größten Zulauf hatten. Stets überfüllt waren auch die Filmsitzungen.

In den 8 Forum-Sitzungen (mit einer gemeinsamen Eröffnung durch Herrn Brendel und mich) wurden 110 Vorträge unter verschiedenen Sammeltiteln (Schock, Magen-Darm, Gefäße, Transplantation, Traumatologie etc.) gehalten und lebhaft diskutiert. Ihre Auswahl war erstmals in mühsamer Kleinarbeit durch die Forum-Kommission aus einem fristgemäßen Angebot von 340 Anmeldungen getroffen worden. Diese Einrichtung verdient auch in Zukunft unsere ideelle und finanzielle Förderung, da wir alles daran setzen sollten, den forschungsbeflissenen Pionieren und damit unseren akademischen Nachwuchskandidaten eine möglichst breite Plattform auf unseren Fachkongressen einzuräumen. In ähnlicher Richtung lag ein Rundgespräch über Fragen der chirurgischen Weiterbildung aus der verschiedenen Sicht der Betroffenen bzw. verantwortlichen Ebenen, mit dem die Gesellschaft ihr besonderes Interesse an der Förderung des Nachwuchses bekundete.

Besonders groß war die Zahl der ausländischen Gäste mit 350 Kollegen. Jeder Erdteil oder Subkontinent war dem Anlaß entsprechend vertreten, erstmals auch schwarze Chirurgen aus Afrika, nicht dagegen amtierende Kollegen aus der DDR trotz mehrfacher inoffizieller und offizieller Einladungen nach drüben.

Hervorragend war am Mittwochabend der Staatsempfang im Antiquarium der Residenz, auf dem Professor LONGMIRE (Los Angeles) vor zahlreicher internationaler Fachprominenz in herzlichen Dankesworten die Leistungen der deutschsprachigen Chirurgie würdigte. Am Donnerstagabend besuchten rund 850 Gäste das Bankett im Bayerischen Hof mit erfreulich viel Jugend.

Heidelberg, im August 1972

Fritz Linder

90. TAGUNG (1973) IN MÜNCHEN

Präsident HEINZ GELBKE *(Ludwigshafen a. Rh.)*

1. Aus der Eröffnungsansprache *

Wohl das erstaunlichste Phänomen unserer Zeit ist das Wuchern von Ideologien und die Faszination, die sie auf einmal wieder auf so viele ausüben. Der Zulauf und der Andrang, den Ideologen jeder Färbung, von den visionären Utopisten bis hin zu den chiliastischen Welterlösern oder charismatischen Volksführern, bei unseren Zeitgenossen und insbesondere bei unserer Jugend finden, erinnern an messianische Endzeiterwartungen der frühen Christenzeit. Die modernen politisch-ideologischen Heilslehren geben sich zwar durch die Bejahung des Rationalismus der Neuzeit den Anstrich der Wissenschaftlichkeit, stellen aber im Grunde noch vorwissenschaftliche Denkstrukturen dar, denn alle diese

* Langenbecks Arch. Chir. **334**, 3 (1973).

Spielarten irrationaler Verführung und spekulativen Wunschträumens setzen voraus, daß es Bezirke gibt, in denen die Naturgesetze nicht gelten. Um dasselbe mit WITTGENSTEIN zu sagen: „Jenseits des mit den Mitteln der Logik beschriebenen Erfahrbaren fängt der Unsinn an.“

Die Träger und Verkünder gesellschaftsutopischer Ideologien, zumeist bürgerliche Intellektuelle, gehen zwei grundsätzliche Wege, den Weg der Revolution oder den Marsch durch die Institutionen. Als zentrale Marschtaktik marxistischer oder kryptokommunistischer Kader ist die Schürung von Krisenhysterie in der Öffentlichkeit und die Diskriminierung bestehender Einrichtungen anzusprechen. Die Demokratie wird dadurch funktionsunfähig zu machen gesucht, daß Demokratie auch dort praktiziert werden soll, wo sie gar nicht hingehört, beispielsweise bei wissenschaftlichen Urteilen und Sachentscheidungen, deren Richtigkeitsbeweise und Echtheitsprüfungen von der Anzahl der Zustimmenden völlig unabhängig sind.

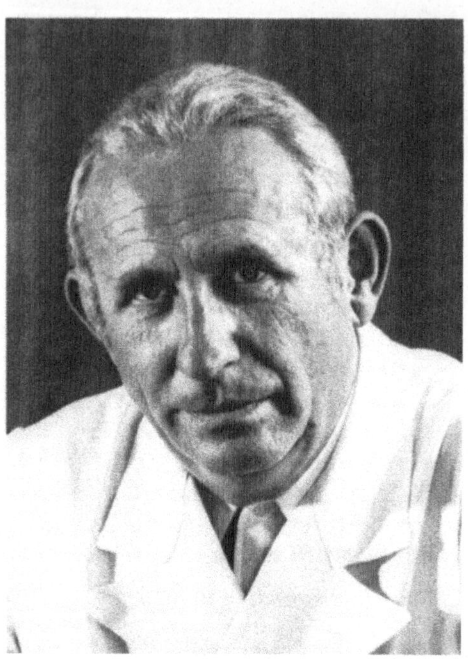

Abb. 46. HEINZ GELBKE

Die Aushöhlung der Demokratie in Schulen, Universitäten und anderswo mittels einer bewußt destruktiven Gesellschaftskritik wird eingeleitet durch Auflösung aller legitimen Autoritätsstrukturen und durch Verunsicherung der Verantwortlichen. Die heute von beflissenen Kreisen gezielt verunglimpfte Autorität steht nämlich keineswegs im Gegensatz zur Demokratie oder zur Freiheit, denn einem Autoritätsverlust entspricht kein automatischer Freiheitsgewinn. Vielmehr leben wir seit geraumer Zeit in einer Welt, in welcher dem fortschreitenden Autoritätsverlust eine ebenso evident fortschreitende Bedrohung der Freiheit, der unzweifelhaft höchsten menschlichen Lebensqualität, entspricht.

Angesichts der natürlichen Ungleichheit der Menschen kann es in einem differenzierten Leistungssystem noch nicht einmal gleiche Chancen geben, sondern bestenfalls für die verschiedenartigen Menschen angeglichene oder angemessene Chancen, die aber ihrerseits wieder die sozialen Unterschiede der Menschen zwangsläufig vergrößern müssen. Diese Feststellung ist nicht nur ehrlicher, sondern auch gesellschaftlich nutzbringender als die strikte Forderung nach der totalen Gleichheit, die nur der politischen Verführung dienen kann. Die Forderung nach der Gleichheit beim Start bedingt die Frage nach der Gleichheit am Ziel, die unbeantwortet bleibt!

Weder durch Berufung auf Gleichheit noch durch Beschwörung des Antiautoritären kann die Tatsache aus der Welt geschafft werden, daß auch die Demokratie ohne Herrschaft von Menschen über Menschen nicht denkbar ist. Wo seit ENGELS von sozialistischen Heilsverkündern das Absterben des Staates und seiner Herrschaftsfunktion verheißen wurde, ist bisher das Gegenteil eingetreten, nämlich die totale Zwangsherrschaft.

Was die revolutionierende Jugend im Westen für abschaffenswert deklariert, ist aber doch gerade das, was die aufbegehrende Intelligenz des Ostens erstrebt, nämlich ein bißchen bürgerlicher Wohlstand, etwas individuelle Freiheit und den Kern von Demokratie, d.h. die Möglichkeit gewaltlosen Machtwechsels durch Wählen unter mindestens zwei konkurrierenden Machtbewerbern, sprich Parteien.

Die sogenannte öffentliche Meinung wird heute de facto von ganz bestimmten Institutionen gemacht. Das sind die Massenmedien: Fernsehen, Rundfunk und Zeitungen. Wortgewandte Redakteure und flink formulierende Journalisten sind zur 4. Macht im Staate, zu den eigentlichen Herrschern in unserer Gesellschaft geworden, was schon im 1. Drittel unseres Jahrhunderts der Wiener Kulturkritiker KARL KRAUS den „schwarzen Magiern der öffentlichen Meinungsmache" — wie er sie nannte — vorwarf. Wehe den Personen oder Berufsgruppen, die von einem gewissen Journalistenkreis einmal aufs Korn genommen werden! Die Frage heute ist nicht allein, wie die Pressefreiheiten vor den Eingriffen des Staates, sondern wie Einzelpersonen oder Personengruppen vor den sich häufenden Erscheinungen der diffamierenden Lügen und der irreführenden Halbwahrheiten *gewisser* Massenmedien zu schützen sind.

Totale staatliche Gesundheitsfürsorge und Sozialverpflichtungen sollen vorerst einmal einem gutgläubigen Publikum begehrenswert und schmackhaft gemacht werden durch den Etikettenschwindel vom „klassenlosen Krankenhaus".

Ein klassenloses Krankenhaus könnte höchstens in einer klassenlosen Gesellschaft funktionieren. Aber wir haben weder hier noch anderswo und schon gar nicht in den kommunistisch-marxistischen Ländern eine klassenlose Gesellschaft. Auch von keinem unserer Berufspolitiker jeglicher Couleur, der mit dem klassen- oder privilegienlosen Krankenhaus als Wahlslogan Stimmen, Macht- und Aufstiegschancen zu gewinnen sucht, ist bekannt geworden, daß er sich mit klassenlosen Diäten begnügt hätte oder daß er sich, auch bei leichten Erkrankungen, chancengleich in ein Bett der allgemeinen Klasse gelegt oder privilegienfrei vom gerade diensthabenden Assistenzarzt habe behandeln lassen. Die in unseren Krankenhäusern Politikern und Verwaltungsaristokratie seit langem gewährten Privilegien sind uns allen wohl bekannt, werden aber von keiner Zeitung und in keinem Reformprogramm erwähnt. Es gibt eben keine Sozietäten ohne Rangphänomene, d.h. ohne Alpha- und Omegapersonen.

Eine ideologiefreie, rationale Lösung des Krankenhaus- und Gesundheitswesens kann doch nur so aussehen, daß für jedermann eine gute, dem medizinischen Leistungsniveau unserer Zeit entsprechende und ihn wirtschaftlich nicht ungebührlich belastende Krankenversorgung gewährleistet wird, daß darüber hinaus aber auch jeder Patient die Möglichkeit haben kann, Sonderleistungen in materieller und in personeller Hinsicht in Anspruch zu nehmen, genauso wie es für den Arzt die Möglichkeit geben muß, über sein Gehalt hinaus für besondere Fähigkeiten, Kenntnisse, Erfahrungen und Leistungen honoriert zu werden. Eine der Haupttriebfedern solch gesundheitspolitischen Experimentiereifers scheint doch ganz einfach gezielt geschürter Einkommensneid zu sein.

Auf das künftige Arztbild dürfte auch die heutige Zulassungsselektion zum Medizinstudium mit der Prämiierung der analytischen Intelligenz nicht ganz ohne Einfluß bleiben. So mag aus mancherlei Gründen die Frage erlaubt sein, ob das für unseren Kulturkreis bislang gültige Rollenschema des Arztes von Bestand sein wird.

Der moderne Versuch, schon die Kinderzimmer, Lehrlingswerkstätten, Schulen und Hörsäle in Inseln der Glückseligkeit zu verwandeln, Arbeitsleistungen als unmenschliche Zumutungen oder Knebelungen, bestenfalls als notwendiges Übel, Freizeit, uneingeschränkte Triebbefriedigung und Nichtstun aber als den eigentlichen Daseinszweck hinzustellen, betrügt die zu erziehende Jugend durch Vortäuschung einer paradiesischen Welt, d.h. durch Realitätsentzug, um ihre Lebenschance, sich auf dieser Erde ohne ernsten Schaden behaupten zu können. Auch die heutige junge Generation wird weder ohne gewisse Grundtugenden wie Tüchtigkeit, Fairneß und Loyalität oder ohne gehobene Sinnwerte wie Vertrauen, Ehre, Redlichkeit noch ohne die Einsicht auskommen können, daß viele der beneideten Glückswerte wie Ansehen, Bildung, Können, Einfluß usw. teuer mit Askese, geistiger Arbeit und mancherlei Lustverzicht bezahlt werden müssen.

Wenn man die modernen antiautoritären, egalitären und leistungsfeindlichen Theorien einmal näher untersucht, so ist leicht festzustellen, daß sich dahinter nur virulente Geltungsgelüste einer verbalen Intelligenzia verbergen. Es gibt aber keine erfolgreichen menschlichen Gemeinschaften ohne Rangstreben einerseits und ohne Unterordnung andererseits.

Als die 3 großen Menschheitsgefahren nennt HANS MOHR

1. die Überbevölkerung mit den Folgen der Rohstoff- und Nahrungsmittelverknappung sowie der Umweltzerstörung;

2. die nuklearen Waffen mit ihren totalen Vernichtungsmöglichkeiten;

3. die Ideologien jeglicher Observanz, die sowohl die Bevölkerungs- als auch die Atomexplosion an den kritischen Punkt bringen können.

Die Rolle der exakten Wissenschaften ist aus dem Leben der Menschheit nicht mehr wegzudenken. Wir wissen heute zuviel, um allen überlieferten ethischen und transzendenten Vorstellungen bedingungslos anhängen zu können. Andererseits wissen wir aber noch zu wenig, um in dieser Hinsicht etwas Entscheidendes, was über das Bisherige hinausgeht, aussagen zu können. Es bleibt uns die ständige Auseinandersetzung zwischen dem „Sein" und dem „Sollen", zwischen faktischen und normativen Sätzen.

2. Abschlußbericht

Was die 90. Tagung betrifft, so sind meine Gesichtspunkte zur Programmgestaltung sowie einige Gedanken zu Problemen unserer Zeit in meiner Eröffnungsansprache, in weiteren Äußerungen während der Tagung sowie im Geleitwort zum „Tagungsführer" deutlich gemacht worden. Beim heutigen Tempo des Fortschrittes und dem damit verbundenen raschen Wandel der Chirurgie müssen möglichst zahlreiche Informationen vermittelt, häufigere Analysen unserer Tätigkeit erstellt und fachliche Fortbildung betrieben werden. Einzelprobleme sollten in schnellerer Folge und, um Dogmatismus zu vermeiden, mit wechselnden Referenten auf unseren Tagungen zur Sprache kommen. Das gilt für die Themen der Klinik wie der Forschung. Gewisse Nachteile von Parallelsitzungen sind unstreitig. Wenn wir aber den Kontakt zu Nachbarfächern und Teilgebieten der Chirurgie nicht verlieren wollen, dürften Parallelsitzungen sowie breit gefächerte Thematik unerläßlich sein.

Die einzelnen Programme der 90. Tagung waren ebenfalls durchweg und an allen Tagen sehr gut besucht. Die Festansprache von HANS MOHR über „Wissenschaft und Wertsystem" gehört wohl zu dem Besten, was auf unseren Tagungen in dieser Hinsicht je gesagt worden ist. Die gemeinsame Schlußveranstaltung mit dem „Berufsverband der Chirurgen" war wichtig und erfolgreich. In einer pluralistischen Demokratie müssen auch Fachleute und Gelehrte sich an den Erörterungen aktueller Zeitprobleme beteiligen und dürfen nicht alles den Journalisten und Berufspolitikern überlassen. Wer in unserer Zeit nicht öffentlich mit und zu der

Gesellschaft spricht, wird bald die Gesellschaft öffentlich gegen sich haben (auch eine Lehre aus unserem Universitätsfiasko!).

Dem dringenden Verlangen unserer Mitglieder folgend, wurden meine Eröffnungsansprache (im Auszug), MOHRs Festvortrag, SCHOECKs Referat über „Neid und Leistung" sowie die Abhandlungen von FROMM und MÜLLER-OSTEN (in Auszügen) als besonderer Vorabdruck in einer Broschüre mit dem Titel „Ideologie — Utopie — Medizin — Gesellschafts-Kritik" durch die pharmazeutischen Werke Knoll A.G. Ludwigshafen/Rh. herausgebracht und in 25000 Exemplaren an alle Chef- und Oberärzte von chirurgischen, internistischen, gynäkologischen, pädiatrischen, urologischen, ophthalmologischen und HNO-Kliniken, an alle Bundes-, Landes- und Bezirksärztekammern, Medizinische Fakultäten, an Ordinarien für Politologie und Soziologie, an alle Bundes- und Landtagsabgeordneten sowie an weitere ausgewählte Persönlichkeiten des öffentlichen Lebens (Zielgruppe: Meinungsbildner in Politik, Wirtschaft und Kultur) ferner an alle großen Tages- und Wochenzeitungen und an die medizinische Fachpresse verschickt.

Nicht unsere Zeitgenossen, sondern die nach uns Kommenden haben uns und unser Wirken zu beurteilen! Ich will hoffen, daß die freiheitliche, demokratische und soziale Ordnung unseres jungen Staates erhalten bleibt und daß unsere ehrwürdige — vormals königlich preußisch privilegierte — Deutsche Gesellschaft für Chirurgie ihr 2. Jahrhundert lebendig bestehen möge!

Ludwigshafen a. Rh., im September 1973

91. TAGUNG (1974) IN MÜNCHEN

Präsident FRITZ KÜMMERLE *(Mainz)*

1. Aus der Eröffnungsansprache *

Stets waren unsere Tagungen eine Dokumentation unserer klinischen, operativen und wissenschaftlichen Arbeit, bestimmt vom augenblicklichen Standort unseres Faches in der medizinischen Landschaft ihrer Zeit.

---

* Langenbecks Arch. Chir. **337**, 3 (1974).

Wie sieht diese Landschaft heute aus? Im klinisch-wissenschaftlichen Bereich sind besonders folgende Bewegungen und Fortschritte hervorzuheben:

1. Die Organtransplantation, mit der sich, seit die technisch-operativen Probleme weitgehend gelöst sind, die experimentelle Medizin im Sinne der Überwindung der immunologischen Barriere im großen Stil beschäftigt.

2. Die wachsende Verwendung implantierbarer Materialien aus Metall oder Kunststoff an Knochen und Gelenken, am Herzen und den Gefäßen.

3. Das weitere Vordringen der Chirurgie in Mikrobereiche bei der Naht von Nerven und Gefäßen.

4. Die Entwicklung der modernen Intensivmedizin mit besseren und schnelleren Möglichkeiten, Vitalgefährdeten, Schwerkranken, und Frischoperierten zu helfen.

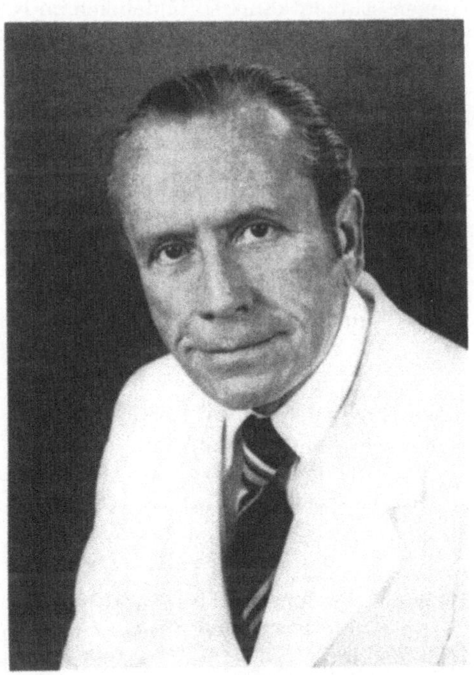

Abb. 47. Fritz Kümmerle

Weitere Merkmale sind: die zunehmende Verbindung von Medizin und Technik mit immer kürzer werdenden Zeiträumen der technischen Verbesserungen; die wachsende Zersplitterung der wissenschaftlichen Disziplinen in Medizin, Technik und Naturwissenschaften; damit einhergehend auch eine zunehmende Differenzierung von Aufgaben und Funktionen mit Spezialisierungen und Subspezialisierungen in der gesamten klinischen Medizin.

Wenn man seines Lehrers gedenkt und damit der „Schule", der man angehört, stößt man — zumal in unserer zur Traditionslosigkeit neigenden Zeit — fast zwangsläufig auf die Frage, inwieweit für unsere jungen Kollegen heute im Zuge von Reform, Strukturwandel und Spezialisierung die „Chirurgische Schule" als solche noch eine Bedeutung hat. Versteht man unter „Schule" eine systematische Form der Ausbildung, so ist eine solche in der operativen Medizin von ganz besonderer Bedeutung. Sie ist für den Lernenden die Richtschnur seines chirurgischen Handelns beim typischen Eingriff, für den schon Kundigen und Geübten die Grundlage, das Schwierige, das Besondere, ja das Außergewöhnliche auf das Typische, auf die Linie des sicher Beherrschten zurückzuführen. Aus der Sicht des Lehrers gesehen gibt er weiter, was er kann, weiß, entdeckt oder ahnt, seine ärztliche und chirurgische Individualität prägt den Vorgang seines Lehrens, in welchem er stets auch ein Lernender bleibt. Geht man davon aus, daß der junge Arzt nach dem Staatsexamen den wahrscheinlich größten Umfang tatsächlichen Wissens besitzt, der Ältere sich andererseits auf seine langjährigen ärztlichen, klinischen und operativen Erfahrungen stützen kann, so bildet sich im Koordinatensystem ihrer wechselseitigen Verflechtung eine Kurve heraus, welche das kollegiale Zusammenwirken der Ärzte aller Altersstufen im Rahmen ihrer Ausbildung und Entwicklung dokumentiert. ... Im Blick auf dieses gegenseitige Verhältnis, das nicht nur im Sachlichen, sondern auch im Menschlichen wurzelt, steht das Ziel, den Mitarbeiter und Schüler schließlich auf den eigenen Weg zu bringen, in die Selbständigkeit zu entlassen, um eigenes Wachstum zu entwickeln. Aus der Perspektive selbständiger Tätigkeit und Verantwortung entwickelt sich dann rückschauend auf Herkunft und Vergangenheit ein Gefühl von Gemeinsamkeit und Zusammenhalt. Die sich hier dokumentierende menschliche Haltung über Tag und Jahr hinaus ist es, was die „Schule" im Leben des Chirurgen so anziehend macht. Pflegen wir sie daher, wo wir können, vor allem im Sinne unseres chirurgischen Nachwuchses, der für diese Dinge — auch heute und gerade heute — ein sehr feines Gespür hat.

Was die *Weiterbildung* auf dem Gebiet der Chirurgie anbetrifft, gilt es, die Weiterbildungsordnung im Hinblick auf die entstandenen chirurgischen Spezialgebiete fortzuentwickeln. Wir halten nach wie vor die weitere Gliederung des Faches Chirurgie in „Teilgebiete" für sinnvoller, als neue „Fachgebiete" einzuführen.

Auch der Frage der *Facharztprüfung*, die in Zukunft am Ende der Weiterbildung stehen soll, sollten wir nicht unvorbereitet gegenüberstehen. Die Facharztanerkennung kann meines Erachtens durch eine solche Prüfung durchaus eine Aufwertung erfahren.

Betrugen die Zeit des Studiums und die Weiterbildungszeit in der Chirurgie jeweils 6 Jahre, so ist die *Fortbildung* zeitlos und ohne Grenzen, wenn wir unseren Leistungsstandard halten und verbessern wollen. BILLROTH meinte vor rund 100 Jahren (1883): „Der Vorrat an Kenntnissen hat beim Arzt das Gute, daß er um so größer wird, je reichlicher er ausgegeben wird." Auf welche Weise aber sollen wir unsere Vorräte auffüllen, in einer Zeit, in der sich das medizinische Wissen innerhalb von 6 Jahren verdoppelt und die medizinische Weltliteratur täglich um über 2000 Publikationen zunimmt. Dem angebotenen Übermaß, der Flut von

Informationen — bei denen eine Trennung zwischen Wichtigem und Unwichtigem vonnöten wäre —, der Vielzahl von Kongressen, Tagungen und Symposien auf den verschiedensten Ebenen steht schlicht der Faktor *Zeit* gegenüber, die der einzelne für seine Fortbildung aufwenden kann.

Je mehr Differenzierung und Spezialisierung fortschreiten, desto notwendiger, ja zwingender wird das Zusammenwirken der Disziplinen. Interdisziplinarität heißt auch Zusammenwirken unter dem Gesichtspunkt von Wirtschaftlichkeit und Rationalisierung.

Andere Lücken sehe ich in der breiten Zone zwischen Medizin und Technik selbst — trotz ihrer großen Verflechtungen und trotz des neuen Faches der *Biomedizinischen Technik*, das sich bemüht, Erkenntnisse und Möglichkeiten aus der Technik der Medizin nutzbar zu machen. Angesichts der technischen Vielfalt seines Faches ist es dem Chirurgen selbst bei bester Ausbildung kaum mehr möglich, die Physik seiner technischen Mittel im Sinne eines optimalen Funktionierens zu erfassen. Der angehende Chirurg sowohl als auch das nichtärztliche Personal müssen noch mehr in die Techniken eingewiesen werden, um deren Gebrauch und Einsatzmöglichkeiten kennenzulernen.

Bei allen meinen Betrachtungen kam ich auch immer wieder auf den Faktor „Zeit" zu sprechen: Zeit für Ausbildung, Weiterbildung, Fortbildung; Zeit für die Forschung, Zeit vor allem für unsere Kranken. Das besondere Verhältnis des Chirurgen zur Zeit leitet sich ab aus seiner Kenntnis des geeigneten Zeitpunktes für den operativen Eingriff, seiner Kenntnis der Zeit, welche die Natur für die Heilung einer Wunde oder eines Knochenbruches braucht, auf der anderen Seite aber auch aus der Zeitspanne, die er für seinen chirurgischen Eingriff benötigt und die auch heute noch ein wesentlicher Bestandteil seines Erfolges ist. Spezielle Operationsmethoden sind mit wachsendem Zeitaufwand verknüpft. Nahezu die Hälfte unserer Arbeitszeit verbringen wir im Operationssaal. Erstklassige Chirurgie ist jedoch nur durch äußersten Arbeitseinsatz zu erreichen, der sich nicht an der vorgeschriebenen Arbeitszeit orientieren kann. Wir benötigen die noch freie Zeit mehr denn je zum Nachdenken, zur Differenzierung und Auswertung unserer Arbeit, zu der wir auch den zeitlichen Abstand brauchen, um unsere Erfolge, aber auch unsere Mißerfolge in der rechten Relation zu sehen.

Mag alles, wie man heute sagt, seine Struktur haben — noch mehr gilt doch das Wort des alten Predigers SALOMO: „Es hat alles seine Zeit!"

2. *Abschlußbericht*

Bereits auf der 89. Tagung unserer Gesellschaft 1972 zum 2. Stellvertretenden Präsidenten gewählt, konnte ich mich frühzeitig auf mein Präsidentenamt und auf die von mir auszurichtende 91. Tagung vorbereiten. Ich konnte daher bereits auf der der 90. Tagung vorangehenden Präsidiumssitzung Gestaltung und Thematik der 91. Tagung zur Genehmigung vorlegen, das vorläufige Programm im Dezember 1973 abschließen und in Druck geben, so daß es den Mitgliedern bereits Ende Januar 1974 vorlag. Dieser zeitliche Ablauf kommt allen Beteiligten und auch den Mitgliedern in jeder Weise zugute.

Von Anfang an war mir klar, daß die weitere Gliederung unseres Fachgebietes nicht ohne Auswirkungen auf unsere Gesellschaft bleibt und damit auch auf die Gestaltung unseres Jahreskongresses. Grundlage meiner Überlegungen war, im Rahmen der Weiterbildung am Prinzip der Teilgebietsordnung festzuhalten, somit keine chirurgischen Teilgebiete abzulehnen und dadurch der weiteren Zersplitterung unseres Fachgebietes zu begegnen. Wollen wir jedoch die von uns bejahten und geförderten Teilgebiete im Sinne der Interpretation unserer Gesellschaft erhalten, bedürfen sie einer entsprechenden Vertretung in unserem Präsidium, oder aber unsere Gesellschaft gliedert sich — den Teilgebieten entsprechend — in Sektionen.

Die Kongreßgestaltung sollte in ausgewogener Weise sowohl die Informationen über den Stand wissenschaftlicher Erkenntnisse als auch die Wissensvermittlung im Rahmen der Fortbildung berücksichtigen.

Schließlich lag mir das Thema „Wissensvermittlung in der Chirurgie" besonders am Herzen, weil wir unsere Methoden in Ausbildung, Weiterbildung und Fortbildung überdenken müssen, wenn wir Schritt halten wollen mit der Wissensverarbeitung. Wir sollten uns mit diesem Problem intensiv befassen, bevor wir durch dirigistische Maßnahmen dazu gezwungen werden.

Sehr angenehm war die Zusammenarbeit mit der *Forum-Kommission*, die aus den eingegangenen Meldungen unter sehr kritischer Wertung 77 Vorträge auswählte und diese in Fachgebiete gliederte. Auch beim Forum war die Teilnahme der jungen Generation sehr stark und die Diskussion höchst engagiert.

Mehr denn je benötigen wir für besondere Aufgaben in Funktionsbereichen und am Krankenbett geschulte Pflegekräfte und eine große Zahl nichtärztlicher Mitarbeiter. Für sie wurde erstmalig im Rahmen unseres Jahreskongresses ein *Fortbildungsseminar* veranstaltet, das nach einstimmigem Beschluß unseres Präsidiums in Zukunft zu einer ständigen Einrichtung werden soll. Das Interesse auch aus den deutschsprachigen Nachbarländern war außerordentlich lebhaft, die Bayernhalle war bei der Eröffnung des Seminars voll besetzt — ein Glück, daß wir nicht auf den kleinen Saal ausgewichen sind. Gerade diese Veranstaltung, die für unsere nichtärztlichen Mitarbeiter zugleich den Besuch der großen medizinischen Ausstellung ermöglichte, hat eine sehr nachhaltige Resonanz gefunden.

Das Fazit meiner eigenen Erfahrungen geht dahin, daß die weitere Entwicklung unserer Gesellschaft, bestimmt durch die zunehmende Differenzierung und Gliederung unseres Fachgebietes, sowohl die Beachtung fächerübergreifender interdisziplinärer Prinzipien verlangt als auch die konsequente Vertretung unserer genuinen, eigenständigen Interessen, die wir niemals vernachlässigen dürfen.

Mainz, im August 1974

Fritz Mündel

92. TAGUNG (1975) IN MÜNCHEN

Präsident GERT CARSTENSEN *(Mülheim a. d. Ruhr)*

1. Aus der Eröffnungsansprache *

Die Deutsche Gesellschaft für Chirurgie tagt heute zum 25. Male in München. Nach Verlust unserer angestammten Heimstätte, des Langenbeck-Virchow-Hauses in Berlin, ist unsere Gesellschaft in München seßhaft geworden. Die neue Heimat hat uns unser Mitglied E. K. FREY zugänglich gemacht, der den ersten Kongreß 1951 im ehrwürdigen Deutschen Museum, dem wir immer nachtrauern werden, geleitet hat. Unseren Dank an E. K. FREY und an die gastfreie Stadt München fasse ich in die Worte: Die Deutsche Gesellschaft für Chirurgie hat die Reise gen Süden in das Land der Bayern nicht bereut.

Erlauben Sie mir nun einige Ausführungen über

„*Die individuelle Freiheit im Wandel der Chirurgie*".

Die Chirurgie hat Mitte des vergangenen Jahrhunderts einen säkularen Wandel erlebt. Mit der Entdeckung des Jahres 1846, in Äthernarkose schmerzlos operieren zu können, und der LISTERschen Antisepsis neigt sich das Zeitalter der empirischen Chirurgie des hohen Mittelalters dem Ende zu. An die Stelle tritt ein wissenschaftlich ausgerichtetes Fach. Der Bannstrahl „Ecclesia abhorret a sanguine" ist erloschen. Die Schnittärzte ziehen mit den Maulärzten endgültig gleich. Aus der gering geachteten Tätigkeit armseliger Handwerksburschen geht die glanzvolle

---

* Langenbecks Arch. Chir. **339**, 3 (1975).

Chirurgie der kleinen und großen Geheimräte hervor. Sie sind sich der humanistischen Tradition ihres Berufes bewußt, die sich immerhin genealogisch auf ihren göttlichen Stammvater, den Kentauren Cheiron zurückverfolgen läßt. Heute, an der Schwelle des letzten Viertels dieses Jahrhunderts, vollzieht sich erneut ein Wandel in der Chirurgie, eine neue Einordnung, in der Tragweite dem ersten Umbruch vergleichbar.

Wie so häufig in der Naturwissenschaft wird der Bau rasch errichtet, nachdem der Grundstein einmal gelegt ist. Erstmals verhalten sich Operationsaufwand und Operationsziel ausgeglichen. Der Chirurg als Naturforscher wird Wirklichkeit und von ERWIN PAYR in seiner Gedenkrede auf THEODOR BILLROTH mit den Worten bekräftigt: „Die Chirurgie wird entweder naturwissenschaftlich sein, oder sie wird ein Handwerk bleiben."

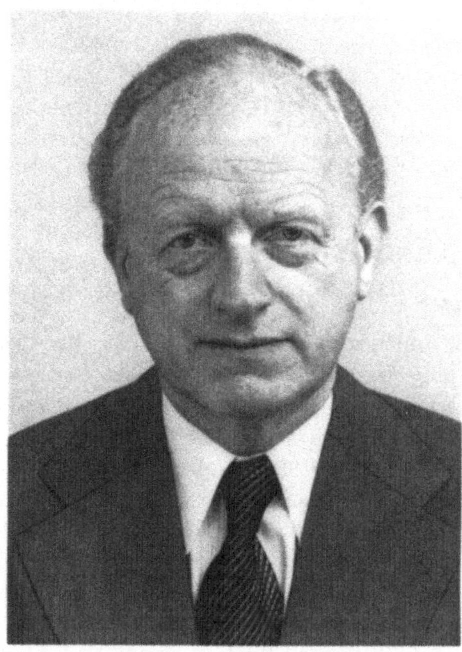

Abb. 48. GERT CARSTENSEN

... Die Bedeutung der Funktion wird erkannt. In dem Bestreben, so sagt FERDINAND SAUERBRUCH auf der Tagung in Berlin 1923 voraus, mehr die Funktion zu beeinflussen, als krankhafte Veränderungen einfach fortzunehmen, werde die Chirurgie ganz sicher Neuland gewinnen.

War die Chirurgie anfangs eigenständig genug, sich Aufgaben selbst zu stellen und zu erfüllen, so ist die Erreichung neuer Ziele ohne die immer enger werdende Verbindung mit den medizinischen Nachbarfächern sowie das Eindringen der Technologie in die Chirurgie nicht denkbar. ... Der Vereinigung von Klinik und Experiment verdankt die Chirurgie ihren Standard. ... Leistungen und Erfolge weisen allerdings eine unerwartete und unerwünschte Kehrseite auf: Sie rufen eine Inflation der Ansprüche und unbegrenzte Heilserwartungen, ja, eine Selbstverständlichkeit des Außergewöhnlichen hervor.

Die vor uns liegenden Aufgaben sind so groß geworden, daß sie nur fachüberschreitend gelöst werden können. Damit wird das Maß des Fortschrittes von der Spezialisierung, besser gesagt vom sinnvollen Umgang mit der Spezialisierung bestimmt. Bekommt sie ein beherrschendes Eigenleben, so führt dies — im Anfang sicher ungewollt und unbemerkt — dazu, daß ein Spezialist zunächst von wenigen Dingen viel und dann von immer weniger Dingen immer mehr weiß. Möge die logische Fortsetzung dieses Vorganges nicht darin bestehen, daß er eines Tages von annähernd nichts annähernd alles weiß!

Eine Wissenschaft hütet als wertvollstes Gut, was sich nach Bewährung durchgesetzt und als Bestand erwiesen hat. Den Weg der schöpferischen Gedanken dieser Entwicklung nachzugehen, führt zu den Grundlagen menschlichen Geistes und stellt die Verbindung her zur Philosophie, und zwar Philosophie nicht nur im Sinne der wörtlichen Übersetzung als Liebe zur Weisheit, sondern als Ausdruck des Strebens nach Erkenntnis und Sinngehalt gültiger Werte, nach den großen Zusammenhängen alles Geistigen und nach Verständnis für die Bedingtheit alles Wissens, nicht zuletzt nach Selbsteinsicht, kurz: Philosophie als Liebe zur Wahrheit. Somit ist die Naturwissenschaft eine Fortsetzung der Philosophie mit anderem Rüstzeug.

Der Rang des Menschen in der Natur wird durch die Begriffe Individualität, Autonomie und Freiheit, die untrennbar zusammengehören, geprägt. Sich selbst die Gesetze zu geben und die Willensfreiheit zu besitzen, sind Grundwerte unseres Daseins. Unter diesen Voraussetzungen kann sich der Mensch voll entfalten, dieses uneingeschränkte Recht steht ihm zu. Die Freiheit, die sich jede Generation neu erringen muß, übernimmt gleichzeitig die Verpflichtung der Verantwortlichkeit. Hierin liegt es wohl begründet, wenn sich Menschen vor der Freiheit fürchten.

Man muß sich darüber klar werden, daß sich Freiheit und Sicherheit zu einem gewissen Grade gegenseitig ausschließen. Genauso wie übergroße Freiheit umschlägt in rücksichtslose Unfreiheit, wird die Freiheit auch durch übergroße staatliche Betreuung aufgehoben. Je umfassender die Lebenssicherung des Individuums ausgebaut wird, desto mehr engt sie den eigenen Gestaltungsraum ein. Damit beginnt unsere Freiheit zu schrumpfen. Dies ist der Preis für das heute so verbreitete Sicherheitsverlangen. Freiheitsgewinne werden also mit Freiheitsverlusten aufgewogen. In der modernen Welt werden die Freiheitsgrade immer kleiner. Das Fortbestehen der Freiheit ist nur dann gewährleistet, wenn dem einzelnen Menschen die Entscheidung über die anzustrebenden Ziele überlassen bleibt.

Individuelle Freiheit benötigt nicht nur der Kranke, sondern in gleicher Weise der Arzt. Ein unfreier Arzt nützt dem Patienten nichts. Sein Bestes kann der Arzt nur dann geben, wenn er sich seine Freiheit voll bewahrt, oder besser: seine völlige Freiwilligkeit.

Die Belastungen der heutigen Medizin laufen letztlich auf Entscheidungsprobleme hinaus, die dadurch erschwert werden, daß sie meistens aufgrund von Wahrscheinlichkeiten und nicht von Gewißheiten gelöst werden müssen. Der Arzt ist gezwungen zu handeln, gleichgültig ob er genügend vom Krankheitsgeschehen weiß oder nicht. Bei diesen Entscheidungen ist er so gut wie immer ganz allein.

Wer als Chirurg Hoffnungen und Enttäuschungen erlebt hat, ist bescheiden geworden. Er weiß, Erfolge werden mit Mißerfolgen aufgewogen.

Operative Tätigkeit ist ohne Aufrechterhaltung von Autorität und Hierarchie weder auszuüben noch zu verantworten. Nur, Autorität erfordert Vorbild, und Hierarchie heißt Rangordnung mit Geltenlassen.

Die abschließende Frage lautet, welcher chirurgische Wertmaßstab Richtschnur unseres Handelns sein soll. Oscar Creech hat als Präsident der Amerikanischen Gesellschaft für Chirurgie seinerzeit 1965 für den „Medizinbetrieb" des Jahres 1990 prophezeit: Die Behandlung der Kranken wird sich in Formen vollziehen, die mit einer Fließbandarbeit vergleichbar sind. Hört also die persönliche Bindung zwischen Arzt und Krankem auf zu bestehen?

Ganz sicher nicht. Allerdings ist es unsere Aufgabe, uns Tag für Tag aufs neue mit aller Kraft dafür einzusetzen, daß die individuelle Freiheit und damit die Würde des Menschen in der Chirurgie erhalten bleiben. Keine leichte, aber die wirklich lohnende menschliche Aufgabe. Der Arzt-Philosoph Karl Jaspers hat gesagt: „Es ist ein hoher Anspruch, daß in der Kühle das Herz wach bleibt." In der Sprache unseres Faches:

Die Chirurgie wird human sein, oder sie wird nicht sein.

Videant chirurgici!

2. Abschlußbereicht

Meine Befürchtungen gelten dem Fortbestehen des freien Arzttums, mit dem die Freiheit des Kranken untrennbar verbunden ist. ...

Eine weitere Bedrohung sehe ich auf uns zukommen mit der schwerwiegenden Zunahme von Regreßansprüchen wegen vermeintlicher Behandlungsfehler. Setzt sich dieser nordamerikanische Import durch, zwingt er zur defensiven Medizin, auch in der Chirurgie. Es erfolgt eine widersinnige Umkehrung: Nicht das Wohlergehen des Kranken, sondern der Schutz des Chirurgen steht obenan — ein grotesker Auswuchs einer mißverstandenen Freiheit. Selbstverständlich dürfen wir keine schwarzen Schafe in den eigenen Reihen schützen, unberechtigten Angriffen jedoch müssen wir uns entschlossen zur Wehr setzen.

Auf die Tagung trifft die klassische Formulierung von August Bier 1910 zu: „Der Kongreß verlief anregend und ohne Mißton."

Ein Vortrag hat berechtigtes Aufsehen erregt, nämlich der Bericht von E. R. Owen aus Australien über die Ergebnisse der Mikrogefäßchirurgie. Man braucht kein Prophet zu sein, um vorauszusagen, daß hier ein Tor für die Erschließung von chirurgischem Neuland geöffnet worden ist.

Höhepunkt des Kongresses ist die Verleihung der Ernst von Bergmann-Gedenkmünze in Gold an RUDOLF NISSEN gewesen, den Meister der Chirurgie, der das Reich der Wissenschaft und Humanitas mit seinem Geist ausgefüllt hat. Gerade weil bei ihm diese Auszeichnung so zutreffend ist, gibt sie Veranlassung, streng darauf zu achten, mit Ehrungen behutsam umzugehen, damit Ehrungen wirklich Ehrungen bleiben.

Neu in das Programm aufgenommen worden sind Fortbildungskurse und eine Gedächtnis-Vorlesung, die einem Großen unseres Faches gewidmet ist. Da ich 6 verdienter Hundertjähriger zu gedenken hatte, bin ich auf den Gedanken gekommen, dem Präsidium eine Ferdinand Sauerbruch-Gedächtnis-Vorlesung als ständige Einrichtung unserer Kongresse vorzuschlagen. Es ist erstaunlich, daß unsere traditionsbewußte Gesellschaft mit dieser nobelsten Form einer akademischen Würdigung unsere Tagungen nicht schon längst bereichert hat. Das Zusammentreffen mit SAUERBRUCHS 100. Geburtstag schien mir eine Sternstunde zu sein.

Mülheim a. d. Ruhr, im August 1975

93. TAGUNG (1976) IN MÜNCHEN

Präsident KARL KREMER *(Düsseldorf)*

1. Aus der Eröffnungsansprache *

„Imagination" nannte PARACELSUS die Verbindung Arzt—Patient. Aber diese Basis wurde durch die ungestüme Entwicklung der letzten Jahrzehnte nicht unbeschadet in unseren ärztlichen Alltag gerettet. Das Verhältnis Arzt—Patient befindet sich in unseren Tagen in einer der Sache nicht dienenden Diskussion.

Es gibt viele Gründe für das gestörte Verhältnis vom Arzt zum Kranken, vom Kranken zum Arzt. Da hat sich, hilfreich, aber den unmittelbaren Kontakt behindernd, die Technik dazwischengeschoben — da haben Hetze und Unrast des modernen Lebens die Ruhe des Gesprächs

* Langenbecks Arch. Chir. **342**, 3 (1976).

gestört — aber da wurden auch Erwartungshorizonte aufgerissen, die unerfüllbar sind, und da wurde der journalistische Popanz der „Halbgötter in Weiß" aufgebaut, also Berufskleidung zur Zielscheibe für rote Farbbeutel gemacht, um die Träger zu isolieren oder — wie man heute sagt — in Frage zu stellen. Selbst Romanliteratur wurde zum modischen Vehikel dieses Trends.

Das für erfolgversprechende therapeutische Bemühungen unerläßliche Vertrauensverhältnis Arzt und Patient ist beeinträchtigt, getrübt, manchmal sind die notwendigen Kontakte nicht mehr zu finden oder herzustellen.

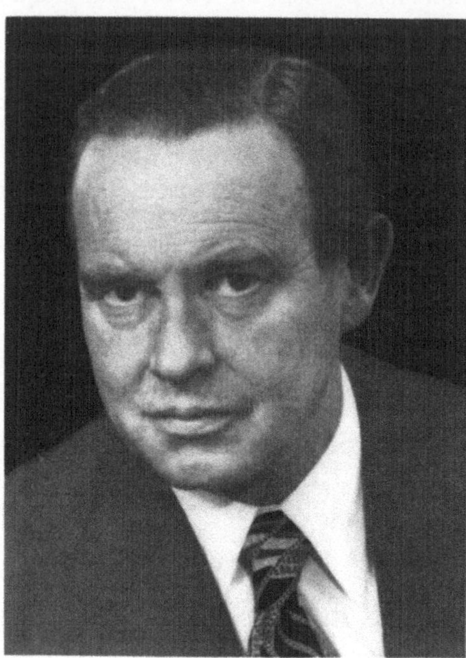

Abb. 49. Karl Kremer

Diese Zeiterscheinung, an der alle schuldig wie unschuldig sind, droht, die Medizin zu einem seelenlosen, ja fast unmenschlichen System degenerieren zu lassen.

Draußen, in der Praxis, verschwindet der gute alte Hausarzt, der mit den Familien lebte, der den Kindern auf die Welt half, sie über Höhen und Tiefen des Lebens geleitete, oft Seelsorger und Arzt zugleich, der mit seinen Händen den Alten die Augen schloß. Diesen Hausarzt gibt es nicht mehr; — Allgemeinarzt heißt es heute, und der ächzt und arbeitet heute quasi am Fließband und muß noch dazu auf der Hut sein, nicht von Formularbergen erdrückt zu werden. Für ein verbindendes Gespräch fehlt ihm einfach die Zeit.

Auch die ständig zunehmende Spezialisierung führt dazu, daß der Patient auf eine Art Paternoster gesetzt wird, der ihn von Arzt zu Arzt, von Institution zu Institution transportiert, und schließlich landet er endlich bei einem ihm unbekannten und auch in Zeitnot rudernden Kollegen, vielleicht auch bei einem, zu dem er keinen Kontakt findet.

Was sich in den Kliniken — zwangsläufig, muß ich sagen — tut, unterscheidet sich, trotz der Regelmäßigkeit des Ablaufs, kaum von der Turbulenz in den Allgemeinpraxen: abgehetzte Ärzte, die auch kaum Zeit für Patientengespräche finden — in den meisten Häusern Assistentenmangel — dazu eine sich nach dem Parkinsonschen Gesetz ständig vermehrende administrative Arbeit, die von einem meist aufgeblasenen Verwaltungsapparat auf die Klinik abgewälzt wird.

Der Arzt steht vor dem Dilemma, zum Medizintechniker degradiert zu werden.

Die eigentlichen ärztlichen Funktionen des Sehens, des Riechens und des Fühlens gelten nichts mehr, sie verkümmern. Vergessen wird die Beurteilung der Pulsqualitäten durch Palpation — aber gerade diese einfache und natürliche Prüfung stellt eine dauernde und persönliche Bindung zwischen Arzt und Patient her. Akustische Wiedergaben der Pulsfrequenz mögen eine zusätzliche Hilfe sein — ein Ersatz für die Palpation sind sie nicht und dürfen sie nicht werden.

Viel zu oft wird auch vergessen, daß der sedierte Patient viel mehr von dem, was um ihn herum vorgeht, wahrnimmt und registriert, als zu vermuten ist. ... Wir können tagtäglich am Bett von zweifelsfrei Moribunden einer weiteren Gefahr erliegen. Die Intensivmedizin mit all ihren Möglichkeiten der Reanimation kann dazu verleiten, lediglich das technisch Mögliche und das Machbare zu sehen — ohne über den Tod nachzudenken und den ärztlichen Heilauftrag ernst zu nehmen. Es kann deshalb auch nicht der Sinn der Intensivmedizin sein, mit einem ungeheuren Kostenaufwand Schwerstkranken und -verletzten das Leben um wenige Tage, vielleicht Wochen — zu verlängern und tatsächlich nur einem verschwindend kleinen Teil wirklich zu helfen. Letztlich werden wir uns auch mit einemkünstlichen Herzen nicht das ewige Leben erkaufen.

Es kann also niemand, dessen letzte Stunde gekommen ist, wünschen, an Apparate angeschlossen zu werden, die lediglich sein Leben auf meist qualvolle Weise verlängern können, ohne imstande zu sein, seinen Zustand zu bessern.

Mehr als genügend Beispiele bezeugen, daß bei hoffnungslos inoperablen Carcinomkranken heroische — und man muß sagen, leider auch geglückte — Reanimationsversuche bis zur Lungenembolektomie mit der Herz-Lungen-Maschine unternommen worden sind. Solche Auswüchse ärztlicher Artistik sind ebenso zu verurteilen, wie DERRA an dieser Stelle ultraradikale Operationen verdammte, die zwar später dem Patienten ein Vegetieren, doch kein menschenwürdiges Dasein mehr erlauben.

Es war Papst PIUS XII., der, auf Sinn und Wert von Wiederbelebungsversuchen angesprochen, sagte, daß die ethische Norm nicht in der Erhaltung des Lebens schlechthin, sondern vielmehr in der Erhaltung wirklich menschlichen Lebens liege. Die ethische Grundnorm — Ehrfurcht vor dem Leben — ist somit und zweifelsfrei als Ehrfurcht vor der Bewahrung sinnvollen menschlichen Lebens zu begreifen.

Wenn STEFAN ZWEIG sagte, daß die großen Geister in ihren Sternstunden, da Gott und Freunde schweigen, die einsamsten Geschöpfe auf dem Globus seien, darf ich — und das sicher nicht nur für mich — hinzufügen, daß niemand so allein sein kann wie ein Arzt in der Stunde, da Ethos und Beruf ihm letzte Entscheidungen abverlangen, einem Menschen das Sterben zu erleichtern, ohne ein lebenswert menschliches Leben zu verkürzen. Diese Entscheidung können ihm weder emotionierte Großredner, noch Philosophen oder Theologen abnehmen oder vereinfachen. Das ist die einsame Stunde des Arztes.

Wenn wir so nach den Grundprinzipien ärztlicher Ethik handeln, kann es für uns keinen aktiven Eingriff zur Beendigung des Lebens geben. Wenn es uns aber gelingt, den Sterbenden — wenn auch nur für kurze Zeit — sein Leid und sein Schicksal vergessen zu lassen, wenn wir angesichts des Todes ärztliches Ethos vorleben, dann zeigen wir uns dem Grundprinzip unseres Berufes, das uns über Jahrhunderte begleitete, würdig: des Arztseins.

2. Abschlußbericht

Verfolgt man die Berichte der früheren Präsidenten, so wiederholt sich in regelmäßiger Folge die immer wiederkehrende Sorge um die Kongreßgestaltung. Die meines Erachtens berechtigte Klage vieler Kollegen, daß die letzten Tagungen mit einer Flut von Themen und Vorträgen unüberschaubar und daher für den Einzelnen nicht mehr geschlossen miterleben waren, hatte mich veranlaßt, schon vor einigen Jahren das Präsidium schriftlich um eine Änderung zu bitten — leider vergebens. So mußte ich nun, um mein Wort zu halten, die Reduktion selbst durchführen. So schmerzlich es für die betroffenen Kollegen auch gewesen sein mag, so hat sich die Beschränkung auf eine überschaubare Zahl von Hauptthemen und Einzelvorträgen mit ausreichender Zeit zur Diskussion voll bewährt. Bestätigt wurde mir dies in zahlreichen Briefen und Gesprächen mit Kollegen.

Es war mir Ehre und Freude, Herrn NUBOER-Utrecht die Ehrenmitgliedschaft unserer Gesellschaft aushändigen zu dürfen; damit wurde ein Chirurg ausgezeichnet, der nach dem Krieg als erster ausländischer Kollege die Brücke über die Landesgrenzen zu uns schlug.

Leider litt die Kommunikation nach außen durch einen gerade herrschenden Druckerstreik, so daß die Presse nichts veröffentlichen konnte. Zahlreiche Gedanken und Bekenntnisse zu unserem Arzttum in Freiheit und Offenheit hätten es verdient gehabt, der Allgemeinheit zugängig gemacht zu werden. In einer Zeit, da der politische Zeitgeist in zunehmendem Maße auf Konfrontationskurs gegen die Ärzte, insbesondere uns Chirurgen steuert, ist der Präsident gezwungen, ein gerüttelt Maß an Zeit und persönlichem Engagement diesen mehr standespolitischen Problemen zu opfern. Ein diffamierender Artikel in der Zeitschrift „Stern" über die

Chirurgen als Beutelschneider hat mich veranlaßt, mit dem Berufsverband eine gemeinsame Stellungnahme zu verfassen. Und ein Fernsehinterview zwang mich schließlich, zur Altersgrenze der Chirurgen und einer evtl. Gesundheitskontrolle Stellung zu nehmen.

Im 6. Jahr der Praktizierung einer neuen Satzung und damit auch eines neuen Wahlmodus war es Zeit, die Frage nach der Bewährung dieser Neuordnung, die mehr Demokratisierung Rechnung tragen sollte, zu stellen. Vor allem das neue Wahlverfahren — von zwei Kandidaten den zukünftigen Präsidenten zu wählen — war Anlaß, den amtierenden Präsidenten in Briefen aus dem In- und Ausland und in zahlreichen persönlichen Gesprächen um eine baldige Änderung dieser unzumutbaren und unwürdigen Wahl zu bitten. Ich möchte dabei herausstreichen, daß die gleiche Ansicht auch von Assistenten und Oberärzten vertreten wurde.

Es war kein leichter Entschluß — bei dem zur Zeit herrschenden politischen Klima —, den Mitgliedern die sich aus diesem Wahlmodus ergebenden Schwierigkeiten darzulegen. Eine Probeabstimmung führte zu einem einstimmigen Votum für eine erneute Änderung der Satzung. Meinem Nachfolger fällt die Aufgabe zu, die sich daraus ergebenden Konsequenzen durch Vorbereitung dieser Satzungsänderung zu ziehen.

Düsseldorf, im Dezember 1976

Karl Kremer

94. TAGUNG (1977) IN MÜNCHEN

Präsident WOLFGANG SCHEGA *(Krefeld)*

1. Aus der Eröffnungsansprache *

Einmal mehr muß auch in diesem Jahr der Präsident unserer Gesellschaft darauf verzichten, unsere wiederum — und diesmal unter Einschaltung aller zuständigen Ministerien der DDR und der Bundesrepublik — eingeladenen Kollegen aus der DDR begrüßen zu können.

Trotz der Schlußakte von Helsinki sah das Ministerium für das Gesundheitswesen der DDR noch immer keine Möglichkeit, deren Teilnahme zu genehmigen. Wie Sie dem vorläufigen Programm entnehmen konnten, hatte ich zum „Europäischen Thema" auch einen besonders sachkundi-

* Langenbecks Arch. Chir. **345**, 3 (1977).

gen Kollegen aus der DDR eingeladen. Auch ihm wurde — auch in diesem internationalen Rahmen — die Teilnahme an unserem Kongreß verwehrt. Dennoch schicken wir unseren Kollegen auch in diesem Jahr wieder unsere herzlichen Grüße über die Mauer!

Heute durchlebt die Medizin — nicht nur in unserer Bundesrepublik, sondern weltweit in West und Ost — eine *kritische Zeit* — kritisch in des Wortes doppelter Bedeutung!

Einmal nämlich scheint sie sich dem kritischen Punkt zu nähern, an dem das durch die Forschung möglich Gewordene nicht mehr finanzierbar zu werden beginnt.

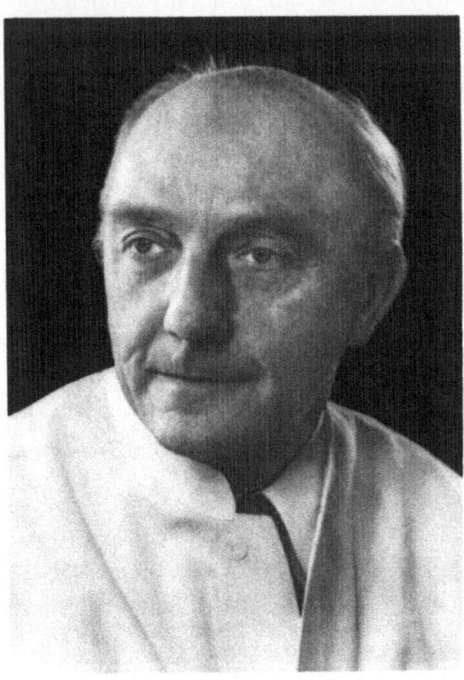

Abb. 50. WOLFGANG SCHEGA

Zum anderen aber sieht sie sich in zunehmendem Maße einer Kritik ausgesetzt, die ihr vorwirft, aus dem ihr Möglichen nicht das Optimum zu machen!

Innerhalb der Medizin aber steht vor allem die Chirurgie Kritikern gegenüber — berufenen und unberufenen!

Chirurg sein kann nur, wer sich täglich aufs neue die Frage vorlegt, was er hätte besser machen können. Denn — um es mit RUDOLF NISSEN zu sagen: „Die Unvollkommenheit der Leistung ist unser tägliches Schicksal!"

Kritik erkennen wir deshalb als eine lebensnotwendige Funktion der Chirurgie an und weisen mit einigem Stolz darauf hin, daß sie in unserer Deutschen Gesellschaft für Chirurgie eine alte Tradition hat. Sie geht auf keinen geringeren als THEODOR BILLROTH zurück, einen Mann, dem wegen seiner Wahrhaftigkeit, seiner Leistung und seiner Bescheidenheit das Wort der Kritik zustand. Er besaß in seinen Jahresberichten aus Zürich und Wien, die in schonungsloser Offenheit verfaßt worden sind und wahrheitsgetreu über Gelingen sowie Mißerfolg Zeugnis abgelegt haben, auch die Größe der Selbstkritik. Welchen Sinn und welchen Wert hat Kritik? In der antiken griechischen Geisteswelt war ein Kritikós ein urteilsfähiger Mann, dem die Kritiké, die Kunst der Beurteilung, zu Gebote stand. Sie ist damals als eine der wichtigsten Fähigkeiten des Menschen erachtet worden, die vor den Folgen von Irrtum und Enttäuschung bewahrt — und zwar besonders im Hinblick auf die eigene Person. Kritik setzt *Verantwortungsgefühl* und *Aufrichtigkeit* voraus!

Weil wir Chirurgen uns schon täglich mit unserer Selbstkritik auseinandersetzen, sind wir andere Kritiker anzuerkennen nur bereit, wenn diese ihre Kritik und ihre evtl. Vorwürfe auch zu belegen vermögen. Wir lehnen deshalb als Mitglieder einer wissenschaftlichen Gesellschaft grundsätzlich flinke und beifallsträchtige Aussagen ab, die diesen Beweis ihrer Richtigkeit schuldig bleiben. Und auch wohlfeile Postulate, die sich mangels Nachprüfbarkeit von vornherein der Widerlegung entziehen! Unterscheiden muß man zwischen den bösartigen und oberflächlichen Schreibern einerseits und den Federn schöpferischer Kritik! Die Grenze der Kritik liegt aber dort, wo sie in Verleumdung umschlägt. Wer verleumdet, hat das Recht auf Kritik und den Anspruch auf Anhörung — und auch seine Glaubhaftigkeit — verwirkt.

Wie weit sind wir von der erwarteten „optimalen Medizin" entfernt? Was muß von uns, was muß von anderen getan werden, um ihr nahe zu kommen? Kurzum welches sind die *Voraussetzungen für diese optimale Medizin*, die auch uns als Ideal vorschwebt?

Nach meiner Meinung:

1. Eine optimale *Auswahl unseres Nachwuchses*, d.h. also junger Menschen zum Studium dieser Medizin; zum
2. deren optimale *Ausbildung im Studium* mit strenger Auslese,
3. ihre optimale *Weiterbildung zum Facharzt*,
4. eine optimale und *kontrollierte Fortbildung* dieser Fachärzte und endlich
5. eine „*Sicherung der Qualität*" dieser so erreichten optimalen Medizin!

Ich halte deshalb die Zeit für gekommen, die in unserer Gesellschaft und in unserem Berufsverband schon seit vielen Jahren laufenden Überlegungen und Vorbereitungen zu einer *freiwilligen Selbst-Überprüfung der Qualität unserer chirurgischen Arbeit* durch Chirurgen Gestalt annehmen zu lassen. Dem ersten Schritt der reinen *Wissens-Selbstkontrolle* vor 2 Jahren muß jetzt der zweite Schritt der *Qualitätskontrolle* chirurgischer Arbeitsstätten erfolgen.

Das Präsidium unserer Gesellschaft hat deshalb — im Einvernehmen mit dem Berufsverband — einen *Ausschuß „Qualitätssicherung"* gegründet, der — mit Unterstützung einer Berufsgenossenschaft — bereits eine Pilot-Studie vorbereitet hat, die in den nächsten Wochen beginnen wird.

Modelle, an die wir uns anlehnen können, gibt es bereits in den Niederlanden mit dem „Concilium chirurgicum" und in den USA in Form des „Medical audit".

Wichtigste *Grundlage der Qualitätssicherung* sowohl in den Niederlanden als auch in den USA sind *histologische Untersuchungen* aller operativ entfernten Gewebe und die *Sektion*.

Beide — histologische Untersuchungen und Sektion — werden natürlich auch bei uns durchgeführt. Hier aber liegt sicher noch manches im argen! Verantwortlich hierfür ist allerdings weniger die Chirurgie als vielmehr die Tatsache, daß es zu wenige und zu wenig ausreichend besetzte *Pathologische Institute* gibt und noch immer ein *Sektionsgesetz* fehlt.

So wurden in der Bundesrepublik im Jahre 1973 ganze 14,6% der in den Krankenhäusern verstorbenen Patienten obduziert. Mancherorts liegt diese Zahl weit unter 10%. Jede *Erhöhung der Sektionsfrequenz* wird am sichersten eine weitere *Steigerung des Leistungsstandards unserer Krankenhäuser* bringen!

Optimale Chirurgie setzt sich zusammen aus der *Breite des Angebotes* chirurgischer Leistungen und aus der *Qualität des Angebotenen* selbst.

Gliedmaßen-Replantationen im Rahmen einer 12-Minuten-billig-Medizin sind leider nicht durchzuführen.

Was Bestand hat, entscheidet die Zukunft! Diesem Urteil sehen wir mit ruhiger Gelassenheit entgegen. Denn das letzte Wort werden nicht die Kritiker, sondern die Kranken sprechen. Wir sollten es deshalb mit GOETHE halten, der einmal gesagt hat: „Gegen die Kritik kann man sich weder schützen, noch wehren; man muß — ihr zum Trutz — *handeln*, und das läßt sie sich nach und nach gefallen!"

2. Abschlußbericht

Es war ein bewegtes Jahr, das im Zeichen schwerer Angriffe auf unsere Chirurgie in Deutschland stand. Sie abzuwehren und notwendige Konsequenzen daraus zu ziehen, waren deshalb ein Schwerpunkt meiner Arbeit.

In einer Zeit, in der es sich sogenannte „Systemveränderer" zur Aufgabe gemacht haben, — gestützt auf die Massenmedien — alle gewachsenen Ordnungen und jede Tradition und Autorität kritisch in Frage zu stellen oder gar zu zerstören, in einer Zeit, in der es so u. a. innerhalb weniger Jahre möglich war, in blindem Reformeifer Struktur, Leistungsfähigkeit, Niveau und Ansehen unserer deutschen Hochschulen zu untergraben und zu erschüttern, in einer solchen Zeit konnte es nicht ausbleiben, daß auch das naturnotwendig hierarchische und autoritative System der Chirurgie zunehmend heftigeren Angriffen ausgesetzt war. Diese schon über Jahre laufende planmäßige Hetze nahm eine gefährliche Wende durch Munition, die ihr aus den eigenen Reihen geliefert wurde.

Die aktuelle Gefahr weiterer zerstörerischer Kritik an der deutschen Chirurgie schien mir — besonders im Hinblick auf das Vertrauen unserer

Patienten zu uns — ein offenes Wort des Präsidenten unserer Gesellschaft zu fordern. Ich habe dies im Rahmen meiner Eröffnungsansprache versucht, in der ich mich mit Berechtigung, Ausmaß und Grenzen der Kritik an uns auseinandergesetzt und darüber hinaus mit Vorschlägen zur Qualitätssicherung der Chirurgie auch konstruktive Verbesserungsvorschläge gemacht habe. Das Presseecho hierauf war erfreulich positiv. Es ist meine Überzeugung, daß wir uns mit der „Qualitätssicherung" eine Handhabe schaffen müssen, die es uns erlaubt, die Effektivität chirurgischer Arbeit zu kontrollieren und uns letztlich damit von ein paar „schwarzen Schafen" zu befreien, die dem guten Ruf unserer Chirurgie schaden.

Hervorheben möchte ich lediglich die in Deutschland erstmalige Gestaltung eines sogenannten „Europäischen Themas". Seine Grenzen scheinen mir in den Sprachbarrieren zu liegen und eine Gefahr in der Monotonie der weitgehend gleichartigen Beiträge aus dem Ausland, auf die weder der Präsident noch der Sitzungsleiter einen Einfluß haben. Sollte es bei uns zu einer Wiederholung kommen, würde ich die Beibehaltung der gewählten Form (Gestaltung des Themas durch *eigene* Referenten) und Ergänzung durch schwerpunktmäßig verteilte und thematisch definierte Beiträge aus den anderen Ländern mit Simultan-Übersetzung empfehlen.

Meine Empfehlung im „Forum-Ausschuß", die Beiträge aus der experimentellen Chirurgie „praxisbezogener" auszuwählen, scheint dem Besuch dieser Sitzungen gedient zu haben.

Krefeld, im September 1977

Wolfgang Schega

95. TAGUNG (1978) IN MÜNCHEN

Präsident MARTIN REIFFERSCHEID *(Aachen)*

1. Aus der Eröffnungsansprache *

„Wahres Arzttum gedeiht nur in der Stille ernsthaften Schaffens und sittlichen Ernstes" (ERICH Freiherr VON REDWITZ). Die Stille des ernst-

* Langenbecks Arch. Chir. **347**, 3 (1978).

haften Schaffens ist heute in Gefahr. Was nottut, sind Wirklichkeitssinn und Unabhängigkeit vom unguten Zeitgeist. Sie finden wir nur im Raster von Ethik, Geschichte und Erfahrung.

Wir erleben, wie man im Reformwettlauf den Lebenswert zur Lebensqualität erklärt, und wir werden Zeugen, wie man die Lebensqualität zum Ausweis für politische Leistung macht.

Erwartung und Furcht sind Zwillinge. Je ungezügelter unser Vertrauen in das Machbare, um so unheimlicher wird uns die Natur.

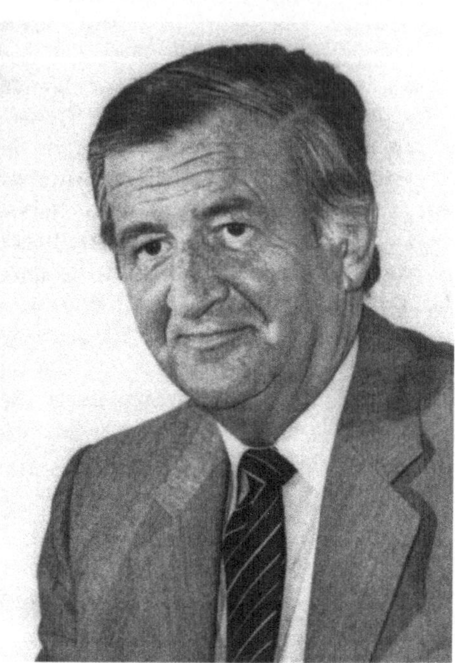

Abb. 51. Martin Reifferscheid

Unser Gewissen gerät zwischen juristisch Einklagbarem und ökonomisch Realisierbarem in Bedrängnis. Wir sind an einem Wendepunkt angekommen, wenn wir heute auf dieser Tagung erstmalig neben der ärztlichen auch die ökonomische Tragbarkeit neuer Behandlungsverfahren werten. Indem wir das Thema Replantation so diskutieren, haben wir uns dieser Doppelforderung gestellt.

Indem man Kompetenz zum Allgemeingut erklärt, fungieren Laien als Berater. Die Kenntnisse der klassischen Philosophie werden in Frage gestellt, geleugnet alle naturwissenschaftlichen und sozialen Errungenschaften. Ohne wirksame Kontrolle ist Desinformation risikolos. Das Wort sichert Erfolg. In permanenter Wiederholung höhlt seine Sinnentstellung die Denkinhalte aus. Damit beginnt auch die „Droge Chancengleichheit" die psychosoziale Intoxikation zu bewirken.

Schwerer und radikaler wiegt der intellektuelle Neid. Seine Beweggründe erhalten ihre Dynamik aus dem ideologischen Monopolanspruch und beziehen ihre Argumente aus dem Zeitgeist. Mit der Unteilbarkeitsthese von der Gesundheit wird so der Mißerfolg für die Gesellschaft nicht mehr duldbar und der Tod zum maschinell abwendbaren Ereignis.

Die Zwangsläufigkeit dieser bedrohlichen Entwicklung erkannten die psychosozialen Reformfächer sehr klar. Allein, ihr Rezept ist nicht das unsrige. Das Defizit an experimentell gesichertem und biologischem Erkenntnisgewinn wird so mit pseudoreligiösen Ausdeutungen kompensiert.

Ratgeber sind ihnen VIKTOR VON WEIZSÄCKER, der die Krankheit als Bosheit, und JORES, der sie als Folge der Sünde erklärt.

JASPERS hält den Allgemeinanspruch dieser pseudohumanen Sozialreligion neben dialektischem Materialismus und der Rassenlehre der dreißiger Jahre für den dritten Grundirrtum unserer Zeit. Wir Chirurgen und unsere Kranken müssen das immer wieder bestätigen.

Wir brauchen einen hilfreichen Ausweg aus der unwirklichen Entwicklung der Humanität. Es gilt, instrumentalisierte Humanitas abzuschaffen und durch die Menschlichkeit als den ursprünglichen Grundwert zu ersetzen.

Für den Ausweg aus dem Zwang des Zeitgeistes brauchen wir andere Wegschilder! Sie heißen: Exakte wie rückhaltlose Definition der geistigen und materiellen Desorientierung.

Die ärztliche Tätigkeit verfehlt als allein angewandte oder alleinige Grundlagenwissenschaft ihren Auftrag: Als allein angewandte Wissenschaft praktizierte sie nur Biotechnik und Biochemie. Und als reine Grundlagenwissenschaft entbehrte sie der Bedingungen des Lebens.

Arzt sein heißt also: „Mit moralischer Zielaufgabe der Lebenserhaltung wissenschaftlich dienen."

Nur mit dieser Aussage konnten ärztliche Arbeit und Zielsetzung über Jahrtausende in stabiler Ordnung bleiben. Diese Maxime in Frage zu stellen, wird es kein ideologisches Argument und keinen Mode- und Zeitgeist geben.

Gesundheit kann nicht länger Recht, nicht Glück und nicht unteilbar sein. Gesundheit muß — wie ROESSLER sagt — wieder die Fähigkeit sein, mit Leiden und Krankheit fertig zu werden. Für den leidenden PASCAL zählte das Kranksein zum Wesen des Menschen überhaupt. Nur mit der Einsicht, daß auch Glücksverzicht zu den Kategorien des Lebenssinns gehört, entraten wir dem Talmiidol der Lebensqualität.

Kein Chirurg hat noch keine Fehler gemacht. Die Größten von uns dokumentieren mit ihrem Generalbekenntnis, noch keinen Fehler *nicht* gemacht zu haben, wie unsinnig die permanente Personifizierung von Fehler und Schuld ist.

Jede Organerhaltung ist für den Kranken attraktiv. Zum radikalen Eingriff befähigt erst und nur die allgemeinchirurgische Ausbildung. Dem heilbaren Kranken aber die palliative Operation anzuraten, heißt, ihm die Verantwortungslast für den fraglichen Heilerfolg aufzubürden. Dies verfehlt den ärztlichen Auftrag.

Die bösartige epitheliale Geschwulst und ihre radikale Ausrottung durch die Operation sind fester Bestandteil ärztlicher Lebenserfahrung und chirurgischer Arbeit. Ihr Ausweis lautet Tradition, Erfahrung und

Bewährung. Keine nichtchirurgische Behandlungsempfehlung hat diese Maxime eliminiert.

Chirurgie heißt erstens: Erhaltung der Funktion und zweitens: Soweit möglich Erhaltung der Form. Prinzipiellen Rang hat hierfür die Grenzziehung zwischen Operation und Nichtoperation. Eine der Gewissenspflichten des Chirurgen ist seine Standfestigkeit gegenüber dem technischen Selbstzweck. Auch in höchster Perfektion können ihn seine manuellen und technischen Fähigkeiten nicht allein zum Eingriff bewegen.

Chirurgische Weiterbildung und chirurgischer Fortschritt werden aber zur Strecke gebracht, wenn chirurgische Komplikationen nicht mehr diskutiert werden können, ohne daß Sensationsreporter sie in Schlagzeilen zur Anklage verarbeiten.

Mit der Multiplikation der Spezialitäten wachsen die Weiterbildungsinformation und die Weiterbildungszeit zur Hypothek. Die weltweite Diskussion attestiert der Rotation ihren Experimentalcharakter. Unser chirurgischer Nachwuchs sieht das sehr realistisch. Für ihn ist die magische Grenze schon erreicht. Sollten wir dies verkennen, hieße das, den Lösungszwang der Dekompensation überlassen.

Vom Zeitgeist mit seinen subjektiven Maßstäben unabhängig zu bleiben, ist Vorrecht der Gebildeten und Pflicht der Verantwortlichen. Bildung und Verantwortung bewahren vor Negativismus! Unsere stabilen Fundamente sind unsere Grundhaltung, unsere Selbstkritik und unsere philosophisch naturwissenschaftlichen Ausbildungs- und Handlungsgrundlagen. In ihrer Beständigkeit geben sie uns Urteilsfähigkeit und Selbstverständnis. Bewahren wir uns im Taumel der schnell-lebigen Zeit diesen festen Standort! Lassen wir uns in unserer Arbeit nicht beirren!

In 3000jähriger Geschichte bewährten sich die Bindungen unseres ärztlichen Auftrages als absolut und zeitlos. Nichts kann sie zerstören. Denn, um KANT zu zitieren: „sie bilden ein Stück der Ordnung und des Zweckes der Natur.“

2. *Abschlußbericht*

Vorstand und Präsidium folgten meinem Vorschlag, für die mit der Sterbehilfe verbundenen Fragen einen Ausschuß ins Leben zu rufen. Bei der Themenwahl des Kongresses hatte auch ich mich wie meine Vorgänger darum bemüht, Wissenschaft und Fortbildung gleichgewichtig zu Wort kommen zu lassen. Dabei versuchte ich, durch die Wahl geeigneter Moderatoren und Referenten die Themen in Dialogform darzustellen. Das Ziel war, durch die Spontaneität und Lebhaftigkeit des

Zwiegesprächs das Auditorium zur Mitsprache anzuregen. Einigen Moderatoren und Referenten gelang in der Tat eine lebhafte Diskussion, anderen fiel dies offensichtlich schwer.

Die Mitgliederversammlung bestätigte am Freitag endlich die Satzungsänderung mit der weit überschrittenen notwendigen $^{2}/_{3}$-Mehrheit.

Daß die Rotationsausbildung in der Chirurgie bereits an die Realisierungsgrenzen stößt, habe ich in meiner Eröffnungsansprache erwähnt. Leider kranken alle bisherigen Empfehlungen und Rezepturen zur Lösung der Rotationsprobleme daran, daß jeder nur sein eigenes Modell lobt und nicht frei von Eitelkeit dar tut, wie gut dies an seinem Departement funktioniert. Dies kann uns sicher nicht weiterhelfen.

Aachen, im Juni 1978

Martin Allgöwer

96. TAGUNG (1979) IN MÜNCHEN

Präsident EDGAR UNGEHEUER *(Frankfurt a. M.)*

1. Aus der Eröffnungsansprache *

Eine ganz besondere Genugtuung ist es für uns, daß in diesem Jahr zum zweiten Mal einigen Kollegen und Freunden aus dem anderen Teil Deutschlands der Besuch unseres Kongresses ermöglicht wurde. An ihrer Spitze begrüße ich den ersten Vorsitzenden der Gesellschaft für Chirurgie der DDR, Herrn Professor Dr. BECKER aus Jena, auf das herzlichste. Wir hatten die Kollegen aus der DDR in den Jahren davor schmerzlich vermißt.

Der Kreis der westdeutschen Chirurgen, der zu den Kollegen von „drüben" noch private oder klinisch-wissenschaftliche Kontakte unterhält, wird immer kleiner. Umgekehrt ist es ebenso. Im vierten Jahrzehnt der deutschen Teilung ist die Zahl der Konassistenten „hüben wie drüben" deutlich zurückgegangen. Kongresse wie dieser machen es möglich, alte Verbindungen wieder zu beleben und neue Freundschaften herzustellen. Solange es Chirurgen gibt, die sich von der Studienzeit oder aus den wirren Geschehnissen der Kriegs- und Nachkriegszeit kennen und

---

* Langenbecks Arch. Chir. **349**, 3 (1979).

einander verbunden fühlen, sollten die persönlichen Beziehungen genutzt werden, um der jüngeren Generation, die sich aus vielerlei Gründen relativ fremd gegenübersteht, ein freundschaftliches und brüderliches Zusammenkommen zu erleichtern.

Unsere Gesellschaft besteht seit nunmehr 107 Jahren. Nicht viele Institutionen in unserem Land, in dem Herkommen und Tradition keinen leichten Stand mehr haben, können das von sich behaupten.

Vor 30 Jahren, am 8. Juni 1949, eröffnete EDUARD REHN in Frankfurt die erste Nachkriegstagung der Deutschen Gesellschaft für Chirurgie. Keiner, der es nicht miterlebt hat, kann sich die Schwierigkeiten bei der Vorbereitung dieser ersten Nachkriegsveranstaltung vorstellen. Es fehlte buchstäblich an allem. Und doch waren damals sämtliche Beteiligten, also Klinikleiter, Oberärzte, Assistenten und Studenten, von dem gemeinsamen Willen beseelt, der niederdrückenden Not zu trotzen und möglichst rasch wieder an das Vorkriegsniveau der deutschen Medizin anzuknüpfen.

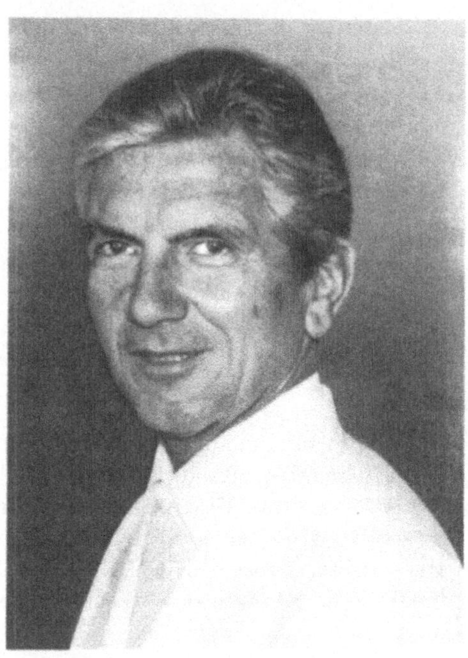

Abb. 52. EDGAR UNGEHEUER

Welch ein Unterschied zu heute! Eine Umfrage, die Frau Professor NOELLE-NEUMANN vor zwei Jahren unter 5000 Hochschullehrern, Assistenten und Doktoranden veranstaltete, ergab, daß nur 27% der Befragten ihre berufliche Funktion gern ausübten; bei den Medizinern waren es sogar nur 24%. Negativ das Bild auch bei den Studenten. An die Stelle der Begeisterung der Nachkriegsgeneration, von der sich EDUARD REHN inspiriert fühlte, ist weithin Unsicherheit, Lustlosigkeit, Verantwortungsscheu, manchmal auch Resignation, ja Angst, getreten. Wie ist dieser erschreckende Wandel zu erklären? Ich glaube, wir müssen die Gründe sowohl in der derzeitigen gesellschaftlichen wie auch politischen Situation, wie in einigen Besonderheiten des medizinischen Universitätsbetriebes, der medizinischen Praxis, wie auch der medizinischen Standes- und Berufspolitik suchen.

Drei große Prinzipien bestimmen unsere Zeit:

1. die in unserer Verfassung verbürgte *Demokratie*, die ohne Zweifel die optimale Regierungsform ist. Zu fragen aber ist, inwieweit eine Regierungsform gleichzeitig Postulat für die Gestaltung privater Bereiche sein kann;

2. die *Bürokratie*, d.h. die Zunahme von institutionalisierter Verwaltung. Die Problematik, die sich stellt, ist die Schaffung notwendiger Freiräume für individuelles, verantwortliches Tätigwerden im Interesse des Gemeinwohls; und

3. die *Technisierung*, die zur Überlegung zwingt, inwieweit Herrschaft von Technik nicht u.U. unerbittlicher ist als Herrschaft von Menschen, so daß die Frage unausweichlich ist, inwieweit Technik dem Menschen dienstbar gemacht wird oder aber der Mensch degradiert wird zum Werkzeug und Opfer von Technik.

„Challenge and response", Ansporn und Leistung nannte der vor einigen Jahren verstorbene englische Historiker ARNOLD TOYNBEE die Antriebe, von denen er die Weltgeschichte beherrscht glaubte. „Leichte Lebensbedingungen", schreibt TOYNBEE wörtlich, „sind einer Kultur feindlich." Eine Gesellschaft, die elitäre Leistungen nicht fördert und nicht anerkennt, wird verkümmern und schließlich untergehen. Wer auf die Benotung von Prüfungsarbeiten verzichtet, tut niemandem einen Gefallen: Anstatt den Kandidaten zu qualifizieren, disqualifiziert er das Examen.

Auch auf die Gefahr hin, mich bei den selbsternannten Sachwaltern des Fortschritts weiter unbeliebt zu machen, möchte ich noch zwei andere Reizworte in die Debatte werfen, die nach meiner festen Überzeugung mit der allgemeinen Unzufriedenheit an unseren Universitäten und Kliniken in engem Zusammenhang stehen: *Disziplin* und *Tradition*. Sie gehören ebenfalls zum Problembereich der mißverstandenen Demokratie.

In der *medizinischen Ausbildung* hat der Reformeifer der letzten Jahre Schäden angerichtet, für die wir noch teuer werden bezahlen müssen.

So kann es nicht weitergehen! Mit immer neuen Novellierungen ist es nicht getan. Was not tut, ist eine totale Revision der Approbationsordnung — auch im Hinblick auf die rasche Beseitigung des ungerechten Numerus clausus.

Das im vergangenen Jahr vom Parlament verabschiedete, mit 450 Mio. DM dotierte *Programm* für die *Gesundheitsforschung* hat in erster Linie die vorbeugende Gesundheitserhaltung, die Ermittlung von Krankheitsursachen und die Untersuchung struktureller Fragen des Gesundheitswesens zum Inhalt. So wichtig diese Themen zweifellos sind, ich möchte dringend empfehlen, daß sich der Staat bei der Festlegung von

Forschungsgebieten und Vergabe von Forschungsaufträgen weniger von gesundheits- und tagespolitischen oder gar ideologischen Gesichtspunkten leiten lasse als vom medizinischen Sachverstand.

Was uns beim technischen Fortschritt in der Medizin aber ständig beunruhigen sollte, ist, daß wir dafür noch kein menschliches Maß gefunden haben.

Dem unmittelbaren Kontakt mit dem Kranken muß unsere verstärkte Aufmerksamkeit gelten. Die dem theoretischen Wissen mindestens gleichbedeutende Komponente der Erfahrung bleibt unverzichtbar. Computer müssen nicht übernehmen, was Sinnesorgane besser leisten können.

Perikles hat einmal gesagt: „Das Geheimnis des Glückes ist die Freiheit, das Geheimnis der Freiheit aber ist der Mut." Die jüngere Generation sollte den gleichen Mut wie jene haben, die vor 30 Jahren auf dem Feld der moralischen und gegenständlichen Verwüstung stand und jetzt dafür sorgen, daß die Universität wieder die Funktion der Bildung übernimmt und der Arzt neben seinem Organwissen den ganzen Menschen sieht.

2. *Abschlußbericht*

Wenn man die Ausführungen meiner 95 Vorgänger liest, die eine hochinteressante und geradezu fesselnde Lektüre sind, so haben die meisten eine Gemeinsamkeit, nämlich die Sorge um unser Fach, um unsere Wissenschaft und um unsere Freiheit. Es ist erstaunlich, daß trotz der verschiedensten politischen, gesellschaftlichen und wissenschaftlichen Epochen, die seit der Gründung unserer Gesellschaft hinter uns liegen, die Motivation zu Ausführungen, sei es in der Präsidentenrede, sei es in Verhandlungen oder in Gedanken, die in diesem Buch festgehalten wurden, immer wieder von diesen drei Problemkreisen ausgehen.

Der Beginn meiner Präsidentschaft war überschattet durch den Tod meines ersten Lehrers K. H. Bauer am 7. 7. 1978. Es war für mich eine große Ehre, daß ich als Schüler und Präsident unserem Ehrenmitglied bei den Beisetzungsfeierlichkeiten in einer Rede gedenken durfte. Nicht allein durch das Ausscheiden von Frau Wiesebaum, unserer langjährigen Sekretärin, sondern auch aus Kostenersparnisgründen wurde die Geschäftsstelle an unserem Gründungsort Berlin aufgelöst und nach München verlegt. Obwohl der Sitz unserer Gesellschaft nach wie vor Berlin ist, fühlten sich einige Mitglieder verpflichtet, Protest gegen diese Verlegung einzulegen. Ich konnte sie und die mobilisierten Politiker beruhigen, einmal durch den Hinweis auf den unveränderten Sitz unserer Gesellschaft in Berlin und zum anderen, daß ich bemüht sein werde, den 100. Kongreß 1983 in Berlin abhalten zu lassen.

Einen diesbezüglichen Antrag habe ich auch dem Präsidium für die Herbstsitzung 1979 in München vorgelegt.

Da der Deutsche Chirurgen-Kongreß neben seiner Aufgabe, nämlich den neuesten Stand der Wissenschaft aufzuzeigen, auch fort- und weiterbilden muß, sollten die Fortbildungsthemen eine dem Stand der Erkenntnisse angepaßte Plattform darstellen. Ich hatte daher auch die Seminare für die medizinischen Assistenzberufe erstmalig thematisch so ausgerichtet, daß sie gleichzeitig auch als Fortbildungsveranstaltung für Chirurgen angesehen werden konnten.

Eine besondere Freude war für mich auch die Tatsache, daß ich erstmalig in der Geschichte unserer Gesellschaft einem Arzt die Ehrenmitgliedschaft übertragen durfte, der nicht durch wissenschaftliche Leistungen, sondern durch seine Menschlichkeit und durch sein ärztliches Können unter primitivsten Umständen in der Gefangenschaft von Stalingrad herausragte. Es war dies der Chefarzt a. D. Dr. KOHLER-Idar-Oberstein.

Frankfurt/M., im September 1979

Edgar Ungeheuer

97. TAGUNG (1980) IN MÜNCHEN

Präsident GEORG HEBERER *(München)*

1. Aus der Eröffnungsansprache *

Es lag uns allen sehr daran, daß auch in diesem Jahr Kollegen und Freunde aus dem anderen Teil Deutschlands an unserem Kongreß mitwirken können. An ihrer Spitze begrüße ich den Präsidenten der Gesellschaft für Chirurgie der DDR, Herrn Professor Dr. KOTHE aus Leipzig, auf das herzlichste. Wir hoffen, daß der persönliche Kontakt und der Austausch von Erfahrungen über die Grenze hinweg weiter gepflegt und ausgebaut werden kann.

Interdisziplinäre Zusammenarbeit, Bilanzen, Prognosen — das ist der *Leitgedanke*, den ich dieser Tagung vorangestellt habe. Er soll Fortschritte und Wandlungen innerhalb der Chirurgie aufzeigen, um den im kommenden Jahrzehnt weiter wachsenden Aufgaben gerecht werden zu können, die sich in Wissenschaft und Praxis wie in berufspolitischer Hinsicht stellen.

Wir müssen zusammenhalten, was auseinanderstrebt. Der *Brückenschlag zwischen den chirurgischen Teilgebieten* ist daher eine der wichtig-

* Langenbecks Arch. Chir. **352**, 3 (1980).

sten Aufgaben der achtziger Jahre, um das große Ganze im Blick zu behalten, eine interdisziplinäre Zusammenarbeit zu wahren und die umfassenden Grundlagen nicht zu verlieren. Die gewaltige Wissensvermehrung der letzten Jahrzehnte zwingt zwar zur Spezialisierung, dem Spezialisten darf aber der Überblick nicht immer mehr verloren gehen.

Neue Technologien und wissenschaftliche Forschung verändern nicht nur unser Weltbild. Sie sind dabei, unser ganzes Dasein mit unseren kulturellen Leitideen zu verwandeln. Das *Unbehagen an der Modernität* und „*die Rückkehr zum menschlichen Maß*" (E. F. SCHUMACHER 1977) gehören zu den bewegenden Fragen unserer Zeit. Sie betreffen ebenso die moderne Medizin, die *Kostenentwicklung im Gesundheitswesen und den Krankenhausbau.*

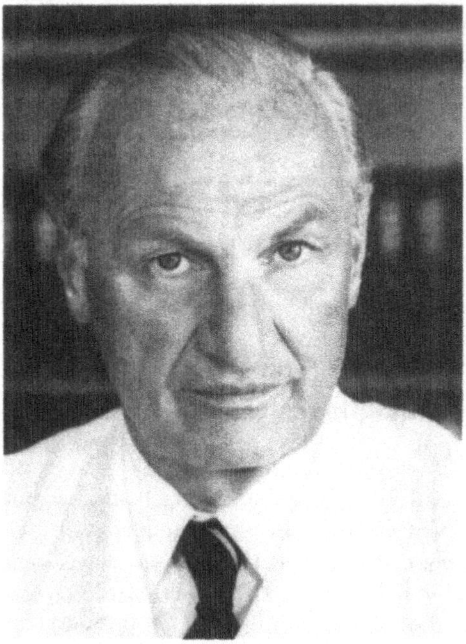

Abb. 53. GEORG HEBERER

Von dem Leiter einer Universitätsklinik wird auch Aktuelles aus seinem ureigensten Bereich erwartet. Lassen Sie mich daher zu *drei Problemkreisen an unseren Hochschulen* Stellung nehmen: Zur Ausbildung, chirurgischen Weiterbildung und Forschung.

1. Zur klinischen Ausbildung der Studenten

Hier muß man eindeutig sagen: Die ärztliche Approbationsordnung von 1970, ein stets umstrittenes Reformwerk, ist gescheitert. Das Ziel, in Eigenverantwortung tätige Ärzte heranzubilden, war so nicht zu erreichen. Das klinische Studium wurde durch Gegenstandskataloge und *einseitiges* schriftliches Prüfungssystem nach dem Multiple-Choice-Verfahren noch theorielastiger. „Mnemotechniker" sind eindeutig im Vorteil! Unsere Studenten kennen Schemata von Krankheiten, aber keine Kranken!

Mit der pauschalen, sattsam bekannten Kritik allein ist es aber nicht getan; sie dokumentiert nur Hilflosigkeit. Wenn wir der Studentengeneration von heute wirklich helfen wollen, müssen wir zunächst wieder Leistung fordern. Ansprüche sind rasch gestellt, auch von unseren jungen

Kollegen. Wir müssen ihnen aber klar machen, daß *vor jedem Anspruch die Leistung stehen muß.*

Es muß endlich aufhören, ständig an der Approbationsordnung nur herumzubasteln. Im Fachgebiet Chirurgie sollte gemeinsam mit anderen operativen Fach- und Teilgebieten wieder eine *attraktive Hauptvorlesung* durchgeführt werden. Auch *multidisziplinäre Vorlesungen* sind verstärkt anzubieten, um das Verständnis für fachübergreifende Aspekte und medizinische Zusammenhänge zu vertiefen. Die Studenten sollten *häufiger famulieren.* Auch wir Chirurgen müssen dringend für die *baldige* Wiedereinführung einer *angemessen bezahlten 1—2jährigen Medizinalassistentenzeit* plädieren.

2. Assistentenprobleme

Auch die Sorge um eine qualifizierte *Weiter*bildung unserer nachfolgenden Chirurgengeneration muß höchste Priorität haben. Das Rahmengesetz des Bundes und die Hochschulgesetze der Länder haben hier auf unzumutbare Weise Unruhe in die Kliniken hineingetragen. Aus hochschulpolitischen Gründen wird auf „schnellen Durchlauf" gedrängt, so daß es nicht mehr, wie bisher, möglich ist, die bestehenden Dienstverhältnisse relativ komplikationslos zu verlängern. Die Auswirkungen sind folgenschwer: Qualifizierte Kollegen werden uns in den theoretischen Instituten ebenso fehlen wie in den Kliniken für Krankenversorgung, Lehre und Forschung.

Berufliche Chancen können auch in Zukunft nur *geboten* werden. Sie durch eigene Anstrengung und Arbeitsdisziplin zu nutzen, ist jedermanns eigene Sache. Ein Rentnerdenken darf sich an unseren Kliniken nicht ausbreiten! FEODOR LYNEN hatte für die akademische Freiheit eine schöne Definition: „*Mehr arbeiten zu dürfen, als man muß*!"

3. Zur Situation der Forschung an unseren Hochschulkliniken

Rang und Ruf unserer Forschung hängen immer noch überwiegend an unseren Universitäten. Die Universitäten sind die großen Multiplikatoren wissenschaftlicher Ideen geblieben, trotz aller überragender Verdienste der Max-Planck-Gesellschaft.

Den *Rückgang der deutschen chirurgischen Forschung* nach den beiden Weltkriegen bezeichnete LUDWIG ZUKSCHWERDT in seiner Eröffnungsrede 1966 als tiefe Zäsuren; er stellte aber damals eine gute Zukunftsprognose.

Bilanz und Ausblick der Forschung an den Kliniken scheinen für die 80er Jahre düster. Dem kürzlich von Herrn GEROK, dem Vizepräsidenten der Deutschen Forschungsgemeinschaft, vorgelegten Memorandum war zu entnehmen, daß ,,trotz der hohen Leistungen auf einigen Gebieten unverkennbar ist, daß unter Berücksichtigung von Zahl, Größe und apparativem Potential der klinischen Arbeitsstätten der Vergleich mit anderen europäischen Ländern negativ ausfällt''.

Die augenblicklich notwendige Lehrbelastung aller zur Verfügung stehender Lehrkräfte geht sicher auf Kosten der Forschungskapazität. Hier müssen wir einfach *mehr Stellen haben*, und zwar vor allem Stellen, die für *bestimmte Zeiten begabten jungen Kollegen ausschließlich für die Forschung* zur Verfügung stehen. Bei der Förderung unseres wissenschaftlichen Nachwuchses benötigen wir auch mehr *Flexibilität in Haushalten und Stellenplänen.* Das Dilemma besteht — und doch muß die *Nachwuchsförderung der Forschung* eine der wichtigsten Aufgaben an unseren Hochschulen bleiben! *Chirurgische Forschung* braucht indes *mehr Zeit, mehr zusammenhängende Zeit.* Sie benötigt Kontinuität, Sicherheit und eine langfristig abgestimmte Förderung. Hier haben die wissenschaftlichen Schwerpunktprogramme und die von der Deutschen Forschungsgemeinschaft eingerichteten Sonderforschungsbereiche in den vergangenen Jahren zu international anerkannten Resultaten geführt.

Es fehlt bei uns an repräsentativen klinischen Langzeittherapiestudien. In angelsächsischen und skandinavischen Ländern werden solche prospektiven kontrollierten Studien seit Jahren in großer Zahl mit steigendem Aufwand, aber auch mit eindeutig überlegenem Erfolg durchgeführt. David Johnston *bezeichnete das Prinzip dieser empirischen Forschung mit Recht als einen der größten Fortschritte der klinischen Medizin der letzten 25 Jahre.*

Zur Verbesserung unserer derzeitigen Situation haben wir jetzt innerhalb unserer Gesellschaft eine ,,*Arbeitsgemeinschaft für klinische Studien in der Chirurgie*'' gebildet. Probleme, die heute dringend die Durchführung kontrollierter Studien verlangen, sind die Behandlung des Mammacarcinoms oder die Frage der Notwendigkeit der prinzipiellen totalen Magenentfernung beim Carcinom.

Zum Schluß noch ein Hinweis auf die *experimentelle Chirurgie als* eine der wichtigsten Formen der chirurgischen Forschung, die aber zugleich am schwersten zu verwirklichen ist. Sie bedarf vermehrt der *Zusammenarbeit von theoretischen und experimentellen mit klinischen Arbeitsgruppen.* Wettbewerb ist das beste Leistungsstimulans. Das ,,*Freie Spiel der Kräfte*'' sollte auch weiterhin oberster Grundsatz sein. Wer weniger leisten will, muß sich auch mit weniger Chancen, weniger Einfluß, weniger Erfolg zufrieden geben. Und so will ich auch hier noch einmal sagen: *Nicht in einer Bildungsgleichmacherei, sondern nur im Wettstreit können sich auch weiterhin Individualität, Originalität, Qualität und Freiheit an unseren Universitäten entfalten!*

2. Abschlußbericht

Zu Beginn meiner Präsidentschaft wurden vom *Vorstand* am 2. Juli 1979 folgende Beschlüsse gefaßt: 1. Sitz der Gesellschaft bleibt auch nach der Verlegung unserer Berliner Geschäftsstelle nach München: *Berlin.* Dies soll nun auch unter dem Siegel der Gesellschaft dokumentiert werden; 2. Einstimmige Empfehlung für das Präsidium, die 100. Jubiläumstagung in Berlin abzuhalten.

Es herrschte in der Kongreßwoche strahlendes Maiwetter! Erfreulich war die große Zahl ausländischer Gäste aus nahezu allen Erdteilen sowie Vortragende aus 13 europäischen Ländern. Die Delegation aus der DDR wurde herzlich begrüßt.

Die beim „Europäischen Thema" erstmalig durchgeführte Simultanübersetzung (deutsch, englisch, französisch) — dank Spenden der Firmen Siemens und Lipha — hatte sich bewährt. In das Programm neu aufgenommen wurde eine „*Poster-Ausstellung mit Diskussion*", mit Beiträgen aus der klinischen und experimentell-chirurgischen Forschung. Sie hatte eine auch nachträglich sehr erfreuliche schriftliche Resonanz. Auch die zum Kongreß bereits vorliegenden Bände „Abstracts of Poster discussion" der Zeitschrift „European Surgical Research" (Karger-Verlag, Basel, ...) fand reges Interesse und wurde vom wissenschaftlich interessierten Nachwuchs besonders begrüßt.

Rückblickend auf die Kongreßgestaltung möchte ich trotz guten Besuchs der zahlreichen Parallelsitzungen *folgenden Rat* meinen Nachfolgern geben: Noch mehr Vorträge ablehnen, Hauptthemen reduzieren, mehr Zeit für Diskussion bzw. Aussprache einplanen, Themen aus der Unfallchirurgie in Bayern- bzw. Kongreßhalle legen, Sitzungsleiter noch mehr anspornen für eine freie Diskussion und Klärung umstrittener Fragen.

Auf dem Kongreß wurden *zwei neue Arbeitsgemeinschaften* gegründet:

1. „A. G. für klinische Studien in der Chirurgie",
2. „A. G. für chirurgische Intensivmedizin".

München, im August 1980

98. TAGUNG (1981) IN MÜNCHEN

Präsident KURT SPOHN *(Karlsruhe)*

1. Aus der Eröffnungsansprache *

Wenden wir den Blick *aus der Vergangenheit in die Gegenwart*, die voll ist von Konflikten und von vielfältigen Verunsicherungen. Auch der Arzt ist gefangen in seiner Zeit. Die freien Berufe und besonders der Arzt stehen seit Jahren unter Kritik in noch nie gekannten Ausmaßen.

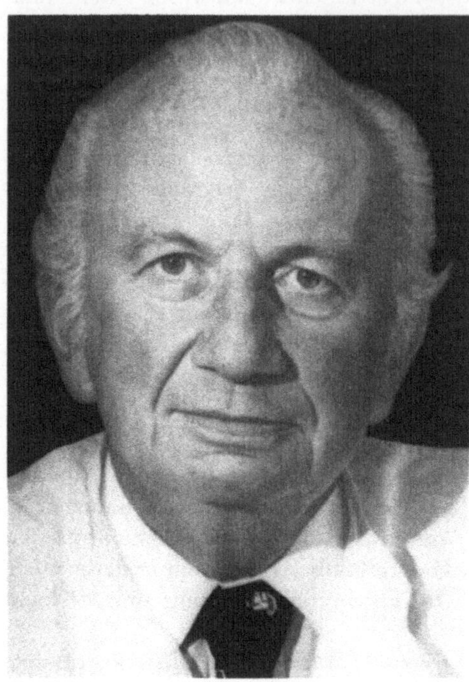

Abb. 54. KURT SPOHN

Das Gesundheitswesen droht unbezahlbar zu werden trotz sozial- und christdemokratischen Reformeifers seit über 10 Jahren in Bund *und* Ländern!

Die *Rechtsprechung*, die auf anderen Feldern — denken wir an Demonstrationen und Hausbesetzungen — durchaus *Rechtsunsicherheit* verbreitet, verjustiziert in extremer Weise gerade den Beruf des Arztes und drängt uns in eine Abwehr, die unserem Verhältnis zu den Patienten abträglich zu werden droht, wo doch in ihm ein rechtlich gesicherter Freiraum dringend notwendig wäre.

In diese und andere vielschichtige Probleme hineingeworfen ist der *werdende Arzt*, in seiner *Ausbildung* und in seiner *Weiterbildung* und in seiner *Fortbildung*.

Vor diesem Hintergrund erlauben Sie mir einige

Bemerkungen zum Lernen und Lehren in der Chirurgie aus der Sicht des Krankenhaus-Chirurgen.

Dreifach ist der Krankenhausarzt dem Studenten und dem jungen Chirurgen zur Lehre verpflichtet:

1. Im *Lehrkrankenhaus* im 3. klinischen Studienabschnitt der Ausbildung, dem sogenannten Praktischen Jahr.

---

* Langenbecks Arch. Chir. **355**, 3 (1981).

2. In der *Weiterbildung* zum Arzt für Chirurgie,

3. in der Fortbildung des Chirurgen zur *Selbständigkeit.*

I. Zur Ausbildung

Die Deutsche Gesellschaft für Chirurgie hat im Dezember 1980 einem *Memorandum der chirurgischen Lehrer* ihre Zustimmung gegeben, ähnlich der „Stellungnahme der Internisten" und der „Resolution der Arbeitsgemeinschaft Wissenschaftlich-Medizinischer Fachgesellschaften", das heftig Kritik übt an der *Ausbildung im Studium* und auch am *Praktischen Jahr.* Auch unsere Gesellschaft hält eine tiefgreifende *Novellierung* der gültigen Approbationsordnung für unumgänglich.

4 Monate ist der Student bei uns. Sie reichen bei weitem nicht aus, ihm eine genügende *praktische Anschauung* von den wichtigsten chirurgischen Erkrankungen und dazu noch eine Vielzahl *praktischer Fertigkeiten* zu vermitteln. Die *Pflicht zur Lehre* verändert und erweitert die Tätigkeit unserer Ärzte, die sich zu einem Teil selbst noch in Weiterbildung befinden.

Das Folgende hat sich uns bewährt:

Teilnahme an der täglichen *Klinikkonferenz* aller Ärzte und an der *Pathologisch-Anatomischen Demonstration.*

Zuteilung zu einem Stationsarzt, der Bezugsperson und Tutor ist.

Lehrvisite an 5 Tagen pro Woche auf je einer Station mit Oberarzt und Stationsarzt.

Miterleben der *täglichen Visite* der eigenen Station.

Lehr-Operationen der wesentlichen Eingriffe durch Oberarzt *oder* Facharzt.

Eine *Benotung der Prüfung* — das sollen alle, die sie abgeschafft haben, hören! — ist kenntnissteigernd und deshalb wieder einzuführen. So wenig wie in der Industrie kann unser Land in der Medizin einen Leistungsverfall hinnehmen. Deshalb muß auch schon in den voruniversitären Bildungsinstitutionen ein echtes Leistungsprinzip wiedereingeführt werden — auch und gerade beim Abitur.

Auch unsere Wissenschaftliche Gesellschaft schlägt eindringlich vor, das Praktische Jahr zu ersetzen durch eine zweijährige „*Medizinal-Referendarzeit*" mit dem Abschluß einer mündlichen Prüfung.

II. Zur Weiterbildung

Drei Gruppen von Approbierten kommen zur Weiterbildung in die Chirurgie:

1. Die *werdenden Chirurgen* im Gebiet und in den Teilgebieten.

2. Diejenigen, die eine *befristete Zeit* in der Chirurgie zur Weiterbildung in *anderen operativen Fächern* benötigen.

3. Künftige *Ärzte für Allgemeinmedizin* zur Ableistung ihrer chirurgischen Pflichtzeit.

Schon dem *Vorstellungs-Gespräch* kommt gewichtige Bedeutung zu. Dem Jüngeren ist klar zu sagen: Der Chirurg wird lebenslang an seiner Leistung gemessen. In einer 40-Stunden-Woche mit Angestelltendenken und Gewerkschaftsmentalität läßt sich Chirurgie weder erlernen noch praktizieren.

Alles ist lehrbar — und das meiste auch lernbar, — was zum *Rüstzeug eines ordentlichen Chirurgen* gehört:

1. Die *saubere Diagnostik.* Weit über die Hälfte aller Diagnosen sind in einer subtilen Anamnese zu stellen.

2. Die *definierte Indikation* zum rechtzeitigen Eingriff.

3. Die *exakte Planung der Behandlungstaktik in interdisziplinärer Sicht.*

4. Die optimierte *Vorbehandlung und Vorbereitung.*

5. Die *subtile Technik.*

Von gleich hoher Bedeutung ist das *Bemühen um die Formung der Arzt-Persönlichkeit* und die Vermittlung gehobener Sinnwerte wie intellektuelle Redlichkeit, Disziplin, Pünktlichkeit, Zuverlässigkeit und Loyalität.

Der rechte Arzt sieht die ärztliche *Aufklärung* als *eine hohe ethische und nicht nur eine juristische Pflicht.* Die vom Bundesgerichtshof geforderte *Risiko-Aufklärung* bis zu einem Seltenheitswert von 1 : 2000 ist unärztlich, inhuman und undurchführbar.

Summum jus, summa injuria darf nicht in zunehmendem Maß für die Aufklärungsjudikatur gelten.

Lehrbar ist auch der *rechte Umgang mit der sogenannten Wahrheit* beim Gespräch mit dem Nicht-Heilbaren im Grenzbereich zwischen Leben und Tod. Die rigorose „Wahrheit" kann wie die rigorose „Aufklärung" im höchsten Grad inhuman sein.

Lehrbar ist schließlich auch der *Umgang mit der deutschen Sprache* und auch mit der wissenschaftlichen Sprache in Wort und Schrift! Wehren wir uns gegen weitere Überfremdung!

III. Zur Fortbildung

10—15 Jahre dauert es nach der Approbation, bis der so Geschulte eine *leitende Stellung als Allgemeinchirurg* übernehmen kann.

Dem wahllosen Hineintragen der Spezialisierung in kleine und mittlere Krankenhäuser muß nach meinem Dafürhalten Einhalt geboten werden. Das gleiche gilt für die Teilung von Abteilungen unter 100 Betten. *Ein breit geschulter Chirurg vermag sie hervorragend zu leiten.*

1980 waren von 114000 chirurgischen Betten in der Bundesrepublik 103000 allgemein-chirurgische. 11000 stehen in Spezialabteilungen, davon 6700 in unfallchirurgischen. Von den chirurgischen Leitern der Abteilungen an Lehrkrankenhäusern waren 1980 57% habilitiert; 43% waren es nicht. Die für die Chefarztstellen-Besetzung Verantwortlichen sollten — immer gleiche Qualifikation vorausgesetzt — die *Chance des Nichthabilitierten nicht weiter vermindern.*

Von allen 1670 chirurgischen Chefärzten in der Bundesrepublik waren 1980 418 = 25,8% habilitiert, dreiviertel sind es also nicht. Das scheint mir noch eine gesunde Relation zu sein.

Vergessen wir nicht:

Auch in der Zukunft liegt die *Hauptlast der chirurgischen Versorgung bei den Krankenhaus-Abteilungen.* Von den 114000 chirurgischen Betten standen 1980 105000 in Krankenhäusern, 8500 in Universitätskliniken. Das sind 92% zu 8%.

Wir Ärzte müssen uns bemühen, in Deutschland die *Sektionszahlen* wieder zu erhöhen. In Kliniken, in denen sich alle *gleichermaßen* um die Sektion *bemühen,* liegt die Quote heute zwischen 40 und 50%, in den meisten darunter. Im argen liegt die Zahl der *Organentnahmen zur Transplantation.* 1980 sind in der Bundesrepublik 647 Nierentransplantationen durchgeführt worden. 1582 Kranke stehen auf der Warteliste. Die durchschnittliche Wartezeit beträgt 25 Monate. Nur 380mal hat eine Nierenentnahme im letzten Jahr in der Bundesrepublik stattgefunden. An der *Organentnahme* beteiligen sich *nur 33 Abteilungen.*

IV. Gewinnen wir einen Ausblick in die Zukunft:

Die Angehörigen meiner Generation, die sich nach dem Krieg der Chirurgie verschrieben haben, haben sich einen Lehrer gesucht und haben in ihm, in *herausragenden Persönlichkeiten* der Chirurgie-Geschichte und unserer Gesellschaft und in manchem ihrer akademischen Lehrer ihre Leitbilder gefunden.

Nun sind wir selbst 20 Jahre Lehrende gewesen und schicken uns an, das Steuer der chirurgischen Weiterbildungsstätten der nächsten Generation zu übergeben. Wir hoffen zuversichtlich, daß auch die kommenden Chirurgen die *zeitlosen Werte des Arztseins* zu *bewahren* gewillt sind: Mitgefühl, Güte, Redlichkeit, Takt, Kollegialität, Verantwortungsfreude und Ehrfurcht vor dem Leben und vor dem Tod.

Das alles ein Leben lang zu *lernen,* zu *üben* und *weiterzugeben* ist Pflicht und Aufgabe auch der nächsten Chirurgengenerationen.

2. Abschlußbericht

In die ersten Tage des Amtsjahrs fiel am 4. 7. 1980 der Tod unseres Kongreßsekretärs GEORG MAURER. Ich habe ihm am Grab den Dank der Gesellschaft für 25 Jahre Mühe und Erfolg ausgesprochen. Sein Amt ist heute noch unbesetzt und wird nach der Satzung vom Generalsekretär verwaltet.

Die Qual der Auswahl für die Freien Vorträge wird von Jahr zu Jahr größer. Zahlen dazu im Kongreß-Bericht 2. Mitgliederversammlung. — Hätte ich es noch einmal zu tun, würde ich weniger Hauptthemen (mit Fortbildungsthemen) zugunsten der Freien Vorträge wählen. Dagegen finde ich es nach wie vor am meisten informierend, wenn die Hauptthemen — wie in diesem Jahr geschehen — von den verschiedensten Disziplinen beleuchtet werden und wenn ein — gut vorbereitetes und „spontan" wirkendes — Rundgespräch mit einer straffen Zusammenfassung endet. Das haben die meisten Sitzungsleiter beispielhaft verwirklicht.

Ich schlage vor, daß auch in Zukunft die Präsidenten die Pressemeldungen gesammelt der Gesellschaft zur Archivierung geben.

Meine Gefühle am Ende dieses Jahres im höchsten Amt unserer Gesellschaft sind Dankbarkeit, Beglückung und Hoffnung, aber auch Sorge. Sorge um die Weiterbildung der jungen Chirurgen — und damit in Zusammenhang — um die Struktur unserer Krankenhäuser.

Karlsruhe, 10. September 1981

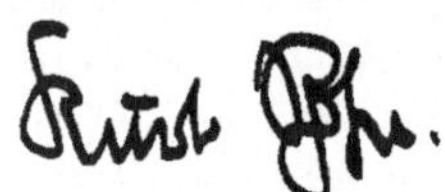

99. TAGUNG (1982) IN MÜNCHEN

Präsident SIEGFRIED WELLER *(Tübingen)*

1. Aus der Eröffnungsansprache *

Nachdem wir in den vergangenen Jahren die große Freude hatten, eine offizielle Delegation mehrerer Kollegen aus dem anderen Teil des deutschen Landes unter uns zu haben, ist in diesem Jahr aus für uns unverständlichen Gründen wiederum eine Zäsur in dieser Begegnung eingetreten. Trotz angestrengter Bemühungen auf allen Gebieten einschließ-

* Langenbecks Arch. Chir. 358, 3 (1982).

lich der Vorsprache des Präsidenten auf ministerieller Ebene in Ost-Berlin ist es uns leider nicht gelungen, die ablehnende Entscheidung der zuständigen Regierungsstellen umzustimmen.

Wir empfinden diese Maßnahme angesichts der großen, aufwendigen und aufrichtigen Bemühungen und dem ausdrücklichen Wunsch der Kollegen jenseits der eisernen Grenze, unter uns sein zu können, als besonders schmerzlich und bedrückend. Dies um so mehr, als es sich bei dieser Begegnung ausschließlich um fachlich-wissenschaftliche und kollegiale Kontakte, nicht aber um politisch-motivierte Absichten oder irgendwelche gezielten Tendenzen handelt.

Es ist das zweite Mal in der jetzt 110jährigen Geschichte unserer Gesellschaft, daß einem Unfallchirurgen das ehren- und verantwortungsvolle Amt des Präsidenten übertragen wurde.

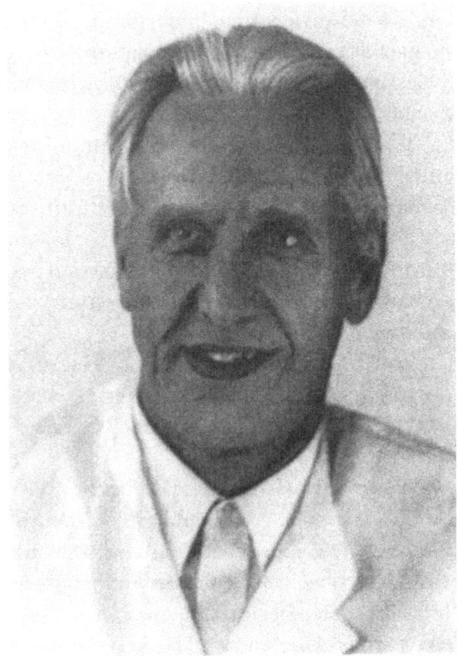

Abb. 55. SIEGFRIED WELLER

Auch wenn es überaus faszinierend sein kann, über die nachgerade dramatischen Schilderungen von Verletzungen und deren Behandlung aus der früheren und späteren griechischen, römischen und chinesischen Geschichte zu lesen, so bedarf es für eine Rechtfertigung und Bestätigung des Stellenwertes und der Bedeutung unfallchirurgischer Tätigkeit nicht des weiten Weges in die Geschichte der Medizin, um schließlich davon überzeugt zu werden, daß die älteste aller Heilmethoden die Behandlung von Verletzungen und deren Folgen ist. Die altbekannte Bezeichnung der *Unfallchirurgie* als der „*Mutter der Chirurgie*" besteht zu Recht. Sie soll jedoch nicht Anlaß für irgendwelche Prestigegedanken oder eine Profilneurose all derer sein, die sich diesem Gebiet ganz besonders verbunden fühlen und es engagiert vertreten, sondern vielmehr seine historische Zugehörigkeit zur Chirurgie unterstreichen.

Das Thema der *Spezialisierung*, d.h. der Teilgebiete in unserem Fachgebiet, zieht sich zusammen mit einer Reihe anderer Grundfragen chirurgischer Provenienz gleichsam wie ein roter Faden durch alle Eröffnungsreden unserer Kongresse der vergangenen 50 Jahre. Ohne eine Wertung oder kritische Anmerkung zur einen oder anderen der, je nach chirurgischem Interesse und Aufgabengebiet vorgetragenen Meinungen, möchte ich versuchen, aus heutiger Sicht die von mir erwartete Stellung zu nehmen.

Wenn man sich die geradezu stürmische Breiten- und Tiefenentwicklung unseres Faches während der vergangenen Jahrzehnte und die beachtlichen Fortschritte im Bereich der chirurgischen Teil- und Spezialgebiete vergegenwärtigt, dann läßt sich bei realistischer Betrachtung daraus unschwer ableiten, daß wir den kritischen Punkt bereits überschritten haben, wo die Gesamt-Chirurgie in einer Hand, d.h. von einer Person noch so perfekt und zeitgemäß beherrscht und ausgeführt werden kann, wie dies die Mehrzahl unserer gut informierten Patienten heute mit Recht fordert.

Wir alle sind, nicht zuletzt auch kraft der gesetzlich vorgeschriebenen und geforderten Ausbildung — *Ärzte für Chirurgie* — und *verstehen und fühlen uns als Chirurgen*, die sich mit einem Bereich oder Teilgebiet unseres Faches schwerpunktmäßig befassen. An dieser Grundeinstellung und Forderung darf sich mit Rücksicht auf unsere ärztliche Aufgabe und Verantwortung unseren Patienten gegenüber auch in Zukunft nichts ändern.

Vor 17 Jahren hat RUDOLF NISSEN an dieser Stelle bereits darauf hingewiesen, daß es eine schwierige und nicht überall gleich lösbare Aufgabe ist, im Spezialisierungsprozeß gesunde und sinnvolle Proportionen zu finden.

Wenn wir also auch in Zukunft unter dem Blickwinkel unseres Faches der „Chirurgie" das Schlagwort der „Ganzheitsmedizin" mit richtigem Sinn und mit Leben erfüllen und erhalten wollen, dann werden wir uns alle, gleichviel mit welchen chirurgischen Tätigkeiten und Schwerpunkten wir auch beschäftigt sind, als Teil eines Ganzen fühlen, betrachten und verhalten müssen. Dabei spielen dann im Blick auf die Einheit Anteil und Bedeutung, die im Einzelfall variieren, einschließlich des häufig so destruktiven Prestigedenkens eine untergeordnete Rolle.

Wenn wir nicht in kurzer Zeit nur noch einseitig und eng begrenzt, superspezialisiert nebeneinander stehen, in jeder Richtung ungenügend ausgebildete „Alleswisser" und „Alleskönner" haben wollen, dann ist es *höchste Zeit*, daß wir uns Gedanken machen und uns bemühen, *ein sinnvolles Konzept* für eine solide chirurgische *Basisausbildung* zu erarbeiten und alsbald zu verwirklichen.

Im Rahmen einer Verbesserung der chirurgischen Fachausbildung erscheint es mir notwendig, die *Rotationsmöglichkeiten* durch die wichtigsten Schwerpunkte und Teilgebiete neu zu ordnen und zu koordinieren. Auch Vereinbarungen zwischen größeren Kliniken und Universitäten mit kleineren Krankenhäusern im Hinblick auf einen Austausch oder Rotation könnten das Ausbildungsspektrum und die Qualität verbessern.

Die in den letzten Jahren immer nachdrücklicher und lauter werdende Forderung nach einer *Qualitätskontrolle* und *Qualitätssicherung* auch in den chirurgischen Fächern unterstreicht die Notwendigkeit dieser da und dort unverständlicherweise vernachlässigten Aufgabe. Es sei mir erlaubt, in diesem Zusammenhang auf die seit Jahren laufenden Bemühungen unserer Gesellschaft um eine Qualitätssicherung in der Chirurgie hinzuweisen, die dank tatkräftiger Mitarbeit zahlreicher Kollegen, Kliniken und Krankenhäuser, erfahrener Dokumentations- und Datenverarbeitungszentren, einer beachtlichen finanziellen Unterstützung durch die *Robert-Bosch-Stiftung* unter Federführung und Leitung von Herrn Kollegen SCHEGA, Krefeld, anhand von Pilotstudien bereits einschlägige und aussagekräftige Ergebnisse und Erfahrungen gezeitigt hat.

Kein geringerer als ALBERT EINSTEIN hat die „*Sorge um den Menschen und sein Schicksal als Hauptanliegen aller fachwissenschaftlichen Bestrebungen*" bezeichnet. Wir Chirurgen sind dabei in vorderster Reihe derjenigen, die sich stündlich um Einzelschicksale einsetzen und bemühen. Dabei müssen wir uns ständig darüber im klaren sein, daß in unserem Beruf die Toleranzbreite zwischen Erfolg und Mißerfolg klein, der Wechsel vom überschwenglichen Lob zur vernichtenden Kritik und Anklage abrupt und der von uns geforderte und erwartete psychische und physische Einsatz groß sind.

Nur durch eine enge Koordination aller Schwerpunkte mit gegenseitiger Unterstützung und verständnisvoller Zusammenarbeit aller chirurgischen Disziplinen sind wir in der Lage, die großen und verantwortungsvollen Aufgaben, welche sich unserem Fach heute und in Zukunft stellen, zu erfüllen.

2. *Abschlußbericht*

Die Schaffung dieses „Goldenen Buches" mit den Erlebnissen und Gedanken der Präsidenten unserer Gesellschaft, die gleichsam als Vermächtnis am Ende der Amtszeit niedergeschrieben werden, ist großartig und die Lektüre der einzelnen Beiträge für den jeweils „Jüngsten" gleichwohl faszinierend und beeindruckend. Es ist erstaunlich, wie jede Zeit und jedes Präsidentenjahr von besonderen Aspekten getragen wird. Das Mosaik der Einzel-Mitteilungen ergibt ein ebenso buntes wie interessantes Geschichts- und Entwicklungsbild der deutschen Chirurgie, wobei zweifellos die Persönlichkeiten des Präsidenten, des Vorstandes und des Präsidiums diese Darstellung mit beeinflussen und prägen.

Wenn Präsidium und Mitglieder unserer Gesellschaft im Jahr 1981/82 einen Unfallchirurgen in das höchste Amt der Chirurgie gewählt haben, so wollte man damit einerseits die Bedeutung und den Stellenwert unfallchirurgischer Tätigkeit im Rahmen der Gesamtchirurgie unterstreichen und andererseits den Problemen der zunehmenden Auflockerung und des Auseinanderstrebens unseres Faches in Einzel- und Spezialgebiete entgegentreten.

Im Vordergrund der Bemühungen während meines Präsidentenjahres standen dementsprechend die Einordnung und Eingliederung der chirurgischen Teilgebiete und Schwerpunkte in die Gesamtchirurgie. Nach den vergangenen Jahren der durchaus notwendigen und auch erfolgreichen Spezialisierung auf vielen Gebieten ist die Integration der einzelnen Schwerpunkte und ihre sinnvolle Koordination zum Ganzen eine dringliche Aufgabe unserer Zeit auch für die kommenden Jahre. Nicht zuletzt dienen diese Bemühungen auch dem Erhalt wesentlicher chirurgischer Aufgabenbereiche für die Chirurgie und treten einer Entwicklung entgegen, die immer mehr ureigenste Tätigkeitsbereiche aus unserem Fach herauszulösen versucht.

In engem Zusammenhang mit diesen Problemen stehen die Fragen und Anliegen der jungen chirurgischen Kollegen im Hinblick auf eine unverzichtbare, möglichst breite chirurgische Basisausbildung. Die Möglichkeiten der Rotation eines chirurgischen Assistenten während seiner Ausbildung müssen dringend verbessert werden.

Auch in diesem Jahr wurden die bereits laufenden Arbeiten im Zusammenhang mit der Qualitätssicherung intensiv weitergeführt und ausgebaut. In mehreren Arbeitssitzungen wurden Fragen der laufenden Pilotstudien wie auch die Organisation und künftige weitere Finanzierung des Gesamtprojekts besprochen und entsprechende Aktivitäten in die Wege geleitet.

Unter dem Motto „Wir sind alle Chirurgen“ lag mir am Herzen, verständlich zu machen, daß auch diejenigen, die sich mit einem Bereich oder Teilgebiet unseres Faches schwerpunktmäßig befassen, sich stets als Chirurgen verstehen und fühlen und daß sich an dieser Grundeinstellung und Forderung mit Rücksicht auf unsere ärztliche Aufgabe im Krankenhaus unseren Patienten und jungen Mitarbeitern gegenüber auch in Zukunft nichts ändern darf.

Tübingen, im Juli 1982

Siegfried Weller

AUSKLANG

99 Tagungen der Deutschen Gesellschaft für Chirurgie gehören der Vergangenheit an. 111 Jahre nach der Gründung stehen wir beinahe auf den Tag genau an der Schwelle des zweiten Säkulums unserer Kongresse.

Wer sich ein Gefühl für Tradition bewahrt hat, empfindet die historische Zäsur: Die Deutsche Gesellschaft für Chirurgie hat einen Abschnitt ihres Bestehens erreicht. Eine neue Seite im Buch ihrer Geschichte wird aufgeschlagen, ein weiteres Kapitel beginnt mit dem Präsidenten des 100. Kongresses H. W. Schreiber.

Dies Büchlein berichtet über die Tagungen und deren Vorsitzenden. Ihre Eröffnungsansprachen spiegeln die Probleme oder Ereignisse wider, zu denen sie geglaubt haben, Stellung beziehen zu müssen. Die Abschlußberichte sind einzigartige Zeugnisse der Persönlichkeiten in ihrer Zeit.

Im Vergleich zu den 25 Tagungen, die K. H. Bauer eindrucksvoll geschildert hat, haben sich derartige Fortschritte und Wandlungen in der Chirurgie vollzogen, daß ihre geistige Beherrschung Schwierigkeiten aufwirft. Seit Gründung unserer Gesellschaft gar ist unser Fach kaum wiederzuerkennen. Im Mittelpunkt stehen — und das besagen viele Eröffnungsansprachen — die Gliederung der Chirurgie, die Einordnung der Technologie und die Erhaltung der Humanitas.

In seinem Ausblick ließ K. H. Bauer die seltene Meinung einiger Vorsitzender anklingen, die Chirurgie gehe endgültig ihrem Abschluß entgegen. Sich in der Wissenschaft zu irren, ist verzeihlich. Die Chirurgie ist sicher noch nicht vollendet. Wenn das Gebäude der Chirurgie schon ein Dach krönen sollte, wird doch ständig daran ausgebessert, und niemand weiß vorherzusagen, ob nicht noch ein oder mehrere Stockwerke errichtet werden. Einig sind wir mit K. H. Bauer in dem Glauben an die weitere Fortentwicklung unseres Faches.

An dieser Stelle ist das Verlangen schwer zu unterdrücken, sich in Gedanken die Chirurgie von morgen vorzustellen. Wer würde nicht viel dafür geben, einen Blick in die Zukunft werfen zu können — und sei der Augenblick auch noch so kurz? Dieser Drang des Menschen ist vollkommen normal. Neugier, Spieltrieb und schöpferische Phantasie sind der Urquell des Forschers und Erfinders. „Nur Neuigkeiten ziehn uns an", läßt Goethe Mephistopheles in der Walpurgisnacht sagen.

Wie gestaltet sich die Zukunft der Chirurgie? Werden sich der Chirurgie Bereiche erschließen, die ihr bisher nicht zugänglich waren, etwa in der Onkologie, beim Organersatz oder in einer biologisch sinnvollen Verlängerung des Lebens? Werden wir die Technik beherrschen oder sind wir ihr untertan?

Es ist damit zu rechnen, daß Erwartungen und Ansprüche an die Chirurgie vielseitiger werden und sich über das Fach hinaus erstrecken. Wird dann die Chirurgie für den einzelnen Chirurgen noch zu übersehen und zu verantworten sein?

Wenn die nächsten 100 Tagungen der Deutschen Gesellschaft für Chirurgie hinter den Chirurgen der Zukunft liegen, werden sie mehr wissen und vielleicht sogar einige Fragen beantworten können — vermutlich mit dem Preis, daß sie das Tor zu neuen Fragen geöffnet haben.

Mülheim (Ruhr), im März 1983 G. CARSTENSEN